实用临床药学

张海滨 邵仕艳 李宝琴 主编

吉林科学技术出版社
JiLin Science&Technology Publishing House

图书在版编目（CIP）数据

实用临床药学 / 张海滨，邵仕艳，李宝琴主编. --
长春：吉林科学技术出版社，2020.5
ISBN 978-7-5578-6837-6

Ⅰ．①实… Ⅱ．①张… ②邵… ③李… Ⅲ．①临床药
学 Ⅳ．①R97

中国版本图书馆 CIP 数据核字(2020)第 050271 号

实用临床药学

SHIYONG LINCHUANG YAOXUE

主　　编　张海滨　邵仕艳　李宝琴
出 版 人　宛　霞
责任编辑　刘健民　王　皓
幅面尺寸　185mm×260mm
字　　数　325 千字
印　　张　14.75
版　　次　2020 年 5 月第 1 版
印　　次　2021 年 5 月第 2 次印刷

出　　版　吉林科学技术出版社
发　　行　吉林科学技术出版社
地　　址　长春市净月区福祉大街 5788 号出版大厦 A 座
邮　　编　130021
发行部电话/传真　0431-81629530
印　　刷　保定市铭泰达印刷有限公司

书　　号　ISBN 978-7-5578-6837-6
定　　价　75.00 元

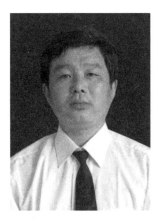

张海滨，主管中药师，本科学历，毕业于山东中医药大学中药专业，在北京中医药大学学习。主要从事中药炮制与加工，擅长中草药种植与鉴别。先后在国家级、省级发表多篇论文。

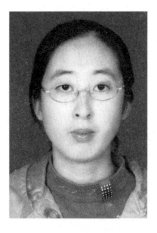

邵仕艳，女，出生于1982年12月，山东省招远市人，本科学历，专业药学，主管药剂师，执业药师，心理咨询师，从事药学工作近20年，对药事管理、处方点评、临床合理用药管理等有较丰富实践经验，对特殊药品的作用特点、不良反应及临床使用管理等有较高的专业理论及技术水平，能为临床医师及患者提供优质药学服务。先后在学术刊物上发表论文数篇。

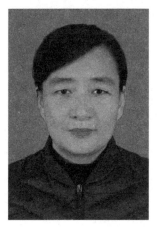

李宝琴，女，主管药师，2004年毕业于泰山医学院，现就职于潍坊市人民医院静脉用药调配科，具有丰富的药学知识和临床用药知识。

编　委　会

主　编　张海滨（肥城市中医医院）

　　　　邵仕艳（招远市蚕庄中心卫生院）

　　　　李宝琴（潍坊市人民医院）

前　言

　　临床药学是指医院药师运用系统的临床药学专业知识与技能，参与临床药物治疗和药学监护等相关药学专业技术服务，发现、解决、预防潜在的或者实际存在的用药问题，优化治疗方案，保护患者免受或减少、减轻与用药有关的伤害，维护患者合理用药权益。同时，为帮助临床医师正确使用药物，本着"实用、方便"的原则，作者特总结多年临床经验编写了这本《实用临床药学》。

　　本书主要对临床常用药物的药理作用、临床应用等加以阐述。在编写过程中注意汲取医药科技领域中关于药物治疗的新观点、新概念和新方法，结合临床实际，介绍临床药物治疗的理论、观点和方法。全书内容紧贴临床工作实践，注重系统性、实践性的有机结合，实用性强，适合临床药学及各科医学工作者参考阅读。

　　本书在编撰过程中，作者付出了巨大的努力，但由于编写经验不足，加之编写时间有限，本书难免存在疏漏之处，恳请广大读者及同行提出宝贵意见，以供今后修改完善。

目　　录

第一章　总论

第一节　临床药物治疗学概述

一、临床药物治疗学的定义

临床药物治疗学的起源可以认为是中国药师的祖先神农。神农尝试了数百种天然药物来证明其治疗作用或毒性,他在历史上进行了最早的人体试验,《神农本草经》可以认为是中国医药学史的开端和临床药物治疗学的起源,实现了医药的完美结合。近代最早倡导和实践临床药学及临床药物治疗学的国家是美国,临床药物治疗学是美国药学教育改革和临床药学建设过程中的产物。临床药学专业教育的定位,也决定了临床药物治疗学的创立,1988 年,临床药物治疗学作为一门专业课程,通过了美国药学专业委员会(BPS)的论证认可,并成为了临床药学专业教育的核心重点课程。

临床药物治疗学含义:是以患者为中心、疾病防治为目标,运用临床药学专业和相关学科的专业知识,研究与实践药物合理应用的一门科学。临床药物治疗学的主要任务是使临床医师和临床药师根据疾病的病因和发病机制、患者的个体差异、药物的属性与作用机制,制定和实施适宜的个体化给药方案,并根据药物的治疗效果和用药反应及时评估和调整治疗方案,最终使患者获得最佳的治疗效果、而承受最低的治疗风险。

美国药学院协会(AACP)发布的药物治疗学专家实践指南中指出:药物治疗学属于以患者用药安全、有效、经济为目标的药学实践科学范畴。药物治疗学专家必须经过特别培训,在临床药学、生物医学、临床医学,乃至在实践科学上有丰富的专业知识。药物治疗学专家应当精于收集、解释和利用患者信息,判断患者的健康状况,选择适宜的药物治疗方案,并履行治疗方案实施与监测的职责。美国药物治疗学专家认证委员会(BCPS)指出:药物治疗学是一门药学实践的学科,这门学科的宗旨是保障患者用药安全、有效、经济。临床药物治疗学专家作为医疗团队的一员,直接服务患者,并将获得的第一手用药信息提供给医疗团队中其他成员。从事药物治疗工作的药物治疗学专家应是临床药学专业毕业的药学博士,并经毕业后 2 年专科临床药师培训,目的是学习提升其专科领域药物治疗水平与实践技能,并要获得 BCPS 的资质认证。

二、临床药物治疗学的形成

临床药物治疗学的形成与发展与临床药学、临床药学教育的发展及临床药师制建设密不可分,适应了医药卫生事业发展的需要,是伴随医药学的发展和民众对健康与安全用药的客观需求而形成与发展的。设计最佳的药物治疗方案,保证患者用药安全、有效、经济、适宜的合理用药是药物治疗学研究与实践的最终目的。

第二次世界大战后,随着科学技术的发展,国际上各类新药被不断研究开发出来并上市,临床用药遴选难度增加、风险增大。为保护患者用药安全、有效、经济、适宜,医药学界建议建立临床药物治疗学学科,培养能参与临床药物治疗的医药复合型药学人才。1957 年,美国药学教育界的密歇根大学药学院 Donald Francke 教授首先提出在高等医药院校开展临床药学专业药学博士(Pharm. D.)教育,培养实践型临床药学人才。据美国一则报道称,1977 年因药物不良反应导致了约 14 万人的死亡,并致使约 100 万人住院治疗,由此引起了社会和医药学界对药师在药物治疗中重要作用的关注,也加强了教育界和医药学界对建立药物治疗学学科的紧迫感。美国哈佛大学调研分析报告认为,有临床药师参与的药物治疗,药物不良事件可减少约 2/3、可降低医疗费用约 1/3。这是因为既具有药学专业,又具有相关医学专业知识的临床药师掌握的药物专业知识比医师更为全面、系统,且能为患者提供更好的用药教育和安全用药指导。因此,实践型临床药学人才的成长,促进了临床药学和临床药物治疗学的发展,也促进着以医、药、护专业技术人员为主的临床治疗团队的形成与发展。

三、我国临床药物治疗学的形成与发展

改革开放以来,我国的制药工业得到了迅速发展,加上外资制药企业大量进入国内市场,多数药品已从短缺发展到供大于求。但同时也产生了一些问题,药物生产和经营企业过多,有较多的药物被低水平重复生产,导致医药流通领域不规范竞争现象层出不穷,患者用药风险增加;也由于进入市场的药物种类过多,医务人员也产生了有药可用与用药知识不足的矛盾,不合理用药也日趋严重。由于上述种种原因,从 20 世纪 90 年代中后期起,我国卫生行政部门和医药学界开始重视医院药学转型和药师职责的转变,开始关注药师专业技术作用与职责任务的转型。国家卫生和计划生育委员会(原卫生部)在 2002 年 1 月 21 日发布的《医院机构药事管理暂行规定》中明确提出:医院要建立临床药师制,药学部门要建立以患者为中心的药学管理工作模式,开展以合理用药为核心的临床药学工作,参与临床疾病诊断、治疗,提供药学技术服务,提高医疗质量。从此药学部门开始调整药学服务理念与服务范畴,从"以药品为中心"向"以患者为中心"转型,药师观念和职责从"以保障药品供应为中心"向"以提供药学专业技术服务、参与临床用药为中心"转变,促进了我国临床药物治疗学的形成与建立。

国家卫生和计划生育委员会于 2011 年 1 月 30 日在《医院机构药事管理暂行规定》基础上修订公布《医院机构药事管理规定》,更为明确地规定医院应当配备专职临床药师,要建立由临床医师、临床药师、护士组成的临床医疗团队,临床药师必须参加临床用药实践,要与医师共同

对药物治疗负责等,这进一步加速了我国临床药物治疗学的发展。

四、高等医药院校临床药学专业教育的建立与发展

临床药物治疗学是药学教育改革的产物,我国临床药学教育发展并不一帆风顺。1980 年 3 月,著名药学教育家刘国杰在《药学通报》上发表"国外临床药学的发展和临床药师的培养"论文,在我国首先提出药学教育改革和临床药师培养议题,并介绍国外对临床药物治疗学课程的重视。直至 1987 年经原卫生部同意、国家教委批准,原华西医科大学药学院(现为四川大学华西药学院)率先在我国设立"临床药学专业",并于 1989 年开始招生,这是我国第一个五年制临床药学本科专业,但 1998 年教育部调整院系与专业设置时此专业被撤销,直到 2006 年才得以恢复。这是由于随着医药卫生事业的发展,民众对医疗卫生服务的需求增加、对服务质量的要求提高,因此应有符合 21 世纪新的医药卫生服务体制和人才队伍建设规划,医院必须建立一支医、药、护、技各类专业人员技术水平相当、知识结构合理、具有良好医德医风、且能紧密合作的技术队伍,这一人才建设理念适应了国际医疗卫生事业发展的主流方向、符合世界卫生组织提出的医院应发展"适宜卫生人才"的概念。为此,原卫生部 1998 年在调研起草《医疗机构药事管理暂行规定》时,提出医院要发展临床药学、培养临床药师,这一思路以后在 1999 年公布的《医院药师毕业后教育》和 2002 年 1 月公布的《医疗机构药事管理暂行规定》中都作了相应规定,促进了药学教育改革,推动了临床药学和临床药学专业教育的发展。为适应这一改革形势,原卫生部和教育部在 2002 年底联合组织和委托开展《新世纪药学教育与医院药学发展研究》的课题,此研究课题包括:"药学教育改革与医院药学发展趋势";"药学专业岗位任务分析、人力需求预测与人才培养研究";"医院药学相关工作评估与临床药师的认知和需求情况调查研究"等,并分别提出了"研究报告"以及"临床药学专业指南和设置标准建议稿"、"临床药学专业人才准入标准建议稿"和"药学专业人才准入标准建议稿"。在此基础上原卫生部和教育部于 2004 年 5 月 27 日联合印发《护理、药学和医学相关类高等教育改革和发展规划》的通知,指出"目前存在的主要问题是:对社会人才需求预测不够,缺乏总体发展规划;培养数量不足,办学层次偏低;专业审批不严,缺乏准入标准;专业名称设置不统一,不规范;办学条件差,办学模式未完全体现专业特点;教育质量监控和保障尚未形成制度"等。并提出了上述专业高等教育改革发展的目标、战略要点、主要对策与措施等,明确了高校药学教育的发展方向。教育部于 2006 年首次正式批准高等医药院校建立临床药学专业教育试点,学制 5 年,截至 2015 年初已批准 29 所高校设置临床药学专业,2009 年国家批准设置临床药学专业学位教育。为提高人才培养质量,教育部成立临床药学专业教学指导委员会,研究制定临床药学专业国家标准,明确设置临床药学专业教育的高校应具备的基本条件,规范临床药学专业教学计划。近年来临床药学教育有了较大的发展,且态势很好,设置临床药学专业的高校在逐渐增加,已设立的各高校也都在研究与规范专业教学计划、课程设置、学时分配以及临床实习计划,并都将临床药物治疗学列为最重点的课程。教育部还在研究调整"临床药学专业(方向)"高校的

药学教育工作。药学教育改革和临床药学教育的进步，必将推进我国临床药物治疗学的发展。我国临床药学建设走上快速发展的轨道的同时，临床药物治疗学成为了高等学校药学院学生的核心专业课程，《临床药物治疗学》也是医院临床药师参与临床用药实践必读的专著。

第二节　临床药物治疗原则

一、药物治疗的必要性

由于科学技术的快速发展，促进了现代临床医学治疗学的进步、并向纵深发展。但迄今为止，人类治疗疾病的方法，依然主要是物理治疗、手术治疗和药物治疗三大类，在这三项治疗学中药物治疗占有突出的重要地位。

（一）物理治疗

它是康复治疗的主体，包括使用声、光、冷、热、电、力（运动和压力）等物理因子进行治疗，针对人体局部或全身性的功能障碍或病变，采用非侵入性、非药物性的治疗来恢复身体原有的生理功能。物理治疗是现代与传统医学中非常重要的组成部分。物理治疗可以分为两大类：一类是以功能训练和手法治疗为主要手段，又称为运动治疗或运动疗法；另一类是以各种物理因子，声、光、冷、热、电、磁、水等为主要手段，又称为理疗。在物理治疗过程中往往也用一些针对性的药物治疗，如止痛药、消炎药等。

中医的针灸、按摩、拔火罐等传统治疗手段实质也属物理治疗范畴。

（二）手术治疗

"手术"疗法俗称"开刀"，指医师用医疗器械对患者身体进行的切除、缝合等治疗。以刀、剪、针等器械在人体局部进行的操作，来维持、恢复患者的健康。"手术"的目的是医治或诊断疾病，如去除病变组织、修复损伤、移植器官、改善机体的功能和形态等。早期手术仅限于用简单的手工方法，在体表进行切、割、缝，如脓肿引流、肿物切除、外伤缝合等。故手术是一种破坏组织完整性（切开），或使完整性受到破坏的组织复原（缝合）的操作。随着外科学的发展，手术领域不断扩大，已能在人体任何部位进行。应用的器械也不断更新，如手术刀就有电刀、微波刀、超声波刀及激光刀等多种。手术也具有了更广泛的含义，在治疗心脏预激综合征的手术时，可借助高功能电子计算机定位。有的手术操作也不一定要进行切割来破坏组织，如经各种内镜取出胆道、尿路或胃肠道内的结石或异物；经穿刺导管用气囊扩张冠状动脉，或用激光使闭塞的血管再通等。但是目前绝大多数手术仍以医师的手工操作为主。

绝大多数手术治疗的患者仍须在术前或术后配合进行药物治疗，在术前多属预防用药、术后多属治疗用药。

（三）药物治疗

用于预防、诊断和治疗疾病，有目的地调节人的生理功能，并规定有适应证、用法和用量的物质称为药物,包括中药材与加工炮制后的中药饮片或者加工制成具有一定剂型、规格的中成药,化学和生物化学原料药及其制剂,血清、疫苗、血液制品等。将药物制造成具有一定剂型、规格、用法用量的物质,一般统称为药品。

药物治疗是指用一切有治疗或预防作用的物质用于对抗机体疾病,使疾病好转或痊愈,保持身体健康。药物治疗是人类文化的一部分,人类使用药物治疗的历史几乎与人类本身的历史一样长久。

药物是人类与疾病作斗争的重要武器,药物疗法在疾病治疗中是应用最广泛的基本手段,但它具有两重性的特点:使用合理、适宜能达到预防或治愈疾病的目的,使患者恢复健康或提高生活质量;如果选用不当、不合理应用,不但不能达到预期的目的,反而会增加药物的副作用、毒性反应、变态反应等不良反应、甚至死亡的用药风险。故药物治疗方案设计应有充分评估,要重视安全、有效、经济、适宜的合理应用。

二、药物治疗的合理性

(一)合理用药的概念

早在 1985 年世界卫生组织在肯尼亚首都内罗毕召开的合理用药大会上,来自全世界的药学专家将合理用药的概念:"要求患者接受的药物适合其临床的需要,所用剂量及疗程符合患者个体化要求,所耗经费对患者及其社区内均属最低廉",可以简要归纳为 8 个字:"安全、有效、经济、适宜"。蒋学华教授主编的《临床药学导论(第 2 版)》合理用药概述为"是以安全、有效、经济、适当为指标,对适时的药品信息、疾病信息和患者信息进行综合分析、权衡利弊后,选择和实施的临床药物治疗"。临床药师在实施药物治疗工作时,应认真对照评估每位患者的药物治疗设计方案以及每一次用药是否符合这"八个字",并阐述其用药理由。以下是临床药物治疗中应认真考虑、评估的重点,也是评价合理用药的要点:

1.药物治疗的安全性 是合理用药的基本前提,但世界上没有绝对安全的药物,俗话说"是药三分毒",临床用药涉及用药的风险与效益,医师、药师在实施药物治疗时因充分权衡利弊,要尽量给予患者最有利的药品,从而使患者承受最小的风险,获得最大的治疗效果;但同时应对患者进行积极的用药教育,提升其用药依从性,使其了解药品两重性的特点,并正确服用药品。

2.药物治疗的有效性 是药物治疗的首要目标,医师和药师应针对患者病症,正确地遴选适宜的药品和适宜的用法、用量。药物的"治标"与"治本"均应视其为有效,例如细菌感染性肺炎的治疗过程中,用于消退发热症状的解热镇痛药物为"治标"的药品,而用于杀灭细菌的抗菌药物为"治本"的药品,只要是针对明确的适应证实施的药物治疗均符合有效性原则;对有些疾病的药物治疗仅能减轻和缓解其病情的发展,因此应使患者对药物治疗的有效性原则有较正确的了解,有一个恰当的期望值。

3.药物治疗的经济性 是指以尽可能低的成本换取尽可能大的治疗效益,这就应尽力设计最佳的治疗方案和选择适宜的药品,但经济性不能理解为选择价格最低的药品。

4.药物治疗的适宜性 应包括:①适宜的患者,患者对选用的药品无禁忌证,评估不良反应发生率低或为一般反应;②适宜的适应证,选用药品的作用、适应证应与患者所治疗疾病的病理生理学、病因及诊断相符合;③适宜的药物,选用药品应符合安全、有效、经济、适宜的原则,以及适宜的给药剂量、给药途径和给药疗程;④适宜的信息,药师应为患者提供与其疾病和用药有关的正确、重要和清楚的信息;⑤适宜的监护,医务人员、特别是临床药师应重视做好患者用药监护,做好预期与可能发生用药后的药品效应和对策预案。

（二）影响合理用药的因素

影响合理用药因素很多,但主要是国家相关政策、有关人员和社会环境等因素相互作用的结果。如国家医药卫生保健体制、药品政策、人员因素、经济发展水平、文化传统、社会风气等多方面都可以成为不合理用药的因素。

1.国家政策因素　我国制定相关药物政策起步较晚,有的政策规定有明显不足,且相关部委制定的有关政策间衔接不够紧密或失调,削弱了政策的权威性和可操作性,需要尽快完善,如新药开发研究政策、企业审批认定和药品评审批准政策、药品价格政策等。需改变制药企业盲目发展和过多状态、抑制药品大量低水平重复生产和药品商品名称多而乱的局面,提高药品质量标准,依据临床需要生产药品规格和设计药品包装;实行药品定价真正由市场决定,改变药品价格越调价越高的怪圈;改变饲料生产企业和畜牧、水产等养殖业的抗菌药物无序使用现象,应建立和制定规范的管理规定,加强管理,切断通过生物链对合理用药的影响和对人群的损害。

2.医务人员因素　医务人员是药物治疗的主要决策者或执行者,也是导致不合理用药的主要因素。医务人员因专业知识的不足、知识与信息更新不及时、对患者用药指导的缺乏、服务意识淡漠、责任心不强、医德医风不正等均可导致不合理用药。医疗卫生各类专业技术人员要加强专业技术和文化素质修养,提高医疗服务质量。临床药物治疗涉及诊断、开方、调配发药、给药方式、规范服药、监测用药过程和评价结果等的用药全过程。合理用药必须包括正确诊断、合理处方、准确审方调配、正确给药、适宜信息、遵医嘱或按说明书正确服药、患者用药依从性等各个环节。在临床药物治疗全过程中,医师、药师、护士、患者及其家属乃至社会各有关人员任何一方处置不适宜或者服务不到位,都可能影响合理用药,对治疗造成不利后果。①医师因素:医师是疾病诊断和治疗的主要责任者,掌握着是否用药和如何用药的主要决策者,具有经法定资格认定的医师才有处方权,临床不合理用药,医师往往是主要责任人之一,合理用药的临床基础是正确诊断、正确开具处方,为此要充分了解每位患者与疾病的病理生理特点;②药师因素:药师在整个临床用药过程中是药品的提供者和合理用药的监督者,药师专业知识不足、工作失误、未认真履行职责或未发挥药学专业技术作用,造成不合理用药,包括未审核处方或用药医嘱或审核把关不严以及调剂错误、缺乏对患者适宜的用药交代和指导、与医护人员协作和沟通不够等原因都会造成用药错误,为此临床药师应了解患者、掌握药物及其代谢产物在正常与疾病时的药理学、生理病理学、生物化学和药动学的特点,懂得医学基础知识;③护士因素:护理人员负责给药操作和监护患者,临床不合理用药有时也与护士的给药操作有关。护理人员方面的原因主要有,未正确执行医嘱、给药时间错误或操作失当、临床观察不细致、报告不及时等。

3.患者因素　患者积极配合治疗,遵照医嘱正确服药是保证合理用药的另一个关键因素。

患者不遵守医师确定的药物治疗方案和药师的用药指导称为患者不依从性,或称不良用药行为。患者依从性差是临床合理用药的主要障碍之一,其表现形式多种多样,原因五花八门。有些是客观的原因,如文化程度低理解错误、年龄大记忆力差、体质弱不能耐受药物不良反应等。有些则是患者主观上的原因,接受药物治疗时,有些患者急于求成,自行加药、停药或频繁换药;有些患者对健康保健要求过高,无病用药,轻症开大处方,导致自我药疗过度;有的盲目听从他人或广告的宣传,向医师点名开药;不少用药者盲目迷信进口药、贵重药和静脉滴注用药等。药师应加强对患者的用药教育与安全用药指导,以提升患者用药依从性。

4. 医疗机构管理乏力　对不合理用药认识不足、监管力度弱,缺乏有力的行政与技术干预措施,应建立医疗机构第一把手应是药物合理使用的第一责任人制度;对医疗机构督导评估应与临床药物治疗水平挂钩;明确临床药师在临床合理用药中的作用与地位,发挥其专业特长。

5. 外界因素　影响合理用药的外界因素错综复杂。宏观方面除国家的医药政策与卫生保健体制、药品监督管理、药政法规以及社会风气等;企业的经营思想和策略、医疗机构的宗旨和主导思想、大众传播媒介的社会公德等;微观层次的包括个人的道德观念、行为动机、文化背景、受教育程度以及传统习俗等诸多方面。其中对合理用药影响最大的,是有的制药企业给医务人员回扣或者给予处方费,其主要原因是由于企业过多、大量药品低水平重复生产和因而造成的流通领域的不规范竞争,必须规范和遏止。

(三)不合理用药的后果

不合理用药会导致不良的结果。包括有健康方面,经济方面,伦理道德方面的,也有社会方面的。有些危害是暂时的,有些则会延续很长时间;有些危害可以补救,有些却留下终身遗憾。归纳起来,不合理用药产生的不良后果主要有以下几个方面:

1. 不合理用药可导致治疗失败　用药不对证,给药剂量不足,疗程偏短,合并使用药理作用相互拮抗的药物等。不合理用药将直接影响到药物治疗的有效性,轻者降低疗效,重者加重病情,延误最佳治疗时机,或导致治疗失败。用药不足,疾病治疗不彻底,往往使疾病得不到根治,容易复发,增加患者痛苦和治疗的难度。不适当的合并用药,最常见的情况就是干扰其中一种或几种药物的体内作用,有的药物抑制其他药物的胃肠道吸收,降低后者的生物利用度。有的药物通过提高代谢酶的活力,加速其他药物的代谢,降低有效血药浓度。有的药物加速其他药物的排泄,从而降低后者的治疗效果。不规范使用抗微生物药物,极易使病原微生物产生耐药性,降低治疗效果。更为严重的是破坏了人类生存微环境的和谐,人为制造出危害人类生命而无法有效对抗的顽敌——耐药菌。

2. 不合理用药易发生药物不良反应　在正常使用的情况下药物不良反应往往是药物本身固有的,有的与患者身体条件和疾病情况相关,即使合理用药也在所难免。但是不合理用药更容易引发原本可以避免的不良反应,增加不良反应的发生率,加重不良反应的危害程度。发生药物不良反应,患者是直接受害者,其危害一般表现在生理和心理两方面。不合理用药能引起药源性疾病,例如利福平、红霉素对肝脏的损害;肼曲嗪等可引起狼疮性肾炎;保泰松、地西泮等可诱发粒细胞减少,继而发生急性粒细胞性白血病。典型的药源性疾病往往以药名命名,如"阿司匹林胃""非那西丁肾""呋喃坦定肺""四环素牙"等。肝脏是最容易受到药物损害的器官,国外有报道,药源性肝病的发生率为10%左右,肝炎患者中约20%为药物所致,精神病院和结核病院患者中肝损害率高达 20%,死亡率约为 12%。可以引起肝脏损害的药物近 600 余种,几乎遍及各类药物。

3.不合理用药浪费医药资源　无论不合理用药是否对患者产生不良影响,都会造成社会有限医药资源的过度耗费,甚至浪费。用药不对症,使用无确切疗效的药物及用药量不规范等情况时,均消耗了药品,花费了医疗费用,却未取得应有的效果,属于无意的浪费。而无病或轻症使用贵重药品就属于有意的浪费了。

我国目前不合理用药形势极为严峻,不合理用药的现状以及所造成的不良后果给政府、医药专业人员敲响了警钟,提出了挑战,这就要求我们需积极采取有效措施,认真加以解决。

三、药物治疗的规范性

(一)规范用药原则

药物治疗的规范性是指用药要有依据,这个依据应当是具有法律效应的药品说明书或者是基于循证医学证据而产生的诊疗指南、临床路径、权威的专家共识或多中心研究结果等。这些依据是经科学实验、临床试验或者医师、药师们长期从事临床实践经验的积累而总结出来的规范性药物治疗规则。

1.药品说明书　是载明药品重要信息的法定文件,是选用药品的法定指南,因药品说明书是经过药理与毒理实验、临床试验等一系列实验研究的结晶,并须经多学科医药学专家的评估认同,经法律授予的国家药监部门的审核批准,所以它具有法律效力,企业应当认真如实编写药品说明书,并应严格按照批准的药品说明书的规定生产药品,医务人员和患者在一般情况下都应遵循药品说明书的有关规定。新药审批后的说明书,企业不得自行修改。药品说明书的内容应包括药品的通用名称、规格、剂型、生产企业、批准文号、产品批号、有效期以及该药品的主要成分、药理作用、适应证、用法、用量、禁忌、不良反应、贮藏条件和注意事项等,中药制剂说明书还应包括主要药味(成分)性状等。药品说明书能提供用药信息,是医务人员、患者了解该药品的重要途径,它的规范程度和质量与医疗质量密切相关。

2.诊疗指南　改革开放前我国药品匮乏,不合理用药相对较少,故直至 20 世纪 90 年代末,我国医疗技术行为缺乏全国统一的标准,主要是靠上级医师的言传身教、相关专业权威医学著作内容、相关专业医药学杂志内容等。直到 2006 年,原卫生部、国家中医药管理局、总后卫生部三家联合委托中华医学会,由其各医学分会制定了相关学科的《临床诊疗指南》。2006年至今,《临床诊疗指南》已经出版发行 47 分册,涉及临床各主要学科。同时,上述三家又联合下发通知要求:"各级各类医疗卫生机构和学术团体要组织医务人员认真学习《临床诊疗指南》,医疗卫生机构及其医务人员要在执业过程中参照执行"。

2006 年,国家卫生和计划生育委员会(原卫生部)委托中华医学会由其各医学分会制定了《临床技术操作规范》,但其却未下文要求各地各级医疗机构遵照执行。针对上述《指南》和《规范》,虽然国家卫生和计划生育委员会(原卫生部)没有明确其属于"诊疗规范",但在已经过去的几年中,已有部分律师或相关人员引用其作为判断医疗行为是否存在过错、过失的依据,以此进行医疗事故诉讼。由于现代临床诊疗技术突飞猛进,主要针对某类疾病的诊疗技术规范已经远远不能规范相关技术的具体临床应用,比如心脏病冠状动脉介入治疗技术、内镜微创技术等就需要单独制定相应的技术规范。如此,在上述《临床诊疗指南》之外,由中华医学各专业分会制定了很多专业技术指南、专家意见、专家共识、指导原则等。目前这些分门别类的诊疗技术规范在临床医疗实践中发挥着重要的规范性作用。

3.指导原则 21世纪初国家卫生和计划生育委员会(原卫生部)委托调研起草《抗菌药物临床应用指导原则》,并于2004年8月19日由原卫生部、国家中医药管理局和总后卫生部联合公布实施。原卫生部在2006年初又委托组织相关专家起草制定《麻醉药品临床应用指导原则》和《精神药品临床应用指导原则》,并于2007年1月25日发布实行。《抗菌药物临床应用指导原则》在抗菌药物合理应用和专项整治工作中起到了重要作用。原卫生部在2012年初又组织专家对该指导原则进行了修订,并已于2015年7月24日颁发了《抗菌药物临床应用指导原则(2015年版)》(国卫办医发[2015]43号)。

4.临床路径 是指针对某一疾病建立的一套标准化治疗模式与治疗程序,是一个有关临床治疗的综合模式,以循证医学证据和指南为指导来促进治疗组织和疾病管理的方法,最终起到规范医疗行为、减少变异、降低成本、提高质量的作用。相对于指南来说,其内容更简洁,易读、适用于多学科多部门具体操作,是针对特定疾病的诊疗流程、注重治疗过程中各专科间的协同性、注重治疗的结果、注重时间性。但我国出台的临床路径,没有制定临床用药路径,而只是提出了某一疾病的基本用药原则。

(二)个体化药物治疗

个体化药物治疗就是"因人而异"、"量体裁衣",在充分考虑每个患者的遗传因素(即药物代谢基因类型)、性别、年龄、体重、生理病理特征以及正在服用的其他药物等综合情况的基础上,制定最佳的安全、有效、经济、适宜的药物治疗方案。个体化药物治疗是基于个体化监测的基础上实施的。除了监测性别、年龄、体重、生理病理等常规指标以外,并利用治疗药物监测(TDM)和药物治疗相关基因多态性监测的手段。

随着人类基因组计划的完成和后基因组时代的到来,单纯从年龄、性别和健康状况等角度出发进行的所谓"个体化用药"已远远不够。基因变异是出现任何表型变化的根本因素,遗传因素是导致药物反应个体化差异的源头,真正意义上的个体化用药是利用先进的分子生物学技术,包括基因芯片技术,对不同个体的药物相关基因的药物代谢酶、转运体和受体基因进行解读,临床医师和临床药师可以根据患者的基因型资料实施给药方案,并"量体裁衣"式地对患者设计合理用药方案,以提高药物的疗效,降低药物的毒副作用,同时减轻患者的痛苦和经济负担,这就是基因导向的个体化用药,它代表了药物基因组学与临床药物治疗的完美结合,对合理用药具有划时代意义。

治疗药物监测是指在临床进行药物治疗过程中,在观察药物疗效的同时,监测药物浓度,探讨药物的体内过程,利用药动学原理,判断药物应用的合理性,并及时调整制定合理给药方案,以达到个体化给药方案的目的,避免发生毒副作用,同时也可以为药物过量的诊断和处理提供有价值的依据,将临床用药从传统的经验模式提高到比较科学的水平。

治疗药物监测与基因组学监测两者是相互替代关系?还是互补的关系?目前学者认为两者是互补的关系。通过TDM可以确定患者血药浓度过高或过低的问题,并可以用于指导药物剂量的调整,但 TDM 不能在用药前预测机体对药物的反应,对确定药物的初始剂量帮助较小。基因型指导下的提前增加剂量或减小剂量,能起到提前干预的作用,但是还不能准确获得患者的有效血药浓度的指标,而 TDM 的优势是能够准确测定血药浓度,指导患者用药剂量调整。因此,现阶段推荐在 TDM 结合基因监测相,指导个体化用药。

(三)药物治疗的规范性与个体化药物治疗的关系

药物治疗的规范性与个体化治疗是辨证统一的关系,既有相互矛盾又有相互统一的特点。

1.二者的矛盾性特点 ①在临床上如果某群体患者均给予个体化药物治疗,则个体化治疗中过多的经验特性使其疗效受到不同程度的影响,有的"经验"甚至是错误的,如果对于同一患者的治疗,不同医师的经验及其采用的治疗方案可能会有较大差异,从而造成疗效的不确定性,但若严格按循证医学指南治疗,又有部分患者可能因个体差异而不能耐受,包括出现不良反应等。②循证医学某些方面的滞后性与个体化药物治疗前瞻性相矛盾,循证医学的证据或结论的获得,往往需要数年甚至更长时间的观察、研究,循证医学的结论越完善,获得此结论所需要的时间就越长,而现代医学、药学的快速发展,赋予了个体化药物治疗更多的前瞻性条件。理论上这种基于分子生物学的前瞻性个体化治疗新方法优于循证指南,是真正的个体化治疗。许多国家及国际上的相关学术机构一方面纷纷对常见疾病的治疗制定了规范化的治疗方案或指南,而另一方面,又强调前瞻性的个体化治疗对推动现代医学发展的重要意义。随着现代生物医学的发展,在一种疾病的治疗历史上将会不断出现循证医学和个体化治疗的矛盾,这种矛盾的存在将促进循证医学的发展,形成良性循环。

2.二者的统一性特点 循证医学规范化治疗和个体化用药治疗又是相互统一的。①医师在制定个体化治疗方案前,必须对该病最新的循证医学研究结果有充分认识,在循证医学的基础上进行个体化治疗,可减少个体化治疗的盲目性,提高成功率。在运用循证医学结论治疗疾病过程中,随着治疗病例的增多,就可能不断发现因个体差异而不适合的病例,或疗效差、不良反应明显的病例,针对这些病例,医师可给予个体化治疗,因此,所获得的临床资料甚至是最新的前瞻性研究基础。②通过对大量个体化治疗病例的分类、观察,即大样本、多中心、双盲法、随机的循证方法来验证其有效性,获得的新指导原则就是个体化治疗对循证医学的反馈。它既是新的循证医学证据,又具有个体化治疗方案的特征,由此不断推动循证医学的发展与完善。因此,个体差异的绝对性和循证医学的优越性,决定了循证医学和个体化治疗必然共存于现代医学的实践之中,由此相互影响、相互推动,共同促进医学的不断发展。在循证医学研究过程中,也不可避免地受到上述个体差异因素的影响,只是其通过大样本、随机、对照的观察方法,大大减少了此类影响,使结果更加可靠。虽然在循证研究时也常考虑到某些疾病个体差异对结果的影响,派生出许多亚组分析,但个体差异的多样性仍然使循证研究顾此失彼。循证医学的非前瞻性、非个体针对性仍需个体化诊疗的拾遗补缺。对于机体退变程度不一、多病种共存以及生理、心理变化不同等个体差异显著的老年人群的治疗,就更加离不开个体化诊疗了。

第三节　影响药物治疗结果的因素

一、药物方面的因素

药物疗效与其化学结构有密切关系,化学结构特点是药物作用机制、药物效果及药物体内过程的物质基础。例如血管紧张素转化酶抑制剂(ACEI)中的卡托普利和依那普利,前者结构中含有巯基(—SH),后者结构中含有羧基(—COOH),它们分别通过 S^{2-} 和 O^{2-} 与血管紧张素转化酶(ACE)中的 Zn^{2+} 结合,但由于 O^{2-} 与 Zn^{2+} 的结合比 S^{2-} 与 Zn^{2+} 的结合紧密,导致依那普利的药理作用比卡托普利强 5～10 倍。对高肾素型高血压患者,在选用 ACEI 类药物时,应首选含羧基的依那普利等药物。

再如二氢吡啶类钙通道阻滞剂,其 1,4-二氢吡啶环为活性所必需,3 位和 5 位的酯基也为活性必需基团,且酯基不对称可提高血管选择性,4 位苯环邻、间位有吸电子基团时活性较佳,2,6 位若为甲基,改变为其他取代基有益于活性的提高。通过对这类药物结构的认识,将会理解氨氯地平、乐卡地平等的血管选择性比硝苯地平更高,扩血管作用更强,生物半衰期更长,但起效缓慢。因此,需要快速降压时,常选用硝苯地平片,而缓慢降压时常选用氨氯地平片等。

人们为了追求药物具有特异性的药效学性质、合理药动学品质、没有或尽可能低的毒副作用,而对药物的化学结构进行修饰与改造。目的是改善药物动力学性质,并提高疗效、降低毒副作用。

1.改善药物的吸收　①青光眼治疗药 β 受体拮抗剂噻吗洛尔的丁酰化;②β-内酰胺类抗生素氨苄西林经结构修饰成新戊酰氧甲酯。

2.延长药物的作用时间　①氟奋乃静制成高级脂肪酸酯;②睾酮制成丙酸睾酮。

3.增强药物对作用部位的选择性　①去氧氟尿苷水解出氟尿嘧啶,产生特定部位的抗肿瘤作用;②美法仑分子结构中含有苯丙氨酸提高其对肿瘤组织的选择性。

4.提高药物的稳定性　维生素 E 和维生素 A 制成醋酸酯后稳定性明显提高。

5.改善药物的溶解性　能双氢青蒿素制得其琥珀酸单酯单钠盐水溶性大增。

6.消除不适宜的制剂性质　红霉素碳酸乙酯和琥珀酸单酯,苦味消失。克林霉素制成棕榈酸酯消除了原有的苦味,制成磷酸酯还避免了注射时的疼痛。

二、用药方法的因素

给药方法是否得当是影响药物治疗效果重要因素之一。药物剂型决定了药物的给药途径和给药方法。临床上所用药物的剂型有多种,如片剂、注射剂、酊剂、栓剂、胶囊剂、软膏剂、气雾剂、混悬剂、乳剂等,以及新剂型如脂质体、微囊、微球和毫微球等。正确的给药途径和给药方法是确保药物安全有效的重要因素。合理与规范的给药途径原则:能口服给药的不用注射方法,能用肌内注射的不用静脉注射,能用静脉注射的则不用静脉滴注。以口服制剂和注射剂的给药方法为例介绍用药方法对疗效与安全性的影响。

(一)口服制剂服用方法

1.服药姿势　一般建议患者取坐位或站位服药,服药后站立或静坐5～10分钟。不推荐躺着服药,特别是抗生素、抗肿瘤药物、铁剂、胶囊剂等易引起食管溃疡的药物,以避免药物黏附于食管壁上,影响疗效并刺激食管,引起咳嗽、局部炎症等。对卧床患者,应将其扶起取坐位或半卧位服药,同时多饮水使药物下行入胃,避免其残留。

2.服药时间　通常所指的"每日服药几次"中的"每日"不单纯指白天时间,而是指24小时。所以如果每日3次,则应每隔8小时一次,为了方便患者的休息,一般每日3次可安排在7点、15点和21点各用药一次。同样,每日2次或4次,都应以24小时来安排用药时间。许多药物都有最佳的服药时间。例如:镇静催眠药在睡前服药,宜睡前15～30分钟;刺激性药物、解热镇痛药宜饭后15～30分钟服药;此外,还应注意间隔用药。有些药不能和其他药同时服用,如活菌制剂:治疗腹泻的枯草杆菌、肠球菌二联活菌多维颗粒(妈咪爱)、双歧杆菌乳杆菌三联活菌片(金双歧)、促菌生、双歧杆菌四联活菌片(思连康)等不能和抗生素同服,因为抗生素会破坏活菌,降低其活性,所以要间隔2～4个小时以上服用。

3.送服液体　最好的服药液体是冷开水,服药前应先喝一口水,服药后再喝至少100ml水。水有护卫和润滑食管的作用,又能加速药物在胃里的溶解,促进吸收。另外,水能冲淡食物和胃酸对药物的破坏,也能减少药物对胃肠的刺激。服药时不喝水而干吞药片,这样做不但会影响药效,甚至还会发生不良反应。如服用磺胺类药物,由于其代谢产物溶解度低,容易在泌尿道析出结晶,引起结晶尿、尿痛、血尿、尿闭等症,多饮水则可加速排泄,减少毒副作用。再如,服用解热镇痛药时,多饮水可增强机体散热能力,又可防止因出汗过多造成水电解质平衡失调而发生虚脱等。选用其他液体服药宜慎重,特别是酒和含酒精类饮料,因为这些饮料中含有乙醇,乙醇本身就具有抑制中枢神经和扩张血管的药理作用,而且会显著影响许多药物的体内代谢。除非药品说明书中有特殊要求,一般应建议患者也尽量不要使用茶水、牛奶、菜汤、果汁饮料等送服药物,因为这些饮料中的某些成分可能会与药物中的成分产生相互作用而干扰药物的吸收,造成药物失效或毒性增加。如茶叶中鞣酸可与金属离子(如钙、铁、铋)、生物碱类、麻黄碱、洋地黄等相互结合而形成沉淀,从而影响这些药物的吸收。果汁中含有酸性物质,可使许多药物提前分解,从而影响吸收。此外,服药溶液的温度也很重要。一般应选用温度适宜的白开水,但也有些药物对服药溶液的温度有特殊要求,如送服小儿麻痹症糖丸等活疫苗药物时,须用冷开水;服用微生态制剂选用的水温应小于40℃;送服治疗胃病、感冒等疾患的药物时,水温可以稍热,以不感觉烫嘴为宜。

4.给药剂量　需准确服用片剂,不足一片时,需注意分量准确。如需服半片时,有半片压痕的可从压痕处分开,无压痕或不足半片者,应将全片压碎为粉末后再按需量均匀分开,但应注意缓控释制剂一般不能压碎服用。量取液体药物时,应保持量器垂直,并使液面与视线成水平。

5.漏服药物处理　由于种种原因在规定的时间内漏服药物,切不可随意补服,需视具体情况而定:漏服时间在两次用药间隔1/2以内的情况下,应当立即按量补服,下次服药仍可按原间隔时间;如漏服时间已超过用药间隔的 1/2,则不必补服,下次务必按原间隔时间用药;亦可发现漏服后立刻补服,下次服药时间依此次服药时间顺延;发生漏服后,切不可在下次服药时加倍剂量服用,以免引起药物中毒。

6.缓释、控释制剂的特点　是减少服药次数、使血药浓度平稳、避免峰谷现象,从而降低药物的毒副作用,适用于慢性疾病如高血压的治疗。但缓释、控释制剂一般不得掰开(有特殊标记可以掰开的除外)或嚼碎服用。

每一种剂型、每一种药品都需要关注它的使用方法,正确的使用方法能够获得最大的药物疗效和最小的安全性代价。

(二)注射剂给药方法

注射剂的给药途径有皮内注射、皮下注射、肌内注射、静脉注射、脊椎腔注射、动脉内注射、心内注射、关节内注射、滑膜腔注射、穴位注射以及鞘内注射等。临床用药时一般应严格按照药品说明书中规定的给药途径用药,采用超说明书规定的"给药途径"应有权威的证据证明此给药途径是正确、合理的。给药途径生产企业在药品说明书都有记载,有的还在安瓿或西林小瓶上印有"供肌注"或"供静脉用"等醒目字样。例如长春新碱仅供静脉注射,误行鞘内注射会造成严重的神经损害,由于缺乏有效的解毒剂,这种损害常常是致命的。注射剂的溶媒选择也必需按照药品说明书规定。例如青霉素钠 160 万单位溶于 5％葡萄糖注射液 250ml,青霉素钠在酸碱性条件下都会降解,宜选择生理盐水作为溶媒比较合适。调配注射剂时要注意配伍禁忌,是指两种以上药物混合使用或药物制成制剂时,发生体外的相互作用,出现使药物中和、水解、破坏失效等理化反应,这时可能发生浑浊、沉淀、产生气体及变色等外观异常的现象。有些药品配伍使药物的治疗作用减弱,导致治疗失败;有些药品配伍使副作用或毒性增强,引起严重不良反应;还有些药品配伍使治疗作用过度增强,超出了机体所能耐受的能力,也可引起不良反应,乃至危害患者等。注射引起的输液反应也是要注意的,主要是细菌内毒素经过静脉输液剂进入体内累积量超过人体的耐受量时,便发生热原反应。临床症状是高热、寒颤、皮肤苍白、瞳孔散大、血压升高、白细胞减少;严重者伴有恶心、呕吐、头痛以至于昏迷,甚至休克、死亡。鉴于注射剂的安全性问题,注射剂的适应人群:①患者的病情不允许口服、鼻饲或直肠给药途径;②患者的病情需要注射给药,药物能够迅速起效,达到所需的治疗浓度;③其他给药途径达不到注射剂的治疗效果,同时应该对注射给药途径定期进行评价,便于在患者的临床状况允许时尽快改为口服药。

(三)联合用药

在临床上,将两种或两种以上药品联合使用,称为联合用药。其目的不外乎增强疗效或对抗不良反应。一般来说,联合用药的结果,药理作用或者毒性相加,或大于相加,统称协同作用,前者称为相加作用,后者称为增强作用。反之,作用或毒性减弱,称为拮抗作用。两种或两种以上药物配伍在一起,引起药理上或物理化学上的变化,影响治疗效果甚至影响患者用药安全,这种情况称为配伍禁忌。无论药物相互作用或者配伍禁忌,都会影响药物的疗效及其安全性,必须重视分析评估,并加以妥善处理。

三、机体方面的因素

患者的年龄、性别、遗传因素、疾病状态、心理因素均可影响药物的治疗效果。

（一）患者的生理因素

1.性别与年龄　性别对药物的反应在性质上一般并无差异,但女性多数比男性对药物更敏感。妇女有月经、妊娠、分娩、哺乳等特点,用药时应适当注意。儿童用药量首先考虑体重的差异,通常可按比例折算,也要注意儿童对药物的敏感性与成人不同。婴儿,特别是早产儿、新生儿,肝药酶尚未发育完善,药物的消除及持续时间延长。老年人的生理功能和代偿适应能力都逐渐衰退,对药物的代谢和排泄功能降低,因此对药物的耐受性较差,故用药剂量一般应比成人量减少。

2.精神因素　患者的精神状态与药物的治疗效果有密切关系。乐观的情绪对疾病的痊愈产生有利的影响。相反,如果患者对疾病有很重的思想包袱,悲观失望,往往就会降低治疗效果。

3.个体差异　高敏性与耐受性,前者指个体对药物作用特别敏感,应用小剂量即能产生毒性反应。后者指机体对药物的反应性降低,可耐受较大剂量而不产生中毒症状。耐受性有先天性和后天获得性之分,前者可长期保留,后者是反复应用一种药物后逐渐形成的。特异质反应,许多特异质反应是遗传性化学缺陷。例如,伯氨喹及同类药对特异质者,使用治疗量就会引起溶血(黄疸)反应,而对一般人则仅在中毒量才偶见出现。研究表明,这种患者的红细胞缺乏具有保护作用的葡糖-6-磷酸脱氢酶,因而细胞膜易遭伯氨喹破坏。这种人对磺胺、乙酰苯胺等药物和蚕豆等食物起溶血反应。但许多特异质反应的原因仍不明了。

4.营养状况　在营养差、体质弱、体重减轻的情况下,由于血浆蛋白不足,结合药物能力较小,肝药酶活性较低,甘氨酸、半胱氨酸与药物结合能力低下,故对药物作用较为敏感。

（二）患者的病理状态

病理状态可以影响中枢神经系统、内分泌系统以及其他效应器官的反应性,因而能改变药物的作用。例如,正常人服用利尿药后血压并不明显下降,高血压者则明显降低;退热药只对发热患者有降温作用;甲状腺功能亢进的患者对小量肾上腺素即起强烈的升压反应。肝功能不全时,将会增加在肝灭活药物的毒性。肾功能不全的患者,由于药物排泄减慢,有些药物虽使用常用量,也可发生蓄积中毒,如洋地黄类强心药,应注意减量。在循环功能不足、休克和脱水情况下,药物的吸收、转运发生障碍,在临床用药时应加以考虑。

（三）其他因素

例如病原体的抗药性或称耐药性、医疗环境条件等,也都对药物作用有一定影响,都应给予足够的重视。

第二章 呼吸系统用药

第一节 平喘药

支气管哮喘是临床常见的慢性呼吸道疾病,发病机制较复杂,近年来其发病率有明显增高的趋势。哮喘的主要病理表现为支气管高反应性或支气管痉挛,支气管腺体分泌增加,黏膜水肿,小气道阻塞,呼吸困难等。平喘药是用于缓解、消除或预防支气管哮喘的药物。临床常用的平喘药有抗炎平喘药、支气管扩张药和抗过敏平喘药三类。

一、抗炎平喘药

哮喘的主要病理机制是呼吸道炎症。糖皮质激素具有强大的抗炎作用,现已成为治疗哮喘的一线药物。

【药理作用】

糖皮质激素对参与哮喘的炎症细胞均有抑制作用,因而能降低气道反应性;增强机体对儿茶酚胺的反应性,减少血管渗出;抑制炎性细胞因子如白细胞介素(IL-β)、肿瘤坏死因子(TNF-α)及干扰素(IFN-γ)等的生成;干扰花生四烯酸代谢,减少白三烯和前列腺素的合成;稳定肥大细胞溶酶体膜,减少细胞黏附因子、趋化因子等炎性介质的合成与释放;抑制血管内皮细胞黏附分子的表达,抑制嗜酸性粒细胞的黏附和跨内皮细胞移行;减少淋巴细胞数量并抑制淋巴因子的释放。

糖皮质激素对哮喘的疗效较好,但长期全身应用能抑制下丘脑垂体-肾上腺皮质的功能,产生明显的全身性不良反应。其不良反应发生率高,且较严重。

【用药方法】

根据哮喘患者的病情,本类药物给药方式有两种:①全身用药:哮喘急性发作或哮喘持续状态经其他药物治疗无效时,可口服或注射糖皮质激素。常用泼尼松、泼尼松龙、地塞米松。②气雾吸入:对哮喘有良好的疗效,几乎无全身不良反应。目前常用作用强的糖皮质激素如贝氯米松、布地奈德等。

（一）倍氯米松

【作用特点与临床应用】

倍氯米松为地塞米松的衍生物,局部抗炎作用强度是地塞米松的数百倍,气雾吸入,抗炎平喘疗效好,且无全身不良反应,长期应用也不抑制肾上腺皮质功能。因不能吸入足够的药物,故本药不宜用于哮喘持续状态的患者。因起效慢也不用于哮喘急性发作的抢救。本药鼻喷可用于治疗过敏性鼻炎。外用本药可治疗过敏所致的皮肤病。

【不良反应】

本品长期吸入可引起口腔、咽部白色念珠菌感染,吸药后应立即漱口,可降低发生率。

（二）布地奈德

布地奈德是不含卤素的糖皮质激素。局部抗炎作用较强,约为倍氯米松的两倍。本药可用于持续性哮喘的长期治疗,能有效地减少口服肾上腺皮质激素的用量,有助于减轻肾上腺皮质激素的不良反应。其他作用、不良反应同倍氯米松。

二、支气管扩张药

（一）肾上腺素受体激动药

肾上腺素受体激动药包括非选择性 β 体激动药和选择性 β 受体激动药。前者如肾上腺素、异丙肾上腺素等,虽然平喘作用强大,但该类药物可激动 β_1 受体,引起严重的心血管反应,治疗哮喘已少用。后者如沙丁胺醇、特布他林等,通过激动支气管平滑肌细胞膜上的 β_2 受体,使细胞内 cAMP 的生成增加,细胞内 Ca^{2+} 水平降低,松弛支气管平滑肌。对乙酰胆碱、组胺、缓激肽、白三烯及 $PGF_{2\alpha}$ 等所致的支气管平滑肌收缩,均有非特异性拮抗作用。长期应用拟肾上腺素药可使支气管平滑肌细胞膜上的 β_2 受体数目减少,减低疗效,引起哮喘反跳,并加重病情。故本类药物不宜长期连续应用,必要时可与其他平喘药交替使用。拟肾上腺素药还通过对 β 受体的激动作用,使呼吸道黏膜血管收缩,减轻黏膜水肿,有利于改善气道的阻塞。

1.沙丁胺醇

【药理作用与临床应用】

沙丁胺醇又名舒喘灵,是选择性 β_2 受体激动药,有较强的支气管扩张作用,约比异丙肾上腺素强 10 倍。对心脏的 β_1 受体激动作用较弱,约为 1/10。本品口服有效,作用持续时间较长。口服 15～30min 起效,维持 6h 以上。气雾吸入 1～5min 起效,维持 4～6h。主要用于防治支气管哮喘、喘息性支气管炎及防治早产等。

【不良反应】

长期、大量应用可引起心悸、恶心、头晕、头痛、手指及颈面部肌肉震颤等不良反应。长期应用易引起耐受性。高血压、冠心病、糖尿病、心功能不全、甲状腺功能亢进症患者及孕妇慎用。

2.特布他林　特布他林为选择性 β_2 受体激动药,作用较沙丁胺醇弱,但较持久。临床主要用于支气管哮喘、喘息性支气管炎及防治早产等。不良反应及注意事项和沙丁胺醇相似。

（二）茶碱类

茶碱是甲基黄嘌呤的衍生物，为常用的支气管扩张药。由于茶碱难溶于水，为提高水溶性，常与乙二胺形成复盐如氨茶碱、胆茶碱等。

1.氨茶碱　氨茶碱是茶碱和乙二胺的复合物。乙二胺能增加茶碱的水溶性，并增强其作用。

【药理作用】

（1）扩张支气管平滑肌：氨茶碱具有较强的直接松弛气道平滑肌作用，痉挛状态的支气管更显著。其作用机制如下。

1）抑制磷酸二酯酶的活性，使气道平滑肌细胞内 cAMP 的含量升高，导致气道平滑肌张力降低，气道扩张。

2）促进内源性儿茶酚胺的释放。

3）阻断腺苷受体，对腺苷或腺苷受体激动剂引起的哮喘发作有明显作用。

4）影响气道平滑肌钙转运。

5）免疫调节和抗炎作用。

（2）强心作用：直接作用于心肌，可增强心肌收缩力。

（3）利尿作用：增加肾血流量，提高肾小球滤过率和减少肾小管对水、钠的重吸收而产生利尿作用。

（4）松弛胆道平滑肌：解除胆道痉挛。

（5）增加膈肌收缩力：能增加膈肌收缩力，在膈肌收缩无力时作用更显著。

【临床应用】

本药主要用于治疗支气管哮喘和喘息性支气管炎。在急性哮喘患者可采用氨茶碱静脉注射。对慢性哮喘患者，口服氨茶碱用于预防发作和维持治疗。普通制剂维持时间较短，临床正逐渐被缓释剂和控释剂取代。本药也适用于心性水肿及心源性哮喘的辅助治疗。治疗胆绞痛应与镇痛药合用。哮喘持续状态时，常与糖皮质激素配伍治疗。

【不良反应与用药监护】

口服可引起恶心，呕吐等局部刺激症状，易饭后服用；静脉滴注过快或浓度过高可强烈兴奋心脏，引起头晕、心悸、心律失常、血压骤降甚至死亡。故必须稀释后缓慢滴注，并注意观察患者反应。烦躁不安、失眠、谵妄、惊厥等中枢兴奋症状，可用镇静药对抗。肝肾功能不全、甲状腺功能亢进患者、孕妇、哺乳期妇女、小儿慎用。急性心肌梗死、低血压、休克患者禁用。

2.胆茶碱　胆茶碱为茶碱和胆碱的复盐，其水溶性强于氨茶碱，口服易吸收。对胃刺激性小，可耐受较大剂量。本药对心脏及中枢神经系统的影响较小，药理作用与临床应用同氨茶碱。

3.二羟丙茶碱　二羟丙茶碱为茶碱与甘油的缩合物，pH 值接近中性，对胃肠刺激性小，口服易耐受。本药对心脏的兴奋作用较弱，平喘作用弱于氨茶碱，临床应用同氨茶碱，尤其适用于伴有心动过速的哮喘患者，也可用于心源性肺水肿引起的哮喘。

（三）M 胆碱受体阻断药

异丙托溴铵：异丙托溴铵为阿托品的衍生物，吸入性抗胆碱药，是对支气管平滑肌 M 胆碱受体有较高选择性的强效抗胆碱药。本药对支气管平滑肌有较强的松弛作用,本药对呼吸道腺体和心血管系统作用较弱。本药口服不易吸收,用药后痰量和痰液的黏滞性均无明显改变。主要用于防治支气管哮喘、喘息性慢性支气管炎和肺气肿。

个别患者有暂时性口干、眼干、鼻黏膜干燥、喉部不适等症状。青光眼、前列腺增生症患者慎用。

三、抗过敏平喘药

抗过敏平喘药(过敏介质阻释药)主要是通过抗过敏作用而平喘。由于起效慢,不宜用于哮喘急性发作期的治疗,主要用于预防哮喘的发作。该类药物包括:肥大细胞膜稳定药,如色甘酸钠;H_1 受体阻断药,如酮替芬;抗白三烯药,如扎鲁司特等。

(一)色甘酸钠
【药理作用】
色甘酸钠在接触抗原之前用药,可预防速发型和迟发型过敏型哮喘,也可防止运动和其他刺激诱发的哮喘。无松弛气管平滑肌的作用,不能对抗组织胺、白三烯等过敏介质收缩支气管平滑肌的作用,亦无抗炎作用;对抗原-抗体结合无影响,也不抑制抗体的生成。作用机制可能是:稳定肥大细胞膜,抑制过敏介质释放;抑制气道感觉神经末梢功能与气道神经源性炎症;抑制气道高反应性等。

【临床应用】
1.支气管哮喘 可用于预防各型哮喘的发作。对外源性哮喘疗效佳,预先用药后90%以上病例可不发作;但对内源性哮喘疗效较差,约60%的病例有效;对运动性哮喘的疗效较满意,预先用药几乎可防止全部病例发作。对糖皮质激素依赖型哮喘病例可用本品部分或全部取代。本品对正在发作的哮喘无效。预防用药须在发病一周前使用。

2.过敏性鼻炎、过敏性结膜炎、过敏性湿疹等 均有较好的疗效。

3.溃疡性结肠炎和直肠炎 通过灌肠可改善症状。

【不良反应与用药监护】
本品几无不良反应,但少数病例吸入后咽喉部及气管有刺痛感,甚至诱发哮喘,同时吸入异丙肾上腺素可避免发生。孕妇慎用。

(二)酮替芬
酮替芬是强效抗组织胺药和过敏介质阻释剂。口服可以吸收,约3h达血药浓度峰值。酮替芬抑制肥大细胞、嗜碱性粒细胞及中性粒细胞释放过敏介质。本药主要用于预防外源性支气管哮喘发作,亦可用于运动性哮喘及阿司匹林诱发的哮喘。其疗效优于色甘酸钠,儿童哮喘疗效优于成年人。主要不良反应为嗜睡、疲倦、口干,偶有皮疹、谷丙转氨酶和碱性磷酸酶活性升高。服药期间应注意检查肝功能。孕妇慎用。

(三)扎鲁司特
扎鲁司特可与支气管平滑肌等部位的白三烯受体结合,竞争性地拮抗白三烯的作用。本药用于轻、中度哮喘的预防和治疗(尤其适合阿司匹林哮喘者),不易用于急性哮喘患者。有轻微头痛、咽炎及胃肠道反应。孕妇、哺乳妇女及肝功能不全者慎用。

第二节 镇咳药

咳嗽是呼吸道疾病的主要症状,也是一种保护性反射,咳嗽能促进呼吸道痰液和异物的排出,保持呼吸道的清洁和通畅。轻度咳嗽一般不需要镇咳药。严重而频繁的咳嗽会影响患者的休息或加重病情甚至引起其他并发症,应在对因治疗的同时应用镇咳药。镇咳药根据作用部位的不同,可分为中枢性镇咳药和外周性镇咳药。

一、中枢性镇咳药

中枢性镇咳药直接抑制咳嗽中枢,镇咳作用强而迅速。可分为依赖性镇咳药(如可待因等)和非依赖性镇咳药(如右美沙芬、喷托维林等)。

(一)可待因

【药理作用及临床应用】

可待因又名甲基吗啡,是阿片生物碱。其作用与吗啡相似但较弱。镇咳作用是吗啡的1/4。镇痛作用是吗啡的1/10。用于治疗各种原因引起的剧烈干咳和刺激性咳嗽,尤其是伴有胸痛的剧烈干咳。也可用于中等强度的疼痛。作用时间持续4～6h。

【不良反应与用药监护】

久用可成瘾,但较吗啡弱。镇咳剂量不抑制呼吸。偶有恶心、呕吐、便秘等。大剂量可致中枢兴奋、烦躁等。多痰患者禁用。

(二)右美沙芬

右美沙芬是合成的吗啡衍生物,镇咳作用与可待因相似或略强。无镇痛作用,无依赖性和成瘾。本药治疗剂量不抑制呼吸,主要用于干咳,口服15～30min起效,维持3～6h。

本药偶有头晕、嗜睡、口干、便秘、恶心等不良反应。孕妇及痰多患者慎用,妊娠3个月内妇女禁用。

(三)喷托维林

喷托维林镇咳强度约为可待因的1/3,但无成瘾性。一次给药可维持4～6h。兼有中枢性和外周性镇咳作用。除直接抑制咳嗽中枢外,还有局麻作用,抑制呼吸道感受器;有阿片样作用,使支气管平滑肌松弛。本药可用于上呼吸道感染引起的无痰干咳和百日咳等。偶有头痛、头晕、口干、恶心、便秘等不良反应。青光眼、前列腺增生症、心功能不全患者慎用。

二、外周性镇咳药

外周性镇咳药是通过抑制咳嗽反射弧中的感受器、传入或传出神经的传导而起到镇咳作用。

（一）苯丙哌林

苯丙哌林为非成瘾性镇咳药，能抑制咳嗽中枢，也能抑制肺及胸膜牵张感受器引起的肺-迷走神经反射，且有平滑肌解痉作用。其镇咳作用比可待因强。口服后1～20min生效，镇咳作用可维持4～7h，可用于各种原因引起的刺激性干咳。服用时须吞服，嚼碎易引起口腔麻木。本药有轻度口干、头晕、胃部烧灼感和皮疹等不良反应。孕妇慎用。

（二）苯佐那酯

苯佐那酯为丁卡因的衍生物，化学结构与丁卡因相似，有较强的局麻作用。本药可抑制肺牵张感受器及感觉神经末梢，抑制肺-迷走神经反射，从而阻断咳嗽反射的传入冲动，产生镇咳作用。止咳剂量不抑制呼吸，反而能增加肺每分钟通气量。用药后20min左右起效，维持3～4h。对干咳、阵咳效果良好，也用于支气管镜等检查前预防咳嗽。本药有轻度嗜睡、头晕、鼻塞等不良反应，偶见过敏性皮炎。服用时须吞服，嚼碎引起口腔麻木。

第三节　祛痰药

祛痰药是一类能使痰液变稀或黏滞性降低，使痰液易于排出的药物。按作用方式可分为恶心性祛痰药、刺激性祛痰药和黏痰溶解药三类。

一、恶心性祛痰药

本类药物可刺激胃黏膜，引起轻度恶心，反射性增加呼吸道腺体分泌，使痰液稀释而易于咳出。常用药有氯化铵等。

氯化铵

【药理作用】

氯化铵口服对胃黏膜有局部刺激作用，引起轻度恶心，兴奋迷走神经，反射性地使呼吸道腺体分泌增加，稀释痰液使其易于咳出。少量氯化铵吸收后，部分由呼吸道排出，因盐类的渗透作用而带出水分，可使痰液进一步被稀释。氯化铵是酸性无机盐，可用于酸化尿液和治疗某些碱血症。

【临床应用】

1.适用于急、慢性呼吸道炎症痰液黏稠不易咳出的患者。

2.用于治疗碱血症或酸化尿液。

【不良反应与用药监护】

大剂量口服可引起恶心、呕吐、胃痛等，宜餐后服用。溃疡病及肝肾功能不全者慎用。

二、刺激性祛痰药

刺激性祛痰药是具有挥发性的药物，如安息香酊、桉叶油等，对呼吸道黏膜有温和的刺激作用,随蒸汽吸入后可增加呼吸道分泌,痰液被稀释。本类药物能改变气道黏膜的血液循环,促进炎症消退,并有轻度抗菌消炎作用。适应于慢性支气管炎、支气管扩张、流感等引起的咳嗽、痰液黏稠难以咳出者。应用时药物浓度过高,可刺激眼、鼻、喉等黏膜,引起疼痛、流泪、流涕、咳嗽等刺激症状。

三、黏痰溶解药

(一)乙酰半胱氨酸

【药理作用】

乙酰半胱氨酸性质不稳定,分子中含巯基可使痰液中的黏多糖蛋白多肽链中二硫键断裂,黏蛋白分子裂解,从而降低痰的黏性,易于咳出;还可使脓性痰液中的 DNA 纤维断裂而溶解脓性痰。雾化吸入可用于治疗各种原因引起的大量痰液黏稠阻塞气道且不易咳出者,紧急情况下可采用气管内滴注给药,迅速溶解黏痰。

【临床应用】

适用于大量黏痰阻塞气道而咳出困难者,包括手术后、急性和慢性支气管炎、支气管扩张、肺结核、肺炎、肺气肿等引起的大量黏痰难以咳出者。本药在非应急情况下,以喷雾吸入给药,急救时可气管滴入。气管滴注时应做好吸痰准备,以免大量稀痰阻塞气道。

【不良反应与用药监护】

此药有特殊的蒜臭味,易致恶心、呕吐,对呼吸道有刺激性,可致呛咳或支气管痉挛。常与异丙肾上腺素合用以提高疗效,减少副反应。不宜与青霉素、四环素、头孢菌素合用,以免降低抗菌活性。乙酰半胱氨酸不宜与金属、橡皮、氧化剂接触,故喷雾器须用玻璃或塑料制品。支气管哮喘患者禁用。

(二)羧甲司坦

羧甲司坦能促进支气管腺体分泌,增加低黏度的唾液黏蛋白分泌,减少高黏度岩藻蛋白的分泌;也能使黏蛋白中的二硫键断裂。本药可用于慢性支气管炎、支气管哮喘等疾病引起的痰液黏稠、咳痰困难和痰阻气管及术后咳痰困难者。

有轻度头晕、恶心、胃部不适、腹泻、胃肠出血及皮疹等。溃疡病患者慎用或禁用。

(三)溴己新

溴己新可裂解痰中的黏多糖,并抑制其合成,使痰液变稀,易于咳出。此外,还兼有恶心性祛痰及促进呼吸道纤毛运动的作用,利于痰液排出。本药适用于慢性支气管炎,支气管哮喘及支气管扩张等痰液黏稠不易咳出者。少数患者可感恶心、胃部不适,偶见转氨酶升高。溃疡病、肝功能不全患者慎用。

(四)氨溴索

氨溴索是溴己新在体内的活性代谢产物,能促进肺表面活性物质的分泌及气道液体分泌,使痰中黏多糖蛋白纤维断裂,降低痰液黏度,增强支气管纤毛运动,促进痰液排出。祛痰作用较溴己新强。本药常用于急、慢性支气管炎及支气管哮喘、支气管扩张、肺气肿、肺结核、肺尘埃沉着病、手术后咳痰困难者。本药不良反应较溴己新轻,妊娠头三个月慎用。对本品过敏者禁用。

第四节 尘肺病的药物治疗

尘肺病确诊后,应按国家规定尽快调离粉尘作业,并根据健康状况,安排适当的工作或进行疗养。

尘肺迄今尚无特效的药物或疗法,目前应用较多的药物主要有克矽平、磷酸哌喹或羟基磷酸哌喹、粉防己碱、柠檬酸铝、矽肺宁等,可以单独或联合应用。

1.克矽平(聚 2-L 烯吡啶氮氧化合物,简称 PVNO,P$_{204}$) 该药是一种高分子氮氧化合物,其机制是能在矽尘破坏巨噬细胞过程中起到保护作用,具有阻止和延缓矽肺进展的作用,可用于尘肺的治疗和预防。用法:每周 30mg/kg 肌注,或用 4‰克矽平水溶液 8~10ml 雾化吸入,1 次/日,3 个月为一疗程,间隔 1~2 个月后,复治 2~4 疗程,以后每年复治两个疗程。本品雾化吸入副作用甚少,仅少数患者可有一过性转氨酶升高。

2.哌喹类 如磷酸哌喹(抗矽-14)、羟基磷酸哌喹(抗矽 1 号)等,以往主要用于防治疟疾,对辐射损伤小鼠血液系统也有保护作用;20 世纪 70 年代发现该类药物对肺巨噬细胞有保护作用,并可抑制胶原蛋白合成,已试用于尘肺临床治疗。如磷酸哌喹,口服吸收良好,具有长效作用,半衰期约 10 天,口服每周一次,每次 0.5g,连续用药 4~8 个疗程,可改善部分患者的临床症状。少数患者服药后出现一过性口周发麻、嗜睡、心率减慢及血清转氨酶增高;有的患者用药期间出现原有结核病变恶化,故矽肺并发结核患者应慎用。

羟基磷酸喹哌与之相仿,优点是体内不易蓄积,较易排出,体内半衰期仅 3.5 天;每周用药 1~2 次,每次 0.25g,6~9 个月为一疗程,间隔 1~2 个月后继续下一疗程,可连续用药 2~4 个疗程。本药毒副作用较磷酸喹哌小,部分患者用药后有延缓矽肺病变进展作用,但停药后病变进展似又可加快。

3.粉防己碱(汉防己甲素) 是中药汉防己科中提取的双苄基异喹啉生物碱,动物实验证实有稳定细胞膜、保护溶酶体膜的作用,另外尚有促进肾上腺糖皮质激素分泌作用。用药方法为口服,每日 200~300mg,3~6 个月为一个疗程,间隔 1~2 个月继续下一疗程。用药 3 个月后即有部分患者肺内阴影变小、变淡,尤以大阴影为著,但停药后可反跳。根据临床观察,剂量 300mg/d,疗程 3 个月,总剂量 9~10g 者疗效比小剂量时明显,但毒副作用也较明显。毒副作用包括胃肠道反应、恶心、食欲缺乏,少数有肝功能异常,四肢、胸背部皮肤色素沉着,停药后可逐渐消退。

4.柠檬酸铝 铝化合物可在二氧化矽尘粒表面形成难溶性硅酸铝,从而可降低其毒性;动物实验还发现柠檬酸铝有明显降低红细胞溶血的作用。临床长期应用达 5 年以上的患者,部分患者症状及肺功能有所改善,但胸部 X 线改变则不明显。用药方法为柠檬酸铝 40mg 肌内注射,每周 2 次,3~6 个月为一疗程,间隔 1~2 个月后开始下一疗程,可连续用药 4~8 个疗程。本药无明显毒副作用,但由于需要长期肌内注射,患者往往不能坚持而中断治疗。

但以上各类药物均未获得我国国家食品和药品监督管理局(SFDA)认可,故已不能在临床应用。目前获得 SFDA 认可,批准在临床应用的尘肺治疗药物仅有"矽肺宁片",其为中成药,主要成分为连钱草、虎杖、岩白菜等,具有清热化痰,止咳平喘之功。实验研究表明,该药还具有抗感染、保护红细胞膜、促进肺巨噬细胞存活、提高细胞内 ATP 含量及改善小气道通气换气功能,有助于延缓矽肺病变发展,故除用于治疗急、慢性支气管炎、慢性支气管炎急性发作等痰热咳嗽外,对于矽肺、煤矽肺等引起的咳嗽、胸闷、短气、乏力等症也有治疗作用;一般口服一次 4 片,一日 3 次饭后服用,一年为一个疗程。

值得一提的是,抗氧化药物对肺纤维化也有抑制作用。因为越来越多的证据表明,氧化应激参与了肺纤维化整个进程,如肺泡上皮细胞的凋亡、肺成纤维细胞的过度增殖、胞外基质的沉积等,因此,抗氧化治疗已逐渐成为防治肺纤维化的重要途径。利用药物来防止自由基从活化的白细胞中大量释放,或使用药物增强肺的抗氧化能力,或中和这些氧化剂(如通过增强抗氧化基因的表达,或提高抗氧化酶如过氧化氢酶、超氧化物歧化酶的活性等途径),或阻抑炎性细胞向肺内集聚或激活,来防治肺纤维化,可能是今后尘肺治疗新的重要探索领域。有研究表明,N-乙酰半胱氨酸(NAC)可以减轻肺上皮细胞的损伤,减少成纤维细胞增生和细胞外基质沉积,改善特发性肺纤维化患者的肺活量,减慢特发性肺纤维化患者肺活量及肺一氧化碳弥散量的下降速度。还有研究显示,吡非尼酮也具有抗氧化作用,它可通过抑制促炎因子、促纤维因子释放来抑制炎症细胞和成纤维细胞的激活,从而减缓肺纤维化进程。α 生育酚是维生素E 的主要成分,通过提供氢分子与脂类过氧化基结合,可以阻断氧自由基的连锁反应;动物实验也已证实维生素 E 能减轻小鼠肺纤维化程度。甲基莲心碱和番茄红素也被证明具有防治肺纤维化的作用,能清除氧自由基,减轻气道的高反应性,并能刺激肺泡表面活性物质生成,还能通过抑制细胞因子产生及花生四烯酸代谢而起到抗炎作用。我国传统的中药在抗肺纤维化中更具有巨大潜力,值得深入开发。上述研究能否有效地应用于尘肺治疗,仍有待实验室及临床进一步证实,目前常见抗氧化剂有维生素 E、维生素 C、辅酶 Q、超氧化物歧化酶(SOD)、氯丙嗪、异丙嗪、谷胱甘肽、硒类等,此类药物已在临床应用多年,安全可靠,作为尘肺的辅助治疗药物,当有利无弊,值得一试。

目前还出现了大容量全肺灌洗(WLL)疗法,能清除肺泡内的粉尘、巨噬细胞、致炎症因子、致纤维化因子等,还可改善症状,改善肺功能。有报告称,大容量肺灌洗一侧肺可清除粉尘 3000~5000mg,其中游离二氧化硅达到 70~200mg;灌洗后患者胸闷、胸痛、气短好转或消失,体力明显增加,感冒、上呼吸道感染次数减少,肺功能如小气道阻力、弥散功能等均有明显改善;7~8 年随访表明,肺灌洗组 X 线胸片进展明显减缓,提示该疗法在当前缺乏有效药物的尘肺治疗中,不失为一有效的辅助治疗手段。但其究竟有无从根本上抑制尘肺发展的作用,仍有待进一步研究证实。

此外,合理的生活制度、适当的营养和适度的体育活动,以及积极的对症治疗,均有助于提高机体抵抗力,对改善肺功能,预防感染和并发症有一定帮助。

以上综合措施对延缓尘肺的发展、延长患者的寿命有望起到重要作用。

第三章　消化系统用药

第一节　助消化药

助消化药是指能促进胃肠道消化过程的一类药物,多数助消化药本身就是消化液的主要成分或能促进消化液的分泌,调节胃肠功能,主要用于消化液分泌不足引起的消化不良。

一、稀盐酸

稀盐酸即10％的盐酸溶液。口服后能增加胃内酸度,提高胃蛋白酶活性;进入十二指肠内可反射性促进胰液及胆汁分泌,从而促进消化。主要治疗各种胃酸缺乏症及发酵性消化不良。不宜与胰酶、抗酸药及抗胆碱药合用。

二、多酶片

多酶片含胃蛋白酶、胰酶,用于胰腺疾病引起的消化障碍和胃蛋白酶缺乏或消化功能减退引起的消化不良症。宜饭前整片服用,不宜与抗酸药、胃黏膜保护药等合用。

三、地衣芽孢杆菌

地衣芽孢杆菌(整肠生)以活菌形式进入肠道后,对葡萄球菌、酵母菌等致病菌有拮抗作用,而对双歧杆菌、乳酸杆菌、拟杆菌、消化链球菌有促进生长作用,从而可调整肠道菌群失调,维持生态平衡,消除消化不良、腹胀等症状。用于治疗急慢性肠炎、痢疾及各种因素引起的肠道菌群失调、腹泻等。对慢性溃疡性非特异性结肠炎急性发作、伪膜性肠炎、肝硬化引起的腹泻、胀气有理想的治疗效果,不可与环丙沙星合用。具有起效快、疗效高、不良反应少等特点。

四、乳酶生

乳酶生为活乳酸杆菌的干粉剂及片剂,通常在肠内分解糖类生成乳酸,升高肠内酸度,抑制肠内腐败菌的繁殖,防止肠内发酵,减少产气。用于消化不良、肠发酵所致的小肠胀气、小儿消化不良引起的腹泻、肝性脑病等。饭前服用,不宜与磺胺药、药用炭、鞣酸、酊剂及铋剂合用,也不宜用开水送服。

五、干酵母

干酵母(酵母片,食母生片)含转化酶、麦糖酶、叶酸、烟酸、肌醇和 B 族维生素等,常用于营养不良、消化不良和 B 族维生素缺乏症的辅助治疗。饭后嚼碎服。剂量过大会引起腹泻。属拮抗磺胺类药物,不宜与碱性药物如氢氧化铝同服。

六、胰酶

胰酶主要含胰蛋白酶、胰淀粉酶、及胰脂肪酶,主要用于消化不良、食欲不振及胰脏疾病等引起的消化功能障碍。宜饭前整片吞服,或与碳酸氢钠合用,增加疗效,禁与酸性药物合用。

第二节　抗消化性溃疡药

消化性溃疡是指胃、十二指肠的慢性溃疡,为消化系统的常见病。目前认为发病机制主要是攻击因子(胃酸、胃蛋白酶、幽门螺杆菌等)作用增强或防御因子(胃黏膜屏障、胃黏膜血流及黏膜修复等)作用减弱,导致平衡失调所致。因此,药物治疗主要是:①减弱攻击因子的作用,如降低胃液中胃酸浓度,减弱胃蛋白酶活性等;②修复或增强胃的防御因子,增强胃肠黏膜的保护功能。常用药物有抗酸药、胃酸分泌抑制药、黏膜保护药和抗幽门螺杆菌药等。

一、抗酸药

常用抗酸药可分为易吸收类如碳酸氢钠,难吸收类如氢氧化铝、氢氧化镁、三硅酸镁等。

【药理作用和临床应用】

抗酸药为弱碱性化合物。口服后在胃内直接中和胃酸,降低胃内酸度和胃蛋白酶的活性,从而缓解胃酸、胃蛋白酶对胃、十二指肠黏膜的刺激和损伤,减轻疼痛,有利于溃疡的愈合。理想的抗酸药应起效快、疗效强而持久,不吸收,不产气,不引起腹泻或便秘,对黏膜及溃疡面具有保护和修复作用。但目前没有任何抗酸药能完全达到这些要求,故临床现多用复方制剂或联合用药,以增强疗效,减少或避免不良反应。

临床主要用于治疗消化性溃疡和反流性食管炎等。

【不良反应及注意事项】

1.胃肠道症状:恶心、呕吐、嗳气、腹泻或便秘。

2.大剂量或长期服用可导致代谢性碱中毒、高钙血症或高镁血症。

3.液体制剂效果最佳,粉剂次之,片剂应咀嚼后服用,并饮少量水。

4.合理服药应在餐后1～2h。睡前加服一次,疗效更好。

5.抗酸药与乳制品、四环素等药物可形成络合物,故不宜同服。如确需合用,必须间隔1～2h。

二、抑制胃酸分泌药

(一)H₂受体阻断药

H₂受体阻断药通过阻断胃壁细胞的 H₂ 受体,抑制胃酸分泌,对各种原因引起的胃酸分泌增多均有抑制作用。常用的药物有西咪替丁、雷尼替丁等。

1.西咪替丁 西咪替丁能竞争性阻断胃壁细胞的 H₂ 受体,抑制基础(空腹)胃酸、夜间胃酸和各种刺激引起的胃酸分泌,并能抑制胃蛋白酶分泌,故对胃黏膜具有保护作用。临床主要用于胃、十二指肠溃疡;其中对十二指肠溃疡的疗效优于胃溃疡。能减少十二指肠溃疡患者白天和夜间的疼痛及抗酸药的用量。主要不良反应有头痛、头晕、乏力、腹泻等。可致男性乳腺发育、性功能减退及女性溢乳等抗雄激素作用。长期或大剂量应用可引起氨基转移酶升高、肝肾功能损伤。抗酸药可影响西咪替丁的吸收,故不宜同服,如需要合用,两药应间隔1h。

2.雷尼替丁 雷尼替丁为速效长效 H₂ 受体阻断药,抑制胃酸分泌作用比西咪替丁强5～8倍,作用维持12h。副作用少,治疗量不改变催乳素、雄激素浓度,复发率低。临床主要用于治疗胃及十二指肠溃疡、术后溃疡、反流性食管炎和卓-艾综合征等。偶见白细胞、血小板减少,血清氨基转移酶升高等,停药后可恢复。孕妇和哺乳期妇女及 8 岁以下小儿禁用。

3.法莫替丁 法莫替丁抑制胃酸分泌的作用比西咪替丁强 30～100 倍,比雷尼替丁强6～10倍。显效快,作用持续时间长达 12h 以上,不良反应少,无抗雄激素作用,也不影响血催乳素浓度。临床应用与雷尼替丁相似。

同类药物还有尼扎替丁和罗沙替丁,两药的作用及临床应用与雷尼替丁相似。

(二)H⁺-K⁺-ATP 酶抑制药

H⁺-K⁺-ATP 酶抑制药又称质子泵抑制药,临床常用的有奥美拉唑、兰索拉唑、泮托拉唑和雷贝拉唑等。

1.奥美拉唑 奥美拉唑口服易吸收,吸收后特异性地抑制胃壁细胞的 H⁺-K⁺-ATP 酶活性,从而抑制基础胃酸及由组胺、促胃液素、乙酰胆碱、食物等激发的胃酸分泌,作用强而持久,复发率低。主要用于反流性食管炎、消化性溃疡、上消化道出血及幽门螺杆菌感染等。服用过量会导致视物模糊、意识障碍、嗜睡、头痛、口干、颜面潮红、恶心及心动过速或心律失常等。对该药过敏及婴幼儿、严重肾功能不全者禁用;本药为肝药酶抑制剂,可延缓地西泮、香豆素类、苯妥英钠、硝苯地平等药物的代谢,使其血药浓度升高,作用时间延长。

2.兰索拉唑 兰索拉唑为第二代质子泵抑制药。抑制胃酸分泌、升高血胃泌素、胃黏膜保护作用及抗幽门螺杆菌作用与奥美拉唑相似,但抑制胃酸分泌作用及抗幽门螺杆菌作用比奥美拉唑强。口服易吸收,但对胃酸不稳定,口服吸收率约85%。

（三）M 胆碱受体阻断药

哌仑西平：哌仑西平主要阻断 M_1 受体，同时也有 M_2 受体阻断作用。能显著抑制胃酸分泌，对唾液腺、平滑肌和心房 M 受体亲和力低。能明显缓解溃疡患者的症状，用于治疗胃、十二指肠溃疡。不良反应以消化道症状为常见，主要是口干，此外可有视物模糊、头痛、眩晕、嗜睡等。

（四）胃泌素受体阻断药

丙谷胺：丙谷胺能竞争性阻断胃壁细胞的胃泌素受体，进而抑制胃酸及胃蛋白酶的分泌，有保护胃黏膜、促进溃疡愈合作用，还能调节胃肠运动。用于治疗胃、十二指肠溃疡，但临床疗效比 H_2 受体阻断药差，故已少用于治疗溃疡病。不良反应有大便干燥或大便次数增多、腹胀、食欲不振等胃肠道症状。少见神经系统反应如头痛、头晕、失眠、外周神经炎。偶见皮疹、白细胞减少、血清转氨酶和胆红素升高等。

三、胃黏膜保护药

胃黏膜保护药通过增强胃黏膜的细胞屏障和黏液碳酸氢盐屏障而发挥抗溃疡病作用。

1.硫糖铝　硫糖铝在胃液中能形成黏稠的胶冻，牢固地黏附于胃、十二指肠黏膜表面，并能与胃黏膜表层的蛋白质络合而形成保护膜，覆盖溃疡面，从而阻止胃酸、胃蛋白酶及胆汁的刺激；具有抑制胃蛋白酶的活性、增强黏液—碳酸氢盐屏障作用、诱导溃疡区的表皮生长因子聚集及抑制幽门螺杆菌繁殖等作用。常用于治疗胃及十二指肠溃疡。不良反应有轻度的口干、恶心、胃痛、便秘等。

2.枸橼酸铋钾　枸橼酸铋钾（胶体次枸橼酸铋，三钾二枸橼酸铋）于胃液酸性条件下能在溃疡表面或肉芽组织上形成一层氧化铋胶体膜，从而阻止了胃酸、胃蛋白酶及酸性食物对溃疡的刺激和侵蚀。此外，本药还具有促进内源性前列腺素释放，改善胃黏膜血流量；使胃蛋白酶失活；促进黏液分泌及清除幽门螺杆菌作用。主要用于治疗胃及十二指肠溃疡。不良反应少，偶见恶心，可使舌、粪染成黑色。

3.米索前列醇　米索前列醇（喜克溃）可促进胃黏液和碳酸氢盐的分泌，增强黏液-碳酸氢盐屏障功能；又能增加胃黏膜血流量，从而对胃黏膜产生强大的保护作用；还能通过激动前列腺素受体而产生强大的抑制胃酸分泌作用。临床用于治疗胃及十二指肠溃疡。

不良反应主要有腹泻，但不影响治疗。因对妊娠子宫有收缩作用，可引起流产，故孕妇禁用。对前列腺素类过敏者禁用。

四、抗幽门螺杆菌药

幽门螺杆菌（HP）为革兰阴性厌氧菌，在胃十二指肠的黏液层与黏膜细胞之间生长，可产生多种酶及细胞毒素，使黏膜损伤，是慢性胃炎、消化性溃疡等胃部疾患发生发展中的一个重要致病因子。治疗幽门螺杆菌感染，除了抗溃疡药中的铋制剂、硫糖铝、H^+-K^+-ATP 酶抑制药有一定作用外，临床常用的抗菌药物有庆大霉素、阿莫西林、克拉霉素、四环素和甲硝唑等。

单一用药疗效差,且易产生耐药性,故临床常采用2～3种药物联合治疗。

第三节　止吐药及胃肠动力药

一、多潘立酮

多潘立酮(吗丁啉)口服吸收迅速,可拮抗催吐化学感受区(CTZ)和上消化道的多巴胺 D_2 受体,加强胃肠蠕动,促进胃肠排空,防止食物反流。对胃肠运动障碍性疾病有效;对偏头痛、颅脑外伤、放射治疗引起的恶心、呕吐也有效;对左旋多巴、溴隐亭治疗帕金森病引起的恶心、呕吐有特效。不良反应轻,偶见头痛、头晕等。

二、昂丹司琼

昂丹司琼选择性阻断中枢及迷走神经传入纤维5-羟色胺的5-HT₃受体,产生明显止吐作用。口服迅速吸收,对抗肿瘤药顺铂、环磷酰胺等引起的呕吐作用迅速、强大、持久。还可用于外科手术后呕吐。但对晕动病及多巴胺受体激动药阿扑吗啡引起的呕吐无效。不良反应少,仅有短时和轻度头痛、头晕、便秘、腹泻等。由于锥体外系不良反应较少,尤其适用于30岁以下的年轻患者。

三、西沙必利

西沙必利(普瑞博思)通过作用于胃肠壁肌神经丛胆碱能神经节后纤维突触后膜5-HT4受体,促进ACh释放,加速胃排空,防止食物滞留和反流,改善胃肠协调运动,推进整个消化道的运动。作用强于多潘立酮、甲氧氯普胺,为全消化道促动力药。还有促进胆囊收缩和排空的作用。

适用于治疗胃肠运动障碍性疾病,胃食管反流、慢性功能性和非溃疡性消化不良、慢性自发性便秘和结肠运动减弱等。

第四节　泻药和止泻药

一、泻药

泻药是指能刺激肠道蠕动或软化粪便、润滑肠壁,促进粪便排出的药物。按其作用机制可分为以下三类。

（一）容积性泻药

容积性泻药能使肠道内容积增大,刺激肠壁而导泻的药物。

1.硫酸镁

【药理作用和临床应用】

硫酸镁给药途径不同其作用和用途完全不同。

(1)导泻:口服后,其 Mg^{2+} 和 SO_4^{2-} 不易被吸收而在肠内形成较高的渗透压,从而阻止水分的吸收,使肠腔容积增大,刺激肠壁反射性地引起肠道蠕动加快加强而产生泻下作用。其导泻作用强大、迅速。常用于急性便秘、促进肠内毒物的排出及服用驱肠虫药后加速虫体排出。

(2)利胆:口服 33% 硫酸镁或导管直接导入十二指肠,能刺激十二指肠黏膜,反射性地引起胆总管括约肌松弛及胆囊收缩,促进胆囊排空,产生利胆作用。可用于阻塞性黄疸和慢性胆囊炎。

(3)抗惊厥:注射给药后,Mg^{2+} 能抑制中枢神经系统,又能减少运动神经末梢乙酰胆碱的释放而阻断神经肌肉接头,导致骨骼肌松弛。临床常用于破伤风和子痫所致的惊厥。

(4)降血压:注射给药后,Mg^{2+} 能抑制中枢神经系统和直接松弛血管平滑肌,从而使外周血管扩张,血压下降。临床主要用于高血压脑病、高血压危象和妊娠高血压综合征。

(5)抗炎消肿:50% 硫酸镁溶液局部敷患处可抗炎消肿。

【不良反应及注意事项】

(1)导泻时因刺激肠壁易致盆腔充血,故月经期、孕妇慎用。

(2)大量应用本药可引起脱水。

(3)注射过快或过量,血镁过高,引起中毒,表现为中枢抑制、腱反射消失、血压急剧下降、呼吸抑制等。一旦出现应立即静脉缓慢注射钙盐抢救。

(4)肾功能不良者,镁离子易在体内蓄积中毒,应选用硫酸钠。

2.硫酸钠 硫酸钠(芒硝)导泻机制同硫酸镁,但作用较弱,因无中枢抑制,临床多用于口服中枢抑制药中毒的导泻。肾功能不全者,应用本药安全。心功能不全者,禁用本药。

（二）刺激性泻药

1.酚酞 酚酞(果导片)口服后与碱性肠液相遇,形成可溶性钠盐,刺激肠黏膜,促进肠蠕动,同时抑制水分的吸收。产生导泻作用,适用于习惯性便秘,临床治疗效果个体差异较大。偶致过敏反应,肠炎,皮炎及出血倾向等;长期或大剂量使用可损害心、肝、肾。

2.比沙可啶 比沙可啶与酚酞同属二苯甲烷类泻药,口服或直肠给药后,转换成有活性的代谢物,在结肠产生较强刺激作用。适用于急性、慢性便秘和习惯性便秘。该药有较强刺激性,可致胃肠痉挛、直肠炎等。

（三）润滑性泻药

液状石蜡:液状石蜡口服不吸收,能阻止肠道中水分的吸收,使粪便稀释变软,同时润滑肠壁使粪便易于排出。适用于老人、痔疮及肛门手术者等便秘。长期应用影响脂溶性维生素及钙、磷吸收,故不宜久用。

二、止泻药

腹泻是多种疾病的症状,治疗时以对因治疗为主。剧烈而持久的腹泻,可引起水、电解质紊乱,应在对因治疗的同时,适当给予止泻药。这些药物的主要作用是减弱肠道运动,缓解腹泻症状。

(一)肠蠕动抑制药

1.阿片制剂　阿片制剂如复方樟脑酊和阿片酊可抑制肠道平滑肌蠕动,是临床有效的止泻药而被广泛应用。多用于较严重的非细菌感染性腹泻。

2.地芬诺酯　地芬诺酯(苯乙哌啶)是哌替啶同类药物。对胃肠道的影响类似于阿片类,具有收敛及减弱肠蠕动作用。可用于急、慢性功能性腹泻。不良反应轻,有厌食、恶心、呕吐、皮肤过敏症状等。长期大剂量应用可成瘾。

3.洛哌丁胺　洛哌丁胺直接抑制肠蠕动,并可减少肠壁神经末梢释放 ACh,也可作用于胃肠道阿片受体,减少胃肠分泌,止泻作用快、强、持久。用于治疗非细菌感染的急、慢性腹泻。不良反应常见胆绞痛、口干、皮疹、大剂量时对中枢有抑制作用。对儿童更敏感,2 岁以下儿童不宜应用。过量中毒可用纳洛酮治疗。

(二)收敛、吸附药

1.鞣酸蛋白　口服鞣酸蛋白在碱性肠液中可分解释放出鞣酸,鞣酸起收敛作用,与肠黏膜表面蛋白质形成沉淀,附着在肠黏膜上,形成一层保护膜,减少炎性渗出物,起收敛止泻作用。用于急性胃肠炎及各种非细菌性腹泻、小儿消化不良等。

2.次碳酸铋　次碳酸铋为极细粉末,能与肠道中的毒素结合,保护肠道免受刺激;口服后在肠道形成保护膜而达到收敛止泻作用。常用于腹泻、慢性胃炎。近年来多用于治疗幽门螺杆菌感染的胃、十二指肠溃疡。

3.药用炭　药用炭具有广谱吸附作用,口服后可吸附肠内大量气体、毒物和细菌毒素,从而减少毒物和细菌毒素的吸收,减轻其对肠道的刺激而止泻。但也能吸附维生素、抗生素、乳酶生等药物,故不宜合用。

第五节　利胆药

利胆药是促进胆汁分泌或胆囊排空的药物。常用的有硫酸镁、去氢胆酸和熊去氧胆酸等。

1.去氢胆酸　去氢胆酸促进胆汁分泌,而固体成分不改变,使胆汁变稀。促进脂肪的消化和吸收。用于胆囊及胆道功能失调、胆汁郁积、慢性胆囊炎、胆石症等。

2.熊去氧胆酸　熊去氧胆酸增加胆汁酸的分泌,并使胆汁酸成分发生改变,使其在胆汁中的含量增加。此外,还可以抑制胆固醇合成酶,抑制胆固醇的生成,使胆结石溶解。适用于不适合手术治疗的胆固醇型胆结石,对胆囊炎、胆道炎也有效。

不良反应主要为腹泻,偶致头晕、头痛、便秘、心动过速、胰腺炎等。

第四章　循环系统用药

第一节　抗高血压药

高血压是最常见的心血管疾病,是一种以体循环动脉压升高为主的综合征。世界卫生组织(WHO)建议,成人静息时收缩压≥140mmHg 或舒张压≥90mmHg 即可诊断为高血压。动脉血压的高低主要取决于心输出量和外周血管阻力两大因素,抗高血压药均可直接或间接影响这两大主要因素而呈现降压作用。

一、抗高血压药的分类

抗高血压药根据其作用部位和作用机制,可分为以下几类。

1.利尿药　如氢氯噻嗪、吲达帕胺等。

2.肾素-血管紧张素系统抑制药

(1)血管紧张素Ⅰ转化酶抑制药:如卡托普利、依那普利等。

(2)血管紧张素Ⅱ受体阻断药:如氯沙坦、缬沙坦等。

(3)肾素抑制药:如雷米克林等。

3.钙拮抗药　如硝苯地平、尼群地平、氨氯地平等。

4.β受体阻断药　如普萘洛尔、美托洛尔、阿替洛尔等。

5.其他抗高血压药

(1)中枢性降压药:如可乐定等。

(2)血管扩张药:如硝普钠等。

(3)α_1受体阻断药:如哌唑嗪、特拉唑嗪等。

(4)去甲肾上腺素能神经末梢阻滞药:如利血平、胍乙啶等。

(5)钾通道开放药:如米诺地尔等。

目前,临床上常用的抗高血压药主要有利尿药、血管紧张素Ⅰ转化酶抑制药和血管紧张素Ⅱ受体阻断药、钙拮抗药、β受体阻断药。

二、常用抗高血压药

（一）利尿药

利尿药是治疗高血压的常用药。本类药物降压作用温和，能增强其他降压药的降压作用，无耐受性。因此，利尿药作为基础降压药广泛用于临床。

氢氯噻嗪

【药理作用】

氢氯噻嗪降压作用缓慢、温和、持久，一般用药 2～4 周达最大疗效。

用药初期降压作用通过排钠利尿，使细胞外液和血容量减少，导致心输出量降低而使血压下降；用药 3～4 周后，血容量和心输出量可逐渐恢复至用药前水平而降压作用仍能维持。长期用药的降压机制是由于排钠使血管平滑肌细胞内的 Na^+ 浓度降低，进而通过 Na^+-Ca^{2+} 交换机制，使细胞内 Ca^{2+} 减少，从而使血管平滑肌对缩血管物质的反应性降低，导致外周血管扩张。

【临床应用】

利尿药是治疗高血压的基础药物，具有安全、有效、价廉的优点。氢氯噻嗪可单独应用治疗轻度高血压，也可与其他抗高血压药合用治疗中、重度高血压。临床研究证明，老年性高血压患者，长期小剂量用药能较好地控制血压，并可降低心、脑血管并发症的发病率和病死率。

【不良反应与用药监护】

长期大量应用可引起低血钾、高尿酸血症、高血糖、血浆胆固醇升高等，并可增高血浆肾素活性。长期大量使用还可引起患者性功能减退，应予以注意。

吲达帕胺

吲达帕胺是磺胺类利尿药，具有利尿和钙拮抗作用，是一种强效、长效降压药。主要通过阻滞钙内流而松弛血管平滑肌，使外周血管阻力下降，产生降压效应。吲达帕胺适用于轻、中度高血压的治疗，并具有明显的逆转心肌肥厚的作用。

不良反应较轻而短暂，个别有眩晕、头痛、恶心、失眠等。禁用于磺胺过敏、严重肝肾功能不全及低钾血症患者。

（二）肾素-血管紧张素系统抑制药

主要有血管紧张素Ⅰ转化酶抑制药、血管紧张素Ⅱ受体阻断药。另外，肾素抑制药是新型抗高血压药。

1.血管紧张素Ⅰ转化酶抑制药　血管紧张素Ⅰ转化酶抑制药（ACEI）的应用，是抗高血压药物治疗学上的一大进步，特别是本类药物能防止和逆转心肌肥厚和血管增生，对临床具有重要意义。其降压机制为：通过抑制血管紧张素Ⅰ转化酶，减少血管紧张素Ⅱ（AngⅡ）的生成，减少醛固酮的分泌；血管紧张素Ⅰ转化酶可水解缓激肽，抑制血管紧张素Ⅰ转化酶，减少缓激肽的水解，从而扩张血管。

卡托普利

【药理作用】

卡托普利具有较强的降压作用,可舒张血管及降低血压,其降压特点为:①降压时不伴有反射性心率加快;②降低肾血管阻力,增加肾血流量;③可预防和逆转心肌和血管重构;④能增强胰岛素敏感性、改善胰岛素抵抗,不引起电解质紊乱和脂质代谢改变;⑤无直立性低血压;⑥减少醛固酮释放,减轻水、钠潴留。

【临床应用】

适用于各型高血压的治疗,尤其适宜于伴有糖尿病、左心室肥厚、左心功能障碍及急性心肌梗死等的高血压患者。

【不良反应与用药监护】

(1)刺激性干咳:可能与缓激肽增多有关,停药后可消失,应预先告知患者。

(2)低血压:与开始用药剂量过大有关。

(3)高钾血症:与醛固酮减少有关,一般不会引起,与保钾利尿药合用时须谨慎。

(4)其他:如皮疹、瘙痒、脱发及味觉、嗅觉缺失等,与缺锌有关。影响胎儿发育,孕妇禁用。

依那普利

依那普利降压机制与卡托普利相似,特点有:①半衰期较长,一次给药可持续24h以上,每日用药一次即可;②降压作用强而持久,较卡托普利强10倍。临床上主要用于高血压和充血性心力衰竭的治疗。不良反应与卡托普利相似但较轻。

同类药物还有:赖诺普利、福辛普利、贝那普利、培哚普利和西拉普利等。它们的共同特点是半衰期较长,每天只需服用一次。

2.血管紧张素Ⅱ受体(AT$_1$受体)阻断药 血管紧张素Ⅱ在调节心血管功能方面有重要作用。血管紧张素Ⅱ受体被阻断后可产生以下作用:①AngⅡ收缩血管与刺激肾上腺释放醛固酮的作用受到抑制,导致血压降低;②AngⅡ的促心血管细胞增殖肥大作用被抑制,能防治心血管的重构;③能通过减轻心脏的后负荷,治疗充血性心力衰竭,有利于提高充血性心力衰竭与高血压的治疗效果。

氯沙坦

【药理作用与临床应用】

氯沙坦能有效地阻断AngⅡ与AT$_1$受体的结合,降低外周血管阻力,使血压下降,降压作用强大、持久,且能逆转心室的重构现象。降压时增加肾血流量和肾小球滤过率,促进尿酸排泄,具有肾保护作用。对于绝大多数高血压患者,每日口服一次,降压作用可维持24h,3~6周达最大效果。可用于各型高血压,主要用于不能耐受ACEI所致干咳的患者。

【不良反应与用药监护】

不良反应较少,偶有头痛、头昏、胃肠不适、乏力等。用药期间应慎用保钾利尿药及补钾药。禁用于妊娠及哺乳期妇女。

同类药物还有缬沙坦、厄贝沙坦、替米沙坦、坎地沙坦等。

3.肾素抑制药 肾素在体内可促进血管紧张素原转化为血管紧张素Ⅰ,肾素抑制药通过抑制肾素的活性,可使体内血管紧张素Ⅰ、血管紧张素Ⅱ及醛固酮含量下降,从而引起血管舒张、水钠排出量增加及血压下降。目前研究较多的药物有雷米克林和依那克林,口服有效,对肾脏的保护作用强于 ACEI 和 AT$_1$ 受体拮抗药;预期毒副作用较小。

(三)钙拮抗药

钙拮抗药通过阻滞钙通道,抑制钙离子内流而松弛血管平滑肌,进而降低血压。常用于降血压的药物有硝苯地平、尼群地平、氨氯地平等。

硝苯地平

硝苯地平又名心痛定。口服易吸收,1～2h 作用达高峰,舌下含化 5min 后显效。主要在肝代谢,少量以原形药经肾排泄。

【药理作用】

降压作用快而强,但对血压正常者影响不明显。降压时不减少重要脏器如心、脑、肾的血流量;不引起水钠潴留;可降低细胞内胆固醇水平;降压时伴有反射性心率加快,心输出量增加,血浆肾素活性增高,合用 β 受体阻断药可拮抗这些反应并能增强降压效应。

【临床应用】

可用于治疗各型高血压。尤其适用于伴有心绞痛、肾脏疾病、糖尿病、支气管哮喘、高脂血症等的患者。目前多推荐使用缓释片,以减轻迅速降压造成的反射性交感活性增加。

【不良反应与用药监护】

常见不良反应为颜面潮红、头痛、心悸、踝部水肿等,停药后可自行消失。

尼群地平

尼群地平作用与硝苯地平相似,对血管松弛作用较强,降压作用温和而持久,适用于各型高血压,尤其适用于老年患者。每日口服 1～2 次。不良反应与硝苯地平相似但较轻,肝功能不全者应慎用或减量。

氨氯地平

氨氯地平降压作用起效较慢,平稳,持续时间较长,每日服药一次。口服吸收好,不受食物影响。常见不良反应有头痛、眩晕、心悸、水肿、恶心、腹泻等。

(四)β 受体阻断药

β 受体阻断药均有良好的抗高血压作用。用于治疗高血压的 β 受体阻断药有普萘洛尔、美托洛尔、阿替洛尔、卡维地洛、拉贝洛尔等。

【药理作用】

β 受体阻断药主要通过以下途径实现降压作用:①阻断心脏 β$_1$ 受体,抑制心肌收缩力,降低心输出量;②阻断肾小球旁器细胞 β$_1$ 受体,减少肾素分泌,抑制肾素-血管紧张素-醛固酮系统(RAAS)活性,导致血管张力降低,血容量减少;③阻断交感神经末梢突触前膜的 β$_2$ 受体,抑制正反馈作用,使去甲肾上腺素分泌减少;④阻断中枢 β 受体,使外周交感神经活性降低。

【临床应用】

可用于各型高血压治疗,单用可用于治疗轻、中度高血压,也可与其他抗高血压药如利尿药、ACEI、钙拮抗药等合用。对高肾素活性、高心输出量的高血压患者更为适宜。对高血压合并心绞痛、心动过速患者疗效好。因本类药个体差异大，用药时应从小剂量开始，逐渐增量。

普萘洛尔

普萘洛尔为 β 受体阻断药中的代表药。

降压作用缓慢、温和，口服用药 1～2 周内收缩压及舒张压逐渐下降，作用持续时间较长，不易产生耐受性。单用适用于治疗轻、中度高血压，尤其适用于交感神经活性高的高血压患者及伴有心绞痛的患者。

阿替洛尔

阿替洛尔降压机制与普萘洛尔相同，但对心脏的 β_1 受体有较大的选择性，而对血管和支气管的 β_2 受体影响较小，但较大剂量时也有作用。口服用于治疗各型高血压，降压持续时间较长，每日只需服用一次。

美托洛尔

美托洛尔为选择性 β_1 受体阻断药。口服吸收完全，服药后 1～2h 作用达高峰，控释剂一次给药后降压作用可维持 24h，故一日给药一次即可。不良反应较少，

三、其他类抗高血压药

（一）中枢性降压药

可乐定

可乐定主要是通过激动中枢突触后膜 α2 受体和延髓腹外侧区的咪唑啉受体，降低外周交感神经张力，使血压下降。适用于中度高血压，因能抑制胃肠道运动和腺体分泌，故对伴有溃疡病的高血压尤为适用。

不良反应有口干、便秘、嗜睡、乏力等，久用可致水、钠潴留，必要时加用利尿药。长期应用骤停可出现血压升高、失眠、心悸等反跳现象，故停药时逐渐减量。

（二）直接扩张血管药

硝普钠

【药理作用】

硝普钠降压作用具有强效、速效和短效的特点。口服不吸收，静脉滴注给药，直接扩张小动脉及小静脉，降低外周血管阻力和心输出量，可迅速降低收缩压和舒张压。还可减轻心脏前、后负荷，有利于改善心脏功能。

【临床应用】

主要用于高血压急症的治疗，适用于伴有心力衰竭的高血压患者。也可用于急、慢性心功能不全。

【不良反应与用药监护】

静滴速度过快，使血压过度下降，易引起呕吐、头痛、心悸、出汗等。长期大量用药可致硫氰化物蓄积中毒，引起急性精神病和甲状腺功能减退症。肝、肾功能不全及甲状腺功能减退症患者慎用。本药对光敏感，应现用现配，静脉滴注时应避光。

（三）α₁ 受体阻断药

哌唑嗪

【药理作用】

哌唑嗪能选择性阻断血管壁上的 α₁ 受体，扩张小动脉和小静脉而呈现降压作用。因不影响 α₂ 受体，降压时不会引起心率加快，不增高血浆肾素活性。长期应用尚有调节血脂作用，可降低血浆甘油三酯、总胆固醇、低密度脂蛋白，升高高密度脂蛋白。

【临床应用】

主要用于治疗轻、中度高血压及伴有肾功能不全的高血压患者，因能松弛尿道括约肌，也适用于高血压合并前列腺增生症的老年患者，能减轻排尿困难症状。对重度高血压患者，可合用利尿药及 α 受体阻断药，以增强疗效。

【不良反应与用药监护】

(1)首剂现象：部分患者首次用药后可出现严重的直立性低血压、心悸、晕厥等，称为首剂现象，多发生在用药后 1h 内。若首次剂量减为 0.5mg，卧位或睡前服用可避免。

(2)偶有口干、眩晕、鼻塞等不良反应。

本类药物尚有特拉唑嗪、多沙唑嗪等。

（四）去甲肾上腺素能神经末梢阻滞药

去甲肾上腺素能神经末梢阻滞药主要通过影响儿茶酚胺的储存及释放产生降压作用。常用药物有利血平、胍乙啶等。利血平因不良反应较多，目前已不单独使用，常制成复方制剂。胍乙啶主要用于重症高血压。

（五）钾通道开放药

米诺地尔

米诺地尔能促进钾通道开放，钾离子外流增加，细胞膜超极化，使膜兴奋性降低、钙离子内流减少，从而使血管平滑肌舒张，血压下降。本药起效快，作用持久，因强效降压导致反射性心率加快和心输出量增加，与利尿药、β 受体阻断药合用可纠正此副作用。主要用于其他抗高血压药无效的顽固性高血压和肾性高血压。

四、抗高血压药的应用原则

高血压的治疗目的是最大限度地降低心脑血管病的发生率和死亡率，延长生命，提高生活质量。因而，在降压的同时应积极干预所有可逆性危险因素（如吸烟、高胆固醇血症及糖尿病等），最大程度缓解患者同时存在的各种病理隐患。

1.平稳控制血压　为有效防止靶器官损害，要求 24h 内平稳降压，防止由夜间血压较低到清晨血压突然升高而导致猝死、脑卒中和心脏病的发作。尽可能减少人为因素造成的血压波动。最好使用长效剂、控释剂或缓释剂。

2.长期化治疗　非药物治疗通常只能作为药物治疗的辅助手段，药物治疗是提高高血压患者生活质量，预防并发症的重要措施。绝大多数高血压患者必须坚持长期不间断用药，甚至是终身用药,才能将血压控制在目标水平。切忌中途随意停药,若需更换药物,应循序渐进,逐步替代。

3.注重保护靶器官　高血压易损伤靶器官,包括心肌肥厚,肾小球硬化和小动脉重构等。在抗高血压治疗中必须考虑逆转或阻止靶器官的损伤。对靶器官的保护作用比较好的药物是ACEI、AT₁受体阻断药和长效钙拮抗药。其他药物对靶器官损伤也有一定作用,但较弱。

4.给药剂量个体化　高血压患者在选定药物后,应选择合适剂量,既要根据血压高低程度,又要结合个体对药物的敏感性及反应性,因人而异。常采用最小的有效剂量以获得最佳疗效,并使不良反应降到最低。如无效,可以根据患者的年龄、病情状态和反应性等,逐步递增剂量,以达到最佳疗效。

5.联合用药合理化　抗高血压药物联合应用的目的是增强降压疗效,降低对靶器官的损害,减少不良反应。对于接受一种药物治疗而血压未能控制的患者,最佳对策是联合用药。有研究表明,血压控制良好的患者中有 2/3 是联合用药。比较合理的配伍有:①ACEI(或 AT₁受体阻断药)与利尿药;②钙拮抗药与β受体阻断药;③ACEI 与钙拮抗药;④利尿药与β受体阻断药。

6.积极消除高血压的危险因素　高血压不仅本身影响靶器官,当合并其他危险因素时,更容易引起或加重靶器官的损害。常见的危险因素主要包括高脂血症、糖耐量低下、肥胖、吸烟、心血管家族史、静坐的生活方式等。

第二节　抗慢性心功能不全药

慢性心功能不全又称充血性心力衰竭(CHF),是多种因素引起心肌损害,导致心输出量减少和心室充盈压升高,表现为动脉系统供血不足和静脉系统淤血的症状。CHF 的治疗目标不仅仅是改善症状、提高生活质量,更主要是针对心室重构的机制,预防或逆转心室重构,从而降低心力衰竭的死亡率。目前,临床上用于治疗 CHF 的药物有以下几种。

1.肾素-血管紧张素系统抑制药

(1)血管紧张素Ⅰ转化酶抑制药:如卡托普利、依那普利等。

(2)血管紧张素Ⅱ受体阻断药:如氯沙坦、缬沙坦等。

(3)醛固酮拮抗药:如螺内酯等。

2.利尿药　如氢氯噻嗪等。

3.正性肌力药

(1)强心苷:如地高辛等。

(2)非强心苷类正性肌力药:如多巴酚丁胺、米力农等。

4.β受体阻断药　如卡维地洛等。

5.血管扩张药　如硝酸甘油、硝普钠等。

一、肾素-血管紧张素系统抑制药

(一)血管紧张素转化酶抑制药(ACEI)

血管紧张素转化酶抑制药(ACEI)现已广泛用于 CHF 的治疗,是近 20 年来 CHF 药物治疗最重要的进展之一。临床试验证明,ACEI 不仅能缓解 CHF 患者的症状,改善血液动力学变化及左心室功能,提高患者生活质量,又能降低 CHF 的发生率、再住院率及病死率并改善预后。基础研究也证实,ACEI 能逆转心室肥厚,在一定程度上延缓和逆转心室重构。常用药物包括卡托普利、依那普利、赖诺普利、福辛普利、贝那普利、培哚普利等。

【药理作用】

1.抑制血管紧张素Ⅰ转化酶 ACEI 能抑制血液循环及局部组织中的血管紧张素Ⅰ(AngⅠ)向血管紧张素Ⅱ(AngⅡ)的转化,降低血浆及组织(如心脏、血管等)中的 AngⅡ浓度,减少 AngⅡ收缩血管及促进心肌细胞增生的作用。AngⅡ生成减少又使醛固酮的释放减少,可减轻由此引起的水、钠潴留。

2.对血流动力学的影响 ACEI 可降低外周血管阻力、扩张冠状动脉、降低左心室充盈压和心室壁张力以及增加肾血流量等,能改善心功能,缓解 CHF 的症状,提高患者的生活质量。

3.抑制心肌和血管重构 AngⅡ和醛固酮是促进心肌细胞增生、胶原含量增加、心肌间质纤维化,导致心肌和血管重构的主要因素。用不影响血压的小剂量 ACEI 可阻断 AngⅡ和醛固酮的生成,有效地防止和逆转心肌肥厚和血管壁的增厚,从而改善心功能。

【临床应用】

适用于各种程度 CHF 的患者,既能消除或缓解 CHF 症状,还可延缓尚无症状的早期心功能不全者的进展。现已与利尿药一起作为治疗 CHF 的基础药物。

(二)血管紧张素Ⅱ受体(AT₁)阻断药

血管紧张素Ⅱ受体阻断药能直接阻断血管紧张素Ⅱ与其受体的结合,阻止 AngⅡ对心血管系统发挥的作用,防止或逆转心血管重构。因其对缓激肽途径无影响,故不引起咳嗽、血管神经性水肿等不良反应。常用的药物有氯沙坦、缬沙坦、厄贝沙坦等。不良反应较少,但孕妇及哺乳期妇女禁用。

(三)醛固酮受体拮抗药

CHF 时血中醛固酮的浓度可明显增高达 20 倍以上,大量的醛固酮引起水、钠潴留,还可促进心肌纤维化从而引起心室重构。此外,它还阻止心肌细胞摄取儿茶酚胺,增加心衰时的心律失常的发生率和猝死的危险。

临床研究表明,醛固酮拮抗药螺内酯、依普利酮通过拮抗醛固酮促进 CHF 恶化的作用,可以降低 CHF 的发病率和死亡率。在常规治疗的基础上,加用螺内酯或依普利酮,可防止心室肥厚时心肌间质纤维化,改善血流动力学和临床症状。CHF 时,单用螺内酯或依普利酮发挥作用较弱,与 ACEI 合用效果更佳,可明显减少患者病死率。

二、利尿药

利尿药是治疗慢性心功能不全的一线药物。利尿药通过排钠利尿,消除水、钠潴留,减少循环血容量和回心血量,降低心室舒张末期容积,减轻心脏前负荷;长期用药后,通过排钠使血管平滑肌细胞内 Na^+ 减少,因而 Na^+-Ca^{2+} 交换减少,使细胞内可利用的 Ca^{2+} 减少,并使血管平滑肌对升压物质的敏感性降低,所以血管舒张,心脏后负荷减轻。心脏前后负荷减轻,有利于心功能的恢复。

轻度心功能不全可选用噻嗪类利尿药;重度心功能不全可选用高效利尿药如呋塞米;左心衰竭合并急性肺水肿也宜选用呋塞米静脉给药,以迅速缓解症状,但应注意配伍保钾利尿药,以增强疗效,并防止出现低血钾而诱发强心苷中毒。

三、正性肌力作用药

(一)强心苷

强心苷是一类选择性作用于心脏,增强心肌收缩力的苷类化合物,主要从洋地黄类植物中提取,故又称洋地黄类药物。常用的药物有地高辛、洋地黄毒苷、去乙酰毛花苷丙(又名西地兰)和毒毛花苷 K 等,根据作用起效的快慢可分为慢效、中效和速效。

【药理作用】

1.正性肌力作用　治疗量的强心苷能选择性地作用于心肌,增强其收缩力,对衰竭心脏作用尤为显著。强心苷增强心肌收缩力具有以下三个显著特点,这些是其治疗心功能不全的药理学基础。

(1)缩短收缩期:强心苷在增强心肌收缩力的同时,加快心肌收缩速度,使收缩期缩短、舒张期相对延长。从而有利于衰竭心脏休息及静脉血回流,并能增加冠状动脉供血,可改善心脏功能。

(2)降低衰竭心脏的耗氧量:心肌耗氧量的高低取决于心室壁张力(或心室容积)、心率和心肌收缩力三个因素,其中以心室壁张力尤为重要。衰竭心脏心室容积增大,心室壁张力显著增高,加以代偿性心率加快,所以心肌耗氧量明显增加。使用强心苷后,虽然心肌收缩力增强而增加耗氧量,但由于心肌收缩力增强后心脏射血充分,心腔内残余血量减少,心室容积缩小,心室壁张力下降以及负性频率的综合作用,所以心肌总耗氧量减少。

(3)增加衰竭心脏的输出量:强心苷增强心肌收缩力使心输出量增加,可反射性兴奋迷走神经,使交感神经活性降低,外周阻力下降,心脏射血阻力减小,心输出量增加。

2.负性频率作用　CHF 患者因心输出量减少,反射性增加交感神经活性而加快心率,是机体的代偿性反应。强心苷通过增强心肌收缩力,心输出量增加,反射性兴奋迷走神经而使心率减慢。

3.负性传导作用　治疗量强心苷通过兴奋迷走神经而使房室结和浦肯野纤维传导减慢,不应期延长,但心房的不应期缩短。大剂量可直接抑制窦房结、房室结和浦肯野纤维传导,使部分心房冲动不能到达心室。

4.其他作用　强心苷增加心输出量,使肾血流量增加而呈现利尿作用。

【作用机制】

强心苷可与心肌细胞膜上的 Na^+、K^+-ATP 酶结合并抑制其活性,是强心苷正性肌力作用的机制。目前认为 Na^+、K^+-ATP 酶是强心苷受体。治疗量强心苷抑制心肌细胞膜上 Na^+-K^+-ATP 酶,使 Na^+-K^+ 交换减少,Na^+-Ca^{2+} 交换增加,从而 Ca^{2+} 内流增加,导致心肌细胞内 Ca^{2+} 增多,使心肌收缩力加强。中毒量强心苷严重抑制 Na^+-K^+-ATP 酶,使细胞内失 K^+ 而使最大舒张电位负值变小,导致心肌细胞自律性增高,易引起心律失常。

【临床应用】

1.治疗慢性心功能不全　用于多种原因所致的心功能不全。其中对伴有心房颤动和心室率快的 CHF 疗效最好;对瓣膜病、高血压和先天性心脏病所引起的低排出量 CHF 疗效较好;但对贫血、甲状腺功能亢进症及维生素 B_1 缺乏等原因所诱发的 CHF 疗效较差;对肺源性心脏病、心肌炎导致的 CHF 疗效差,且易致中毒。对机械因素引起的病变如缩窄性心包炎及重度二尖瓣狭窄所致的 CHF 无效。

2.治疗某些心律失常

(1)心房颤动(房颤):房颤是心房各部位发生过多紊乱而细弱的纤维性颤动,心房率可达 350～600 次/分,且不规则,房颤的主要危害在于心房的过多冲动下传到心室,引起心室频率过快,导致严重的循环障碍。强心苷通过抑制房室传导,使房颤时过多的冲动不能下传至心室,减慢心室率,改善心功能。

(2)心房扑动(房扑):心房扑动时心房率达 250～300 次/分,但此时心房的异位节律相对较规则,可以 1∶1 或 2∶1 的规律传入心室,导致心室率过快而影响心脏的泵血功能。强心苷能缩短心房的有效不应期,使心房扑动转为心房颤动,然后再发挥治疗心房颤动的作用。

(3)阵发性室上性心动过速:强心苷可增强迷走神经的功能以终止阵发性室上性心动过速的发作,但一般只在其他方法无效时应用。

【不良反应与用药监护】

强心苷类药物安全范围小,治疗量与中毒量接近,且患者对强心苷的敏感性个体差异大,故易中毒。

1.毒性反应

(1)胃肠道反应:为最常见的早期中毒症状,包括厌食、恶心、呕吐及腹泻等。剧烈呕吐可导致失钾而加重强心苷中毒,所以应注意补钾或考虑停药。恶心、呕吐需注意与 CHF 引起的胃肠道症状相鉴别,常为中毒先兆。

(2)神经系统反应及视觉异常:可表现为眩晕、头痛、失眠、疲倦和谵妄以及黄视、绿视、视物模糊等视觉异常。视觉异常为强心苷中毒的先兆,是停药指征之一。

(3)心脏反应:最严重、最危险的毒性反应,可导致死亡。主要表现为各种类型的心律失常。①快速型心律失常:表现为室性早搏、二联律或三联律、室性心动过速,甚至心室颤动,其中室性早搏出现较早,为强心苷中毒的先兆,是停药的指征之一。②房室传导阻滞:强心苷类中毒也可引起各种程度的房室传导阻滞。③窦性心动过缓:若心率低于 60 次/min,亦为中毒的先兆,是停药的指征之一。

2.中毒的防治

(1)避免诱发中毒的各种因素:低血钾、低血镁、高血钙以及肺心病、严重心肌损害时的心肌缺氧、肝肾病变等都是强心苷中毒的诱发因素,应避免。

(2)及时停药:应警惕中毒先兆症状,一旦出现如视觉异常应立即停药并告知医师。

(3)药物治疗:①快速型心律失常:补钾,轻者可口服氯化钾,严重者可采用静脉滴注。用苯妥英钠、利多卡因等抗心律失常药。严重中毒者可应用地高辛抗体 Fab 片段。②缓慢型心律失常:如心动过缓和房室传导阻滞,不宜补钾,应用阿托品治疗。

【给药方法】

原则上采用个体化给药方案。

1.传统给药方法 一般在短期内给予足量强心苷以达全效量,然后逐日给予维持量,以补充每日从体内消除的药物。可根据病情的不同采用速给法和缓给法。

(1)速给法:适用于病情紧急,2周内未用过强心苷者。可在 24h 内达全效量。

(2)缓给法:适用于病情较轻的病例。可于 3~4 天内达全效量。

2.每日维持量法 对病情不急或两周内用过强心苷者,不必先给全效量,而是每日给予维持量,经 4~5 个 $t_{1/2}$,血药浓度达到稳态而发挥疗效。此方法可明显降低毒性反应发生率。

(二)非强心苷类正性肌力药

多巴酚丁胺

1.β受体激动药 多巴酚丁胺选择性地激动心脏 β_1 受体,能明显增强心肌收缩力和增加心搏出量,使心输出量增加,改善心衰症状。主要用于对强心苷疗效不佳的严重左心室功能不全和心肌梗死后心力衰竭患者。

2.磷酸二酯酶抑制药 本类药物能抑制磷酸二酯酶Ⅲ的活性,减少 cAMP 的降解,增加细胞内 cAMP 的水平。心肌细胞内的 cAMP 含量增加可产生正性肌力作用,血管平滑肌细胞内 cAMP 增加可松弛血管平滑肌及扩张血管。常用药物有氨力农及米力农等。米力农和氨力农属于双吡啶类衍生物。氨力农的不良反应较严重,已被米力农替代,但仍有心律失常、低血压及头痛等不良反应,仅供短期静脉给药治疗严重 CHF 患者。

3.钙增敏剂 钙增敏剂是一类新型正性肌力药物,能增加患者的运动耐力,减轻心力衰竭症状,减少发作次数,代表药物有匹莫苯等。匹莫苯能增强心肌收缩蛋白对钙离子的敏感性,在不影响细胞内钙离子含量的条件下增加心肌收缩力,从而避免因细胞内钙过多所致心律失常和心肌细胞损害。

四、β受体阻断药

β受体阻断药因对心脏有抑制作用,传统观念认为应禁用于心力衰竭的治疗。但临床试验证明,长期应用β受体阻断药可以改善 CHF 的症状,提高射血分数,改善患者的生活质量,降低患者死亡率。常用药物有比索洛尔、卡维地洛、美托洛尔等。

β受体阻断药治疗慢性心力衰竭的作用机制为:①阻断心脏 β_1 受体,拮抗过量儿茶酚胺对心脏的毒性作用;②减慢心率,降低心肌耗氧量,延长左心室充盈时间,增加心肌血液灌注;③减少肾素释放,抑制肾素-血管紧张素-醛固酮系统(RAAS)活性,减少血管紧张素Ⅱ对心肌的损害;④上调心肌 β_1 受体,增强心肌对儿茶酚胺的敏感性,改善心肌收缩功能。

β受体阻断药主要适用于扩张型心肌病所致的 CHF。应合并应用利尿药、ACEI 和地高辛等基础治疗药物。注意从小剂量开始使用,根据病情逐渐加量,并严密观察患者血压、心率等。起效缓慢,症状改善常在治疗 2~3 个月后才出现,应提前告知患者。

严重心动过缓、严重左心室功能减退、重度房室传导阻滞、低血压及支气管哮喘患者禁用或慎用。

五、血管扩张药

血管扩张药通过各自不同的作用机制来扩张小静脉和(或)小动脉而发挥作用。

1.硝酸酯类　常用硝酸甘油、硝酸异山梨醇酯等。其基本作用是扩张静脉,减少回心血量,减轻 CHF 的肺淤血和呼吸困难等症状;也能扩张动脉,降低心脏的后负荷;还能增加冠脉血流量。临床上适用于伴有心肌缺血的 CHF 患者。

2.硝普钠　能直接扩张动脉、静脉,降低心脏的前、后负荷,增加心输出量,恢复心脏功能。静脉滴注用于危急病例或顽固性 CHF。

3.肼屈嗪　能明显舒张动脉,降低后负荷;也可增加肾血流量,故适用于伴有肾功能不良或不能耐受 ACEI 的患者。

血管扩张药是治疗 CHF 的辅助药物,一般仅用于强心苷和利尿药治疗无效的 CHF 或顽固性 CHF 的治疗。血管扩张药共同的不良反应为水、钠潴留,因此应联合应用利尿药以减少副作用。

第三节　抗心律失常药

心律失常是心动频率和节律的异常。临床上根据心动频率的变化将心律失常分为缓慢型和快速型两类。本节介绍的抗心律失常药主要用于治疗快速型心律失常。快速型心律失常的发生与心肌电生理紊乱有关,所以,明确心肌正常电生理与心律失常的异常电生理机制,对理解抗心律失常药的作用及指导临床合理用药具有重要意义。

一、抗心律失常药的电生理学基础

(一)正常心肌电生理

1.心肌细胞的跨膜电位

跨膜电位是指细胞膜两侧的电位差,包括静息电位和动作电位。

(1)静息电位:心肌细胞在安静时,由于细胞膜内外离子浓度差的关系,形成内负外正的极化状态,膜内约为－90mV。这一电位称为静息电位,是由于 K^+ 外流所形成的。

(2)动作电位:心肌细胞受到阈上刺激而兴奋时,膜电位则随时间发生一系列的变化,形成动作电位,包括除极化和复极化两个过程,分为五个时相。①0 相快速除极化:由于大量 Na^+ 快速内流,引起膜电位从－90mV迅速上升到＋30mV 左右。②1 相快速复极初期,由于钠通道关闭, Na^+ 内流中止及短暂的 K^+ 外流所致。③2 相平台期,主要由 Ca^{2+} 内流形成,是 Ca^{2+} 内流和 K^+ 外流的平衡电位。④3 相快速复极末期,大量 K^+ 外流所致。动作电位从 0 相到 3 相的时间称为动作电位时程(APD)。APD 与心肌不应期长短密切相关。⑤4 相静息期,此时膜电位已恢复到静息水平,但膜内外的离子分布却与原来不同,此时,主要靠 Na^+-K^+-ATP 酶和钙泵的作用,排出 Na^+、Ca^{2+},摄入 K^+,使其恢复到原来的水平。

心肌非自律细胞(如心室肌和心房肌),其 4 相舒张期电位保持稳定,呈等电位,通常称为静息电位。心肌自律细胞(如窦房结、房室结细胞、心房和心室传导纤维等),复极达最大舒张电位后,便自动缓慢除极,称为 4 相舒张期自动除极,使膜电位逐渐上升,直至达到阈电位而产生动作电位。

2.快反应与慢反应电活动　心房肌、心室肌及房室传导系统细胞的电活动为快反应电活动,是由 Na^+ 快速内流所致。其特点是 0 相除极速度快,振幅大,传导快。

窦房结、房室结等处的电活动为慢反应电活动。它们的最大舒张电位约为－60mV,0 相除极速度慢,振幅小,传导慢,其除极是由较慢的 Ca^{2+} 内流所引起。

3.心肌的电生理特性

(1)自律性:心肌自律细胞在复极完毕达到最大舒张电位后,能够自动缓慢地除极化,一旦达到阈电位可引起动作电位,称为自律性。自律性的高低,取决于 4 相自动除极速度,最大舒张电位和阈电位间的差值。4 相自动除极速度越快、最大舒张电位和阈电位间的差值越小,自律性越高;反之,自律性越低。

(2)传导性:心肌细胞膜任何部位产生的兴奋不但可沿整个细胞膜扩布,且可传递到相邻心肌细胞,心肌细胞这种传导兴奋的能力称为传导性。因心脏各部位的组织结构不同,传导速度各异,同类心肌传导速度主要取决于 0 相除极速率、幅度、膜电位水平和阈电位水平。速率高、幅度大则传导快,反之则慢。膜电位负值增大,则 0 相除极速率增大,传导加快。阈电位负值增大,水平下移,扩布性兴奋产生的时间缩短,传导加快。

(3)有效不应期(ERP):从除极开始到膜电位恢复至约－60mV 这段时间,细胞对任何刺激都不产生可扩布的动作电位,称为有效不应期(ERP)。一个 APD 中,ERP 比值大,就意味着心肌不能发生可扩布兴奋的时间延长,不易发生快速型心律失常。

(二)心律失常的发生机制

心律失常的产生是由于心脏冲动起源异常和(或)冲动传导异常所致。

1.冲动起源异常(自律性增高)　自律细胞的自律性异常、非自律细胞产生异常自律性以及后除极与触发活动。

(1)窦房结自律性增高:正常情况下,窦房结产生的冲动每分钟 60～100 次,如果在窦房结动作电位时程中,4 相 Ca^{2+} 内流加速,可致 4 相自动除极速度加快,自律性增高。发出的冲动每分钟超过 100 次则引起窦性心动过速。

（2）异位冲动产生：异位冲动即冲动不是发自窦房结，而是来自心房、房室结或心室的自律组织，这些自律细胞 4 相 Na^+ 内流加速或 Ca^{2+} 内流加速，使 4 相自动除极速度加快，自律性增高，形成异位冲动，引起期前收缩、阵发性室上性或室性心动过速、心房颤动、心室颤动等。

（3）后除极与触发活动：后除极是指在一个动作电位中继 0 相除极后所发生的除极，其频率较快，振幅较小，膜电位不稳定，一旦这种振荡性除极化引起可扩布的动作电位，则产生异常冲动发放，即所谓触发活动。根据后除极发生的时间不同，可将其分为早后除极和迟后除极。

1）早后除极：多发生在 APD 的 2 相或 3 相，主要是 Ca^{2+} 内流增多所致。复极化时间过长易于发生早后除极。钙拮抗药可抑制 Ca^{2+} 内流消除早后除极引起的触发活动。利多卡因则通过促进 3 相 K^+ 外流，加速复极化过程，预防和消除早后除极。

2）迟后除极：发生在完全复极化的 4 相，是细胞内 Ca^{2+} 超负荷而诱发 Na^+ 短暂内流所致。强心苷中毒、儿茶酚胺及心肌缺血等都可引起迟后除极。钙拮抗药（如维拉帕米）和钠通道阻滞药（如奎尼丁）都可以抑制除极化。

2.冲动传导异常　冲动传导异常包括单纯性传导异常和折返激动两大类。

（1）单纯性传导异常：单纯性传导异常包括有传导减慢、传导阻滞、单向传导阻滞等。

（2）折返激动：折返激动指一个冲动沿着环形通路折返回原处而反复运行则形成折返激动。它是引起心律失常的重要机制之一。促成折返激动形成的条件如下。①心肌组织在解剖上存在环形传导通路；②在环形传导通路的某一点上形成单向传导阻滞，使单方向的传导中止，但在另一个方向上，冲动仍能继续传导；③回路传导的时间要足够长，逆性的冲动不会进入单向阻滞区的不应期；④邻近心肌组织 ERP 长短不一。单次折返可引起期前收缩，连续折返则可引起阵发性心动过速、心室扑动和心室颤动。

（三）抗心律失常药的基本作用机制

抗心律失常药主要是通过改变细胞膜离子通透速度而改善病变细胞的电生理特性，从而达到治疗目的。

1.降低自律性　通过抑制快反应细胞 4 相 Na^+ 内流或抑制慢反应细胞 4 相 Ca^{2+} 内流，减慢 4 相自动除极速率，降低自律性，也可通过促进 K^+ 外流而增大最大舒张电位而降低自律性。

2.减少后除极与触发活动　早后除极的发生与 Ca^{2+} 内流增多有关，因此钙拮抗药对之有效。迟后除极所致的触发活动与细胞内 Ca^{2+} 过多和短暂 Na^+ 内流有关，因此钙拮抗药和钠通道阻滞药对之有效。

3.改变膜反应性而改善传导性

（1）增强膜反应性加快传导，以取消单向传导阻滞而终止折返激动。

（2）降低膜反应性减慢传导，变单向阻滞为双向阻滞而终止折返激动。

4.改变 ERP 及 APD 而消除折返激动

（1）绝对延长 ERP：延长 APD、ERP，但 ERP 延长更显著，使冲动有更多机会落在 ERP 内。

（2）相对延长 ERP：缩短 APD、ERP，但 APD 缩短更显著，相对延长 ERP，冲动有机会落在 ERP 内。

(3)使邻近细胞不均一的 ERP 趋向均一:一般延长 ERP 的药物,可使 ERP 较短的心肌细胞延长较多,使 ERP 较长的心肌细胞延长较少。而缩短 ERP 的药物,则使 ERP 短者,缩短少些;ERP 长者,缩短多些。

(四)抗心律失常药的分类

根据药物对心肌电生理的影响分为四大类,其中Ⅰ类又分为Ⅰa、Ⅰb、Ⅰc 三个亚类。

1.Ⅰ类 钠通道阻滞药。

(1)Ⅰa 类:适度阻滞 Na^+ 通道,有奎尼丁、普鲁卡因胺等。

(2)Ⅰb 类:轻度阻滞 Na^+ 通道,有利多卡因、苯妥英钠等。

(3)Ⅰc 类:重度阻滞 Na^+ 通道,有普罗帕酮、氟卡尼等。

2.Ⅱ类 β受体阻断药:普萘洛尔等。

3.Ⅲ类 延长动作电位时程药:胺碘酮等。

4.Ⅳ类 钙拮抗药:维拉帕米、地尔硫䓬等。

二、常用的抗心律失常药

(一)Ⅰ类——钠通道阻滞药

1.Ⅰa 类:适度阻滞 Na^+ 通道

奎尼丁

奎尼丁是从金鸡纳树皮中提取的一种生物碱,为奎宁的右旋体。

【药理作用】

奎尼丁可适度阻滞 Na^+ 通道,高浓度的奎尼丁尚能阻滞 K^+ 外流及 Ca^{2+} 内流。还具有抗胆碱作用和阻断外周α受体的作用。

(1)降低自律性:治疗剂量时,主要阻滞 4 相 Na^+ 内流,能降低异位起搏点的自律性。对正常窦房结影响很小。

(2)减慢传导:阻滞 Na^+ 内流,降低 0 期上升速率,减慢心房肌、心室肌和浦肯野纤维的传导速度,使单向传导阻滞变为双向传导阻滞,以消除折返激动引起的心律失常。奎尼丁的抗胆碱作用可加快房室结的传导性,故用其治疗心房颤动和心房扑动时,应先用强心苷抑制房室结的传导,以防心室率过快。

(3)延长 ERP:阻滞 3 相 K^+ 外流,延长心室肌和浦肯野纤维等的 APD 和 ERP,以延长 ERP 更为显著,可消除折返激动引起的心律失常。

(4)其他:可减少 Ca^{2+} 内流,具有负性肌力作用;阻断α受体,可引起血管扩张;抗胆碱作用。

【临床应用】

广谱抗心律失常药,适用于心房扑动、心房颤动、频发性室上性和室性期前收缩、室上性心动过速和室性心动过速等的治疗,是重要的心律失常转复药物之一。

【不良反应与用药监护】

(1)胃肠反应:表现为食欲不振、恶心、呕吐、腹痛、腹泻等。

（2）金鸡纳反应：表现为胃肠不适、头痛、头晕、耳鸣、视觉障碍和晕厥等症状。

（3）心血管反应：较严重，可导致低血压、房室及室内传导阻滞、心力衰竭，甚至室性心动过速或心室颤动，严重者可发展为奎尼丁晕厥，发作时患者意识突然丧失，伴有惊厥、阵发性心动过速，甚至室颤而导致死亡。因奎尼丁能扩张血管和减弱心肌收缩力而导致低血压，故用药前应检查心率、血压等。

普鲁卡因胺

普鲁卡因胺是局麻药普鲁卡因的衍生物。

【药理作用】

对心肌的直接作用与奎尼丁相似但较弱，不具有阻断 α 受体和抗胆碱作用。治疗剂量能降低浦肯野纤维的自律性，减慢传导速度，延长心房、心室及浦肯野纤维的 ERP 及 APD。高浓度时可因阻断神经节而导致低血压。

【临床应用】

临床主要用于室性心律失常如室性心动过速的治疗，也可用于治疗急性心肌梗死时的持续性心律失常，但不作为首选。

【不良反应与用药监护】

口服常见胃肠道反应，静脉注射给药可导致低血压。过敏反应也较常见，表现为皮疹、药物热和白细胞减少等。长期应用时少数患者可出现红斑狼疮综合征，停药可恢复。用药期间应连续监测血压和心电图的变化。

2. Ⅰb 类药：轻度阻滞 Na^+ 通道

利多卡因

利多卡因是Ⅰb 类药物的代表药，也是常用的局部麻醉药。

【药理作用】

选择作用于浦肯野纤维，轻度阻滞 Na^+ 通道，促进 K^+ 外流。

（1）降低自律性：通过抑制 Na^+ 内流而减慢 4 相自动除极速度，降低浦肯野纤维的自律性，对窦房结和心房肌几乎无作用。

（2）改善传导性：治疗量的利多卡因对传导速度无明显影响，但对心肌梗死区缺血浦肯野纤维或室内传导已有阻滞者，通过抑制 0 相 Na^+ 内流而减慢传导，甚至加重传导阻滞，对有单向传导阻滞者可转为双向阻滞，从而消除折返。反之，对低血钾或受牵拉而轻度除极的纤维，利多卡因可促进 3 相 K^+ 外流，使部分除极纤维的膜电位加大而加速传导或恢复正常传导。

（3）缩短 APD 和相对延长 ERP：促进 3 相 K^+ 外流而缩短浦肯野纤维及心室肌的 APD、ERP，但以缩短 APD 更为显著，故相对延长 ERP，有利于消除折返激动而治疗快速型心律失常。

【临床应用】

利多卡因主要用于治疗室性心律失常，目前是治疗急性心肌梗死所致室性心律失常的首选药。

【不良反应与用药监护】

主要表现有中枢神经系统症状，多发生于静脉给药时，主要表现为头晕、兴奋、嗜睡及语言障碍甚至抽搐和呼吸抑制等,剂量过大可引起心率减慢、房室传导阻滞和血压下降等。禁用于严重房室传导阻滞患者。

美西律

美西律为利多卡因的衍生物,对心肌电生理学作用与利多卡因相似。口服吸收迅速、完全,作用维持 8h 左右。主要用于治疗室性心律失常,尤其对心肌梗死后急性室性心律失常有效。不良反应有胃肠道反应。久用可出现神经症状,如震颤、共济失调、复视等。

苯妥英钠

【药理作用】

苯妥英钠作用类似于利多卡因,降低浦肯野纤维自律性,相对延长 ERP。但能增加房室结 0 相除极速率而加快其传导,故可改善强心苷中毒所致的房室传导阻滞。此外,苯妥英钠尚可与强心苷竞争 Na^+-K^+-ATP 酶,减轻强心苷的中毒,并抑制强心苷中毒所致的迟后除极和触发活动。

【临床应用】

临床主要用于治疗室性心律失常,是强心苷中毒所致室性心律失常的首选药。

【不良反应与用药监护】

主要不良反应为静脉注射过快易引起低血压、呼吸抑制和心律失常。原有窦性心动过缓或严重房室传导阻滞等心脏疾病患者禁用。孕妇禁用。

3.Ⅰc 类药:重度阻滞 Na^+ 通道

普罗帕酮

普罗帕酮又名心律平。主要抑制 Na^+ 内流,减慢传导速度,降低浦肯野纤维的自律性,延长 APD 和 ERP。此外,尚具有弱的 β 受体阻断作用。适用于室上性心律失常和室性心律失常。

不良反应主要有胃肠道反应,可引起房室传导阻滞、直立性低血压等心血管系统反应,也可加重心力衰竭。肝肾功能不全时应减量。心力衰竭、休克、Ⅱ 或 Ⅲ 度房室传导阻滞及窦房结功能障碍者禁用。本药一般不宜与其他抗心律失常药合用,以免引起心脏抑制。

氟卡尼

氟卡尼阻滞 Na^+ 通道作用强,能明显减慢心肌细胞 0 相最大上升速率而减慢传导速率;抑制 4 相 Na^+ 内流而降低自律性。亦能阻滞 K^+ 通道,延长心房肌和心室肌的 APD。对于室上性心律失常和室性心律失常均有效。因可引起致死性的心律失常,可导致室性心动过速或心室颤动、房室传导阻滞等,增加心肌梗死后患者的病死率等。故临床主要用于顽固性心律失常或危及生命心律失常的治疗。

(二)Ⅱ类——β 受体阻断药

普萘洛尔

【药理作用】

1.降低自律性 通过阻断 β 受体,使窦房结、心房传导纤维及浦肯野纤维自律性都能降低,在运动及情绪激动时作用明显。也能降低儿茶酚胺所致的迟后除极而防止触发活动。

2.减慢传导 较高浓度时减慢房室结和浦肯野纤维的传导速率,与膜稳定作用有关。

3.延长 ERP　可明显延长房室结 ERP。

【临床应用】

主要用于治疗室上性心律失常,如心房颤动、心房扑动、阵发性室上性心动过速,尤其对交感神经兴奋或儿茶酚胺释放过多所致的窦性心动过速疗效更好。与强心苷合用可增加疗效,显著控制心室率。也可用于由于运动或情绪激动所致的室性心律失常的治疗。

【不良反应与用药监护】

可致窦性心动过缓、房室传导阻滞、低血压等,并可诱发心力衰竭和哮喘。长期应用影响脂类代谢和糖类代谢,故高脂血症和糖尿病患者慎用。

美托洛尔

美托洛尔为选择性 β_1 受体阻断药,可降低窦房结、房室结的自律性,明显减慢传导,临床用于室上性心律失常。

阿替洛尔

阿替洛尔选择性 β_1 受体阻断药,适应证与普萘洛尔和美托洛尔相似。最常见的不良反应为低血压和心动过缓。禁用于 II 度～III 度房室传导阻滞、心源性休克、病态窦房结综合征及严重心动过缓的患者。

(三)III类——延长动作电位时程药

胺碘酮

【药理作用】

能阻滞 K^+ 外流、Na^+ 内流及 Ca^{2+} 内流,也可非竞争性阻断 α、β 受体。

(1)降低自律性:阻滞 4 相 Na^+ 内流及 Ca^{2+} 内流,阻断 β 受体,所以降低窦房结和浦肯野纤维的自律性。

(2)减慢传导:阻滞 0 相 Na^+ 内流及 Ca^{2+} 内流,减慢房室结和浦肯野纤维的传导。

(3)延长 ERP:阻滞 3 相 K^+ 外流,使心房肌、心室肌和浦肯野纤维的 APD 和 ERP 显著延长,有利于消除折返激动。

(4)阻断 α、β 受体,扩张血管,减少心肌耗氧量。

【临床应用】

属于广谱抗心律失常药,对室上性和室性心律失常均有效。治疗心房扑动、心房颤动和室上性心动过速疗效好。对反复发作、常规药无效的顽固性室性心动过速也有效。

【不良反应与用药监护】

1.胃肠道反应　常见食欲减退、恶心、呕吐等。

2.间质性肺炎或肺纤维化　少见,但为最严重的不良反应。长期用药应监测肺功能、定期进行肺部 X 线检查等,一旦发现应立即停药,可采用糖皮质激素治疗。

3.心脏反应　可见窦性心动过缓、房室传导阻滞、低血压及 Q-T 间期延长甚至心功能不全等心血管系统反应。

4.角膜褐色微粒沉着　一般不影响视力,停药后可逐渐消失。

5.甲状腺功能亢进或减退症　因本药含碘,部分患者可引起。监测血清 T_3、T_4 水平。

（四）Ⅳ类——钙拮抗药

维拉帕米

【药理作用】

维拉帕米阻滞心肌细胞膜 Ca^{2+} 内流而抑制窦房结和房室结 4 相自动除极速度,可降低自律性,也可减慢传导速率,延长 ERP,有利于消除折返。

【临床应用】

可作为治疗阵发性室上性心动过速的首选药,也可用于减慢心房颤动患者的心室率。

【不良反应与用药监护】

可见胃肠反应、头痛、眩晕等。静脉注射过快或过量可引起低血压、心动过缓、房室传导阻滞甚至心力衰竭,多见于与β受体阻断药合用或近期内用过此药的患者。禁用于Ⅱ或Ⅲ度房室传导阻滞、低血压、心功能不全及心源性休克患者。老年人和肾功能减退者慎用。

地尔硫草

地尔硫草的电生理特性及临床应用与维拉帕米相似,但其扩张血管的作用较强,而减慢心率的作用较弱。主要用于室上性心律失常,如阵发性室上性心动过速及频发性房性早搏,对阵发性心房颤动也有效。口服时不良反应较小,可见头昏、乏力及胃肠道反应,偶有过敏反应。

三、抗心律失常药的应用原则

抗心律失常药安全范围较窄,应用不当甚至发生致心律失常作用,临床使用应注意以下原则。

1.消除各种诱发因素　患者体内电解质的紊乱(如低钾血症)、心肌缺血缺氧、多种药物(如强心苷、茶碱类、抗组胺药等)和多种病理状态(如甲状腺功能亢进症)都是诱发心律失常的常见因素,应采取有效措施及时消除。

2.明确诊断,按临床适应证合理选药　①窦性心动过速宜用β受体阻断药或维拉帕米;②心房颤动的纠复和窦性心律的维持宜选用胺碘酮或奎尼丁;③控制阵发性室上性心动过速可选用维拉帕米、普萘洛尔、胺碘酮、普罗帕酮等;④室性期前收缩宜选用普鲁卡因胺、胺碘酮、美西律;⑤室性心动过速宜选用利多卡因静脉注射或普鲁卡因胺、普罗帕酮、胺碘酮静脉注射;⑥心室颤动宜选用利多卡因、胺碘酮、普鲁卡因胺静脉给药;⑦急性心肌梗死、强心苷中毒引起的室性心动过速或心室颤动可选用苯妥英钠、利多卡因。

3.实施个体化治疗方案　患者的年龄、心脏功能、肝肾功能及电解质平衡状况,都会影响对药物的反应,在确定用药方案时,均应予以重视。适时进行血药浓度监测,有利于及时调整临床用药方案。

4.注意用药禁忌　为减少发生严重不良反应的危险因素,需重视临床用药禁忌,如钙拮抗药、β受体阻断药延缓房室传导的作用显著,有房室传导阻滞的患者不宜用;奎尼丁延长 APD 作用明显,Q-T 延长综合征患者禁用。此外,也应注意一些非心血管疾病,如有慢性肺部疾病的患者勿用胺碘酮,以减少药物所致肺纤维化改变;慢性类风湿性关节炎患者勿用普鲁卡因胺,以减少发生红斑性狼疮的可能性。

第四节 抗心绞痛药和调血脂药

一、抗心绞痛药

抗心绞痛药是一类通过增加心肌供血供氧,降低心肌耗氧量,恢复心肌氧供需平衡的药物。目前常用的抗心绞痛药物包括硝酸酯类、β受体阻断药和钙拮抗药。

(一)硝酸酯类

常用药物有硝酸甘油、硝酸异山梨酯、单硝酸异山梨酯等,其中硝酸甘油最为常用。

硝酸甘油

硝酸甘油用于治疗心绞痛已有 100 多年历史。

【体内过程】

口服首过消除明显,生物利用度仅 8%,通常采用舌下含服。舌下含服的生物利用度为80%,1～3min 出现作用,3～10min 作用达峰值,维持 20～30min 也可。采用经皮肤吸收给药和静脉给药。主要经肝代谢失活,从肾排泄。

【药理作用】

硝酸甘油的基本作用是松弛平滑肌,尤其是对血管平滑肌的松弛作用最为明显。目前认为硝酸甘油通过以下机制产生抗心绞痛作用。

1.降低心肌耗氧量 硝酸甘油扩张容量血管,使回心血量减少降低心脏前负荷;在较大剂量时也扩张阻力血管,减轻心脏射血阻力和后负荷。心脏前后负荷降低均可降低心室壁肌张力,从而降低心肌耗氧量。

2.增加心肌缺血区供血 硝酸甘油能明显舒张较大的心外膜血管及狭窄的冠状动脉以及侧支血管,此作用在冠状动脉痉挛时更为明显,但它对阻力血管的舒张作用微弱。当冠状动脉因粥样硬化或痉挛而发生狭窄时,缺血区的阻力血管已因缺氧而处于舒张状态,这样,缺血区阻力就比非缺血区为小,用药后将迫使血液从输送血管经侧支血管流向缺血区,而改善缺血区的血流供应。

3.增加心内膜供血 心内膜下血管是由心外膜血管垂直穿过心肌延伸而来的,因此心内膜下血流易受心室壁肌张力及心室内压力的影响。心室壁肌张力与心室内压力增高时,内膜层血流量就减少。在心绞痛急性发作时,左心室舒张末压力增高,所以心内膜下区域缺血最为严重。硝酸甘油能降低左心室舒张末压,舒张心外膜血管及侧支血管,使血液易从心外膜区域向心内膜下缺血区流动,从而增心内膜的血流量。

【临床应用】

1.治疗心绞痛 舌下含服能迅速缓解各型心绞痛发作,常作为治疗和预防心绞痛急性发作的首选药。经皮肤吸收给药,也可预防发作。

2.治疗急性心肌梗死 早期、静脉、小剂量给药,不仅可以降低心肌耗氧量,增加心肌供血,还有抗血小板聚集和黏附作用,从而减轻心肌缺血损伤,缩小心肌梗死面积。

3.治疗心功能不全 因能降低心脏前、后负荷,改善心功能,可用于治疗重度和难治性心功能不全。

【不良反应与用药监护】

1.血管舒张反应 表现为头痛、面色潮红、心悸、低血压和眼内压升高等,一般连服药数日即可消失。第一次含用硝酸甘油时,注意预防体位性低血压。

2.高铁血红蛋白症 药物剂量过大或频繁用药时可引起高铁血红蛋白症,表现为呕吐、发绀等症状,重者危及生命。

3.耐受性 连续用药 2～3 周可产生耐受性,停药 1～2 周后,耐受性可消失,硝酸酯类之间有交叉耐受性。为克服耐受性可采用下列措施:①采用最小剂量、间歇给药法,即无论采用何种给药途径,如口服、舌下、静注或经皮肤,每天必须有连续 8h 以上的用药间歇期;②补充含巯基的药物,如加用卡托普利、甲硫氨酸等。

硝酸异山梨酯

硝酸异山梨酯又名消心痛。本药口服生物利用度较高,通常采用口服给药,也可舌下含服。其作用及作用机制与硝酸甘油相似,但作用较硝酸甘油弱,且起效较慢、维持时间较久。迅速终止心绞痛发作的疗效不及硝酸甘油可靠,故主要用于预防心绞痛发作。不良反应与硝酸甘油的相似。

单硝酸异山梨醇酯

单硝酸异山梨醇酯口服生物利用度达 100%,作用持续时间长达 8h,主要用于预防心绞痛,效果优于硝酸异山梨醇酯,但价格较高。

(二)β受体阻断药

普萘洛尔、吲哚洛尔、阿替洛尔、美托洛尔等β受体阻药均有抗心绞痛作用。

普萘洛尔

【抗心绞痛作用】

1.降低心肌耗氧量 通过阻断 β_1 受体,使心率减慢、心肌收缩力减弱,从而降低心肌耗氧量,缓解心绞痛。

2.改善缺血区心肌的供血 因用药后心肌耗氧量减少,非缺血区的血管阻力相对增高,促使血液向缺血区已舒张的阻力血管流动,从而增加缺血区的供血。其次,因减慢心率,舒张期延长,冠状动脉的灌流时间相对延长,有利于血液从心外膜区域流向易缺血的心内膜区。

3.改善心肌代谢 该药可提高心肌缺血区对葡萄糖的摄取,保护缺血区心肌细胞线粒体的结构和功能,维持缺血区的能量供应。此外,普萘洛尔还能促进氧自血红蛋白的解离,增加全身组织包括心肌的供氧,从而改善心肌能量代谢。

【临床应用】

主要用于治疗稳定型心绞痛,对伴有高血压或快速心律失常者更为适用。对心肌梗死也有效,能缩小心肌梗死范围。普萘洛尔不宜用于由冠状动脉痉挛诱发的变异型心绞痛,因其易致冠状动脉收缩。

【不良反应与用药监护】

普萘洛尔的有效剂量,个体差异较大,一般宜从小量开始,以后每隔数天增加 $10\sim20mg$,多数患者用量可达 $80\sim240mg/$天。久用停药时,应逐渐减量,否则会加剧心绞痛的发作,引起心肌梗死或突然死亡。长期应用对血脂有不利影响,禁用于血脂异常的患者。

(三)钙拮抗药

抗心绞痛常用的钙拮抗药有硝苯地平、维拉帕米、地尔硫草等。

硝苯地平

【抗心绞痛作用】

1.降低心肌耗氧量　通过阻滞钙通道,降低 Ca^{2+} 内流而扩张外周动脉,并能使心肌收缩力下降、心率减慢,减轻心脏负荷,从而降低心肌耗氧量。

2.增加缺血心肌供血　舒张冠状血管,促进侧支循环,增加冠状动脉血流量而改善缺血区的供血供氧等。

3.保护缺血心肌细胞　阻滞 Ca^{2+} 内流,防止缺血心肌细胞 Ca^{2+} 超负荷,在心肌缺血或再灌注早期给予,可起到保护心肌细胞的作用。

4.抑制血小板聚集　阻滞 Ca^{2+} 内流,降低血小板内 Ca^{2+} 浓度,抑制血小板聚集。

【临床应用】

对冠状动脉痉挛所致的变异性心绞痛最有效,对伴高血压患者尤为适用。因阻滞 Ca^{2+} 内流,对支气管平滑肌具有扩张作用,故对伴有哮喘和阻塞性肺疾病患者更为适用。

【不良反应与用药监护】

外周水肿、便秘、心悸、面部潮红是常见的副作用,其他不良反应有头痛、头晕、虚弱无力等。

二、调血脂药

血脂是血浆或血清中所含脂类的总称,包括游离胆固醇(FC)、胆固醇酯(CE)、三酰甘油(TG)及磷脂(PL)等,它们在血浆中与载脂蛋白(apo)结合形成血浆脂蛋白,溶解于血浆而进行转运和代谢。根据密度的不同,可将人体血浆中的脂蛋白分为六种类型,即乳糜微粒(CM)、极低密度脂蛋白(VLDL)、低密度脂蛋白(LDL)、中间密度脂蛋白(IDL)、高密度脂蛋白(HDL)以及脂蛋白(a)[Lp(a)]。

血浆脂蛋白水平与动脉粥样硬化的形成有着密切的关系。调血脂药是通过降低血脂或调整脂蛋白浓度以防治动脉粥样硬化。

(一)羟甲基戊二酰辅酶 A 还原酶抑制剂

羟甲基戊二酰辅酶 A(HMG-CoA)为还原酶抑制剂,简称他汀类药物,现在临床上常用的有洛伐他汀、辛伐他汀、普伐他汀等。

洛伐他汀

【药理作用】

洛伐他汀又名美降脂。HMG-CoA 还原酶为肝内合成胆固醇的限速酶,本类药物竞争性抑制 HMG⁻CoA 还原酶的活性,降低血中胆固醇及 LDL,亦可减少 VLDL 的合成。此外,还可轻度升高 HDL。

【临床应用】

本类药适用于治疗原发性高胆固醇血症,本类药具有明确而显著的疗效,但单用疗效不理想,与烟酸和降胆固醇树脂联用效果较好。本类药是伴有胆固醇升高的 Ⅱ、Ⅲ 型高脂蛋白血症的首选药。本类药物还可预防冠心病,减少冠心病引起的病死率及非致死性心肌梗死的危险。

【不良反应与用药监护】

部分患者有轻度胃肠道反应、皮疹、头痛等。严重的不良反应少见,可出现横纹肌溶解症,表现为肌痛、肌无力、肌酸磷酸激酶升高等症状,与苯氧酸类、烟酸、红霉素、环孢素合用可增加横纹肌溶解症的发生率或使其加重。少数患者出现肝炎以及血管神经性水肿等,故长期用药应定期检查肝功能。有肝病史者慎用。孕妇和哺乳期妇女也不宜应用。

(二)苯氧酸类

苯氧酸类药物又称贝特类。氯贝丁酯为最早的苯氧酸类药物,引起不良反应较多,现已少用。新型苯氧酸类药物有吉非贝齐、苯扎贝特、非诺贝特等,作用强,不良反应较少。

【药理作用】

降低血浆 TG、TC、VLDL-C、LDL-C,升高 HDL-C。此类药物激活脂蛋白脂肪酶,促进血液中极低密度脂蛋白(VLDL)和三酰甘油的分解,还能轻度抑制胆固醇在肝脏的合成,显著降低血液中的 VLDL 和三酰甘油,轻度降低胆固醇。另外,此类药物还有抗血小板聚集、增加纤溶酶活性、抗炎等作用,共同发挥抗动脉粥样硬化的效应。

【临床应用】

用于三酰甘油及 VLDL 升高的高脂血症的治疗。

【不良反应】

新型苯氧酸类药物不良反应较少。不良反应主要有胃肠道反应,其次为头痛、脱发、皮肤过敏等,偶有肌痛,也可见肝功能异常及肾功能改变。用药期间应定期检查肝、肾功能。孕妇、哺乳期妇女及肝、肾功能不全者禁用。

(三)胆汁酸螯合剂

胆汁酸螯合剂为一类影响胆固醇吸收的药物,常用药物有考来烯胺,又名消胆胺,考来替泊,又名降胆宁。

【药理作用】

胆固醇经肝脏代谢生成胆汁酸,随胆汁排入肠腔,参与脂肪的消化吸收。95%的胆汁酸经肝肠循环,被重新利用。此类药物不溶于水,在消化道内不被吸收,以氯离子的形式与胆汁酸进行离子交换,形成不被吸收的胆汁酸螯合物,随粪便排出,阻碍了胆汁酸的肝肠循环,从而抑制了肠道内胆固醇的吸收,促进了胆固醇向胆汁酸的转化,降低了血中低密度脂蛋白(LDL)和胆固醇水平。考来烯胺服药 4~7 天起效,2 周内达最大效应。

【临床应用】

主要用于治疗总胆固醇及 LDL 升高的高胆固醇血症。

【不良反应与用药监护】

本类药物有特殊臭味,主要为胃肠道反应,如恶心、腹胀、便秘等。长期应用可出现脂肪痢,影响脂溶性维生素及叶酸的吸收,应注意补充。

(四)烟酸类

烟酸

【药理作用】

口服较大剂量烟酸可抑制肝脏合成三酰甘油和 VLDL,继而减少 LDL 水平;也能促进胆固醇经胆汁排泄,阻止胆固醇的酯化;还能适度升高高密度脂蛋白(HDL)水平。此外,烟酸还有抑制血小板聚集、扩张血管等作用。

【临床应用】

广谱调血脂药。有一定的抗动脉粥样硬化和冠心病作用。

【不良反应与用药监护】

主要有胃肠道刺激症状,如恶心、呕吐、腹泻等,并可加重溃疡病症状。皮肤血管扩张可引起皮肤潮红、瘙痒等。大剂量可引起血糖、尿酸增高,长期应用可致肝功能异常。故长期应用应定期检查血糖、肝功能和肾功能。溃疡病、痛风、糖尿病患者禁用。

阿昔莫司

阿昔莫司的化学结构类似烟酸。其作用机制与烟酸相似。抑制脂肪组织的脂解作用更强、更持久,可改善糖尿病患者的空腹血糖和糖耐量,不引起尿酸的升高。可用于治疗伴有 2 型糖尿病或伴有痛风的高脂血症的患者。

(五)其他降血脂药

多烯脂肪酸

多烯脂肪酸又称多不饱和脂肪酸类。主要来自海洋生物如海鱼、植物油如玉米油、葵花子油等。

主要药理作用为降低血浆中的三酰甘油,可轻度升高 HDL,但血浆总胆固醇和 LDL 水平可能升高。抑制血小板聚集,降低血液黏滞度。可减轻斑块的炎症反应,稳定斑块,使之不易发生自发性破裂,减少心血管事件的发生。

第五节　抗心力衰竭药

充血性心力衰竭(CHF)是全世界致病致死的一种主要原因,药物治疗历来集中在这些症状的终点事件、容量负荷(水肿)以及心肌功能障碍(心力衰竭)上,治疗策略重点在利尿药和强心苷类的应用。虽然这些治疗对缓解患者症状,稳定血流动力学有效,但并不能改善生存率。近来的研究为充血性心力衰竭的诱导和发展提供了新的视角,并建立了这样的概念框架,即心力衰竭是循环动力学紊乱和病理性心肌重构的结果。这些发展对充血性心力衰竭的治疗产生了非常正面的影响,可提高生存率。

一、心力衰竭的病理生理

最初,心肌功能障碍和心排血量的减少导致心室容积扩增和神经内分泌系统尤其是交感神经系统和肾素-血管紧张素系统激活。这些代偿性反应通过增加左心室前负荷、刺激心肌收缩、增加动脉张力来维持重要器官的灌注。不幸的是,所有这些代偿反应都促进了疾病的发展。血管容量扩张和心室容积的扩大导致室壁收缩压和舒张压的增加,这些改变损害了心肌做功,诱导心肌肥大重构。神经内分泌系统激活导致动脉和静脉收缩,前者增加了左室后负荷(致使左室每搏输出量减少),后者增加了左室前负荷(致使室壁收缩压舒张压增加)。此外,神经内分泌因子[如肾上腺素(NE)和血管紧张素Ⅱ(AngⅡ)]可能直接作用于心肌,导致心肌细胞凋亡、异常基因表达、细胞外基质改变从而促进心肌重构的恶化。

二、心力衰竭的药理治疗

心力衰竭时心肌结构和功能的异常激活了生物学效应使疾病恶化。减低室壁压力的药物、阻断肾素血管紧张素系统的药物(如选择性扩管药,血管紧张素酶抑制药和醛固酮拮抗药)或者抑制交感神经系统的药物(如β肾上腺素受体阻断药)都可以抑制心室病理性重构,减缓疾病的进展,降低那些收缩性心力衰竭患者的死亡率。以上这些药物成为心力衰竭长期治疗用药的首选。有些药物(如扩管药和血管紧张素酶抑制药)能立即改善血流动力学以及症状,减缓恶化。其他一些药物(如β肾上腺素受体阻断药)虽然能减缓疾病进展,但在应用初期时反而影响血流动力学,恶化症状,因此用药要谨慎。

现在治疗心衰的主要手段包括减低前负荷、减低后负荷和改善心肌收缩功能。有各种不同的扩管药都可以减低前负荷和后负荷。尽管有的扩管药作用于前负荷多,有的作用于后负荷多,但大多数扩管药对两者都作用。

1.利尿药 利尿药在充血症状明显的心衰患者治疗中一直保持着中心地位,利尿药在心力衰竭治疗中的重要作用反映了肾脏在心衰的血流动力学、内分泌和自身调节的中心地位。这些反应的净效应就是水钠潴留和细胞外液容积增加,让心脏舒张末容量增大来维持左室每搏输出量。然而这种舒张末容积的增高导致了高的舒张末灌注压、扩张心室壁、升高室壁压力。进而,这些变化又致使肺淤血、外周水肿,最终限制了心搏量的进一步增加。那些能使心衰恶化的神经内分泌系统的激活也和灌注压升高有关。

利尿药降低了细胞外液容积和心室灌注压(或者"前负荷"),因为心衰患者的 Starling 曲线变平,所以前负荷的减低可以不伴随心排血量的下降。那些心每搏输出量减低的患者往往有尿钠持续增加和(或)血管内压的快速下降。在这种情况下,利尿药治疗所致的容量缺失会加剧神经内分泌的激活,从而对心衰发展有潜在的危害。因此,对于那些无症状的左室功能障碍的患者,我们推荐避免用利尿药;对于有容量负荷症状的患者应该使用最小剂量的利尿药来维持体内体液平衡。尽管利尿药在控制充血症状、改善运动能力方面有作用,但是除醛固酮拮抗药外,它们并不能降低心衰患者的死亡率。

(1)饮食限盐:所有有显著心室功能障碍临床症状的患者,无论是什么症状,都应该限制饮食中氯化钠的摄入。大多数患者都能忍受适度食盐摄入限制(每天总摄入 2~3g)。再严格一点的食盐限制没有必要,反而会引起一些不良作用,如果再合用袢利尿药,就会导致低血钠、低血钾、低氯性碱中毒。

(2)袢利尿药:呋塞米、布美他尼、托塞米广泛应用于心衰治疗。依他尼酸因为有耳毒性,应该在那些对磺胺过敏或者由其他药物引起的间质性肾炎的患者中慎用。

呋塞米、布美他尼是短效药。药效消失后肾小管利尿水平的降低导致了所有肾段钠潴留,因此可以限制或阻止负钠平衡,这些短效药在心衰患者中常常一天两次或多次使用。住院的严重心衰失代偿患者一般需要静脉注射袢利尿药来利尿,这比口服更快速更可预测。袢利尿药可以重复大量静滴来达到治疗效果或者不断静脉推注。如果每日总利尿药量相同,与连续静滴相比较,静脉推注可以在肾小管腔内维持更高的药物浓度,从而更好的排除尿钠。此外,同反复间断的静脉滴注相比,连续的静脉推注的耳毒性也减小。当袢利尿药单一使用疗效不好时,可以联合应用噻嗪类利尿药。如果是由于肾灌注减低而引起的疗效不佳,可短期使用交感兴奋类药物或者磷酸二酯酶抑制药来提高心排血量。

(3)噻嗪类利尿药:噻嗪类利尿药(氯噻嗪、氢氯噻嗪等)常用于高血压的治疗,它们在心衰治疗中更为严格。噻嗪类与袢利尿药有协同作用,这两种利尿药的联合使用效果超过了每种单独使用的效果。在袢利尿药抵抗的患者中联合用药就是基于这种协同作用。在排出同样的容积时,噻嗪类利尿药的排钾量比袢利尿药大。

(4)保钾利尿药:保钾利尿药主要作用在肾单位的集合管,有的阻断了上皮细胞顶端膜钠通道(如阿米洛利、氨苯蝶啶),有的起到醛固酮拮抗药作用(如螺内酯、依普利酮)。这些都是相对较弱的利尿药,因此对容量减少起不到作用。以前,这些药常用于限制钾离子和镁离子的流失,和(或)增加肾脏对其他利尿药的反应。醛固酮拮抗药通过利尿外机制能提高进展性心衰患者的生存率。

(5)利尿药在临床实践中的应用:大多数心衰患者需要袢利尿药的长期治疗来维持等量体液。对临床上明显液体潴留的患者,一般呋塞米从 40mg 每天一次到两次开始,可以增加用药量直至足够的利尿效果为止。在进展很快的心衰以及并发氮质血症的患者中应该加大利尿药的初始剂量。在已有肾功能不全或者需要大量利尿的时候,应该经常检测血清电解质和肾功能。一旦液体潴留解决,利尿药应该减低到维持等量体液的最小剂量。在达到等量体液之前有可能出现电解质紊乱以及加重氮质血症,低血钾可以通过补钾或者用保钾利尿药纠正。

2.醛固酮拮抗药　充血性心力衰竭的一个主要特征是肾素-血管紧张素-醛固酮系统的激活。在心衰患者中,血浆醛固酮浓度可能升高到正常水平的 20 倍。除了盐潴留之外,醛固酮还有很多生物学效应,醛固酮拮抗药可对心衰患者有益。螺内酯、血管紧张素酶抑制药和 β 肾上腺素受体阻断药都可以降低交感性心力衰竭患者的死亡率,在 NYHA 分级第Ⅲ、第Ⅳ级的心力衰竭患者中应该考虑使用螺内酯。在开始用药后,就该监测血清钾离子和其他电解质,警惕因为潜在的药物相互作用和错误用药导致的血钾升高(如补钾、ACE 抑制药类药物和损害的肾功能)。

(1)心衰中的利尿药抵抗:在充血性心力衰竭患者中利尿药的反应常会降低。这可能会引起钠水潴留,并加快心衰进程。当一日一次给药之后很快会出现利尿反应,作为代偿,在余下的时间里钠离子重吸收增多,从而阻止了有效利尿,因此应该减少每次给药的时间间隔。在进展性心衰患者中,水肿减低肠壁活力,内脏供血减少延迟或减弱了利尿药的峰效应。肾功能损害的患者需要更高剂量的利尿药来保证有效浓度作用在它的靶点上。长期用一种袢利尿药会产生一种适应机制,即远端肾单位钠离子重吸收代偿性增加,减少了钠水流失。

值得注意的是,利尿药、ACE 抑制药或 AT$_1$ 受体拮抗药联合应用可以凸显联合用药的优点。这些肾素-血管紧张素系统阻断药可以增加或减弱利尿药的作用。在由于肾动脉硬化或者心搏量减少引起的肾动脉灌注压降低的患者中,联合用药会显著减弱利尿药的效应。在这些患者中,高血管紧张素Ⅱ介导的肾小球出球小动脉压力增大,对于维持肾小球滤过率是很必要的。这些肾内自我调节的拮抗药可能伴发肌酐清除率的降低,引起血清肌酐升高。一般来说,这和使用 ACE 抑制药类药物引起的血清肌酐轻微和限制性升高是很容易区分的。在使用扩管治疗的时候,利尿药抵抗所反映出来的心搏量改变不佳可能需要使用正性肌力药(如多巴酚丁胺)。

对已知慢性心衰并对袢利尿药反应减弱的患者,应该增大利尿药的剂量或增加使用频率。如果以上措施没有作用,可以联合应用噻嗪类利尿药(如氢氯噻嗪、美托拉宗等)。然而这种联用有时候能引起一些无法预见的利尿过度,导致血管内容量下降和钾离子流失,因此袢利尿药和噻嗪类利尿药联合应用要谨慎。螺内酯和袢利尿药联用在这些患者中也可能有作用。

(2)利尿药的代谢作用:在心力衰竭中使用利尿药最重要的副作用就是电解质紊乱,包括低血钠、低血钾、低氯性碱中毒。低血钾和肾镁离子的流失可以通过口服补钾或保钾利尿药来纠正。

3.血管扩张药 口服扩管药在充血性心力衰竭中应用原理来自于那些有严重心衰和系统血管阻力增高的患者使用外周循环药酚妥拉明和硝普钠的实践。尽管大部分扩管药都能改善心衰症状,但在前瞻性随机试验中,只有肼屈嗪和二硝酸异山梨酯的联合用药,以及肾素-血管紧张素系统拮抗药(ACE 抑制药及 AT$_1$ 受体阻断药)能提高心衰患者的生存率。

4.肾素-血管紧张素系统拮抗药:ACE 抑制药和 AT$_1$ 受体拮抗药 肾素血管紧张素系统在心力衰竭的病理生理中起中心作用。肾素将血管紧张素原裂解为十肽的血管紧张素Ⅰ(Ang Ⅰ),血管紧张素转换酶(ACE)将 Ang Ⅰ 转化为八肽的血管紧张素Ⅱ(Ang Ⅱ)。Ang Ⅱ是主要的动脉收缩药,它通过作用于肾小球滤过压和调节醛固酮的分泌在钠水潴留中起了重要作用。此外,Ang Ⅱ使神经源性儿茶酚胺释放,激发肾上腺髓质儿茶酚胺释放,导致心律失常,促进血管增生和病理性心肌肥大,刺激心肌细胞死亡。总之,血管紧张素Ⅱ拮抗药是心力衰竭治疗的基石。

ACE 抑制药抑制了 Ang Ⅱ和醛固酮的产生,降低交感神经兴奋性,增加了心衰治疗中利尿药的作用。然而在应用 ACE 抑制药长期治疗时 Ang Ⅱ水平会降低到基础值,是因为还有一部分 Ang Ⅱ是由非 ACE 酶产生,例如糜蛋白酶,一种组织蛋白酶。尽管有 Ang Ⅱ的"逃逸",但 ACE 抑制药依然有持续的临床作用,这提示 ACE 抑制药在心衰中的治疗作用有其他的机制存在。ACE 同时可以降解缓激肽和其他刺激产生 NO、cGMP、血管活性的类花生酸类物质的激肽,以上这些扩管物质都可以对抗由 Ang Ⅱ刺激产生的血管平滑肌增殖、心肌纤维化以及细胞外基质的产生。因此，应用 ACE 抑制药使缓激肽水平增高，在改善血流动力学以及抗心肌重构方面起重要作用。

ACE 抑制药对动脉的扩张作用大于静脉。使用 ACE 抑制药后，平均动脉压（MAP）降低或者不变，平均动脉压决定于每搏量对减低的后负荷的反应。心率一般不会改变，甚至是在 ACE 抑制药引起交感兴奋下降导致了系统张力下降的时候心率也不变。左室后负荷降低增加了每搏量和心排血量。血管扩张的结果是左右心灌注压和舒张末压力降低。

另一种改善血流动力学和减轻肾素-血管紧张素系统对血管损害的途径是抑制血管紧张素受体。临床上大部分已知的 Ang Ⅱ 对心衰的不良作用都是通过 AT_1 血管紧张素受体介导的。同样表达在心血管系统的 AT_2 受体，似乎用来平衡由于刺激 AT_1 受体产生的生物学效应。由于直接的作用位点，AT_1 受体拮抗药对 Ang Ⅱ 的抑制比 ACE 抑制药更大。同时，AT_1 受体阻断后可能有更多的 AT_2 受体激活，Ang Ⅱ 水平可能会升高。注意 AT_1 受体阻断不会改变缓激肽的代谢，但是 ACE 抑制药却可以。

（1）血管紧张素转化酶抑制药：现在的心衰治疗中，有六种 ACE 抑制药被 FDA 批准使用，分别是卡托普利（CAPOTEN）、依那普利（VASOTEC）、雷米普利（ALTACE）、赖诺普利（PRINIVIL，ZESTRIL）、喹那普利（ACCUPRIL）和福辛普利（MONOPRIL）。大量临床试验支持在任何心力衰竭包括无症状左室功能障碍的患者中使用 ACE 抑制药。

ACE 抑制药使用应该从小剂量开始（如 6.25mg 卡托普利或者 5mg 赖诺普利），有些患者可能有血压突然下降的情况，特别是容量不足时容易发生。这就可以解释在出现充血症状时就应该开始选用 ACE 抑制药。在严密的血压、血清电解质和血肌酐的严密监测下，住院患者在几天之后或门诊患者几个星期后可加大 ACE 抑制药的用量。

ACE 抑制药的剂量和长期临床效果之间的关系还没有明确定义，但是我们可以参照以往研究中对心力衰竭有效的用药剂量。在这个基础上，目标剂量是卡托普利 50mg 每天三次，依那普利 10mg 每天两次，赖诺普利 10mg 每天一次或雷米普利 5mg 每天两次。如果这样的剂量没有达到明显的临床效果，可以在患者耐受的情况下增加药量。高剂量的赖诺普利（32.5mg 或 35mg）和低剂量相比可以降低死亡率和住院率。

在肾血流减少的心力衰竭患者中，ACE 抑制药选择性作用于出球小动脉限制了肾脏对肾小球灌注压的自我调节。在这种情况下，ACE 抑制药的用量应该减少，或者加用或换用其他类型的扩管药。极少情况下使用 ACE 抑制药会致使肾功能损害，常见于那些双侧肾动脉硬化的患者。最好先治疗肾动脉硬化，如果不可行，就改用其他扩管药。出现血管性水肿应该立即停用 ACE 抑制药治疗。使用 ACE 抑制药常常有血钾的轻度升高，但在有肾功能损伤或者有 Ⅳ 型肾小管酸中毒（低肾素低醛固酮）的糖尿患者中，血钾升高就很显著。轻微的血钾升高最好是通过低钾饮食来纠正，但也可能需要调整剂量。咳嗽可能与 ACE 抑制药对缓激肽的作用相关，此时可改用 AT_1 受体拮抗药。由于一些心肾以外的原因（如过低血压、进展性肾功能损害或高血钾）而不能使用 ACE 抑制药，是充血性心衰患者预后不好的标志。

在发达工业国家心肌梗死是导致收缩性心力衰竭的主要原因。ACE 抑制药通过逆转心肌重构阻止了临床显著心室功能障碍的发展，降低了急性心梗后的死亡率。ACE 抑制药在一些特殊的患者亚型中作用明显，例如妇女、非裔美国人以及老人。

（2）AT_1 受体拮抗药：AT_1 受体激活介导了大部分 Ang Ⅱ 引起的有害作用。AT_1 受体拮抗药通过减少 Ang Ⅱ 对 ACE 抑制药的"逃逸"来起效。同样 AT_1 受体拮抗药也可以避开因为 ACE 抑制药作用于缓激肽而引起的咳嗽。发生在大于 10% 的患者中的咳嗽大大局限了 ACE 抑制药在临床上的使用。血管性水肿在 AT_1 受体拮抗药使用中有报道，因此在那些曾因用 ACE 抑制药导致过血管性水肿的患者中，AT_1 受体拮抗药要谨慎使用。AT_1 受体拮抗药是心力衰竭治疗中 ACE 抑制药的替代用药，也可以降低患者的死亡率。

ACE 抑制药和 ARB 的联合用药，使得不同类型血管紧张素拮抗药能发挥各自的优点，为取得其他治疗效果提供了可能。一些专家建议在使用 ACE 抑制药同时加用 ARB 来治疗心衰，可以有效降低患者住院率。ARB 同样可以减低舒张性心力衰竭患者的住院率。

5.硝基血管扩张药　硝基扩管药在心衰治疗中已经应用了很长时间，而且是最广泛使用的血管活性药物之一。硝基扩管药提供 NO 松弛血管平滑肌，激活可溶的鸟苷酰环化酶。因此硝基扩管药效仿了内源性 NO 生物学效应，内源性 NO 是由脉管系统的内皮细胞和平滑肌细胞中的一氧化氮合酶催化精氨酸生成，并通过旁分泌和自分泌产生。

硝酸酯类：硝酸酯类有很多形式，快速起效的硝酸甘油舌下片剂或喷雾，短效口服制剂硝酸异山梨酯（ISORDIL、SORBITRATE）、长效口服制剂单硝酸异山梨酯（IMDUR），局部用药如硝酸甘油软膏、皮肤贴和静脉用硝酸甘油。在心力衰竭治疗中主要用来降低左室灌注压的硝酸盐制剂相对安全有效。前负荷降低是由于外周静脉容量增大。硝酸盐可以降低肺循环和体循环血管阻力，尤其是在大剂量使用的时候，但是效果和预见性都不如硝普钠。硝酸盐选择性作用于心外膜上的冠脉系统，通过提高冠脉血流量来同时加强心室收缩和舒张功能。

在充血性心力衰竭的治疗中，和安慰剂相比硝酸异山梨酯明显提高患者运动耐量、减轻症状。但是应用硝酸酯类对体循环血管阻力的作用不大并易产生耐受，限制了在充血性心力衰竭治疗中单一使用的疗效。在正在使用地高辛和利尿药的轻到中度心力衰竭患者中，如果联合应用硝酸异山梨酯和肼屈嗪可以有效的降低总死亡率。单硝酸盐制剂在慢性充血性心衰治疗中没有研究，经皮使用制剂在慢性充血性心衰治疗中很少应用，这些反映出在心衰患者中药物吸收以灌注依赖为主。

药物耐受限制了硝酸盐对充血性心力衰竭的长效治疗作用。每天硝酸盐的血药浓度可以降低到检测不到的水平 6～8 小时，可以根据患者的症状调整。举个例子，有端坐呼吸或者阵发性夜间呼吸困难的患者最好在晚上使用硝酸盐。N-乙酰半胱氨酸（MUCOMYST）可以消除硝酸盐在心衰治疗中对血流动力学的耐受作用。此外，肼屈嗪可以通过抗氧化减弱过氧化反应来降低硝酸盐的耐受，从而增加了 NO 的生物利用度。

6.肼屈嗪　肼屈嗪（APRESOLINE）是一种有效的抗高血压的药物，和那些引起交感张力代偿性增加和水钠潴留的药物联合应用。在心力衰竭中，肼屈嗪通过减少肺循环和体循环的阻力来降低左右心室的后负荷，增加每搏量，减少室壁收缩压。肼屈嗪同时有和后负荷减低没有关联的直接正性肌力作用。除了 ACE 抑制药之外，在所有扩管药中，肼屈嗪能最有效地减轻肾血管阻力增加肾脏血流量。结合这些作用，对那些肾功能损害不能耐受 ACE 抑制药的心衰患者，使用肼屈嗪有效。肼屈嗪对静脉容量作用很小，因此和静脉扩管药（如硝酸酯类）合用时效果最好。

　　和安慰剂或者 α₁ 肾上腺素受体拮抗药哌唑嗪相比,联合应用肼屈嗪(每天 300mg)和硝酸异山梨酯能提高心衰患者生存率。在已经应用常规剂量的 ACE 抑制药、地高辛和利尿药的进展性心力衰竭患者中,无论联合应用硝酸盐类药与否,肼屈嗪都可以更好地改善患者的血流动力学。联合应用肼屈嗪和硝酸异山梨酯(BIDIL)的研究最近正在非裔美国人中进行,与安慰剂相比,在 NYHA 分级中Ⅲ、Ⅳ级心力衰竭患者在包括神经内分泌阻断药的标准治疗基础上加用肼屈嗪,可以显著地减少全因死亡率。这样的联合用药已经被 FDA 批准作为非裔美国人充血性心力衰竭标准治疗的辅助方案,这也是第一次被 FDA 批准的根据种族来用的药。

　　肼屈嗪在充血性心力衰竭治疗中有一些局限性。尽管和 ACE 抑制药依那普利相比,肼屈嗪治疗更能增加射血分数和运动耐量,但是 ACE 抑制药更能降低死亡率。肼屈嗪产生需要调整治疗剂量或者停药的副作用很常见。肼屈嗪相关的狼疮样副作用相对少见,更多见的是患者会出现慢性乙酰化表型。最后,对同时服用多种药物的充血性心衰患者来说,多剂量疗法的顺应性也较差。

　　除非有严重的肝淤血或者低灌注,心衰患者肼屈嗪的口服生物利用度和药代动力学不会有显著改变。相比口服肼屈嗪,静脉用药没有好处,除非是怀孕期间的紧急用药,因为此时大多数其他扩管药都相对或绝对禁忌使用。

　　7.β 肾上腺素受体阻断药　交感高度兴奋是心力衰竭的特征。交感兴奋通过增加收缩力(正性肌力)、增加心室舒张度和改善舒张、增加心率(正性频率)来保证循环功能。很多年来,心力衰竭的药物治疗包括使用那些可进一步刺激交感反应的药物,认为充血性心力衰竭患者最根本的变异是心肌功能衰竭导致了每搏量或者心排血量减少。矛盾的是,很多交感兴奋药物增加了充血性心力衰竭患者的死亡率,而使用 β 肾上腺素能受体拮抗药却意想不到地降低了死亡率。现在,在心肌损伤的背景下交感神经持续兴奋促进了收缩功能衰竭的认识已经建立,那些长期交感兴奋产生的不良结果(如心肌中不正常的增生信号、直接心肌毒性、心肌凋亡)也支持了以上观点。

　　在原发性扩张性心肌病心力衰竭患者中使用几个月的 β 肾上腺素受体阻断药可以改善症状、提高运动耐量、改善心室功能。一系列测量表明充血性心力衰竭患者在使用 β 肾上腺素受体阻断药早期可立即出现收缩功能下降,但是在用药 2～4 个月之后收缩功能恢复并超过了原来的水平。长期使用 β 肾上腺素受体阻断药治疗可以改善心脏收缩功能,这可能是由于减弱或阻止了通过 β 肾上腺素能受体介导的儿茶酚胺对心脏的不良作用。

　　比改善症状更为重要的是,β 肾上腺素受体阻断药减少了住院率,降低了轻度到中度心力衰竭患者的死亡率。与此一致的还有猝死率的降低,可能反映了恶性室性心律失常的减少。因此,这种抗心律失常的作用似乎是由于 β 肾上腺素受体阻断药减少了低血钾倾向,或者是药物抗缺血的直接结果。另外一个一致的发现是,β 肾上腺素受体阻断药对左室结构和功能有改善,使室腔缩小,射血分数增加。

　　(1)美托洛尔:美托洛尔(LOPRESSOR,TOPROLXL)是选择性 β₁ 受体阻断药。FDA 推荐用 25mg 缓释片用于轻到中度心衰治疗。很多临床试验表明心衰用美托洛尔治疗可以降低猝死率和因心衰恶化所致的死亡率。这些有利作用独立于年龄、性别、心衰的病因和射血分数。

（2）卡维地洛：卡维地洛（COREG）是 FDA 推荐用于轻到中度心衰治疗的非选择性 β 肾上腺素受体阻断药和选择性 $α_1$ 肾上腺素受体拮抗药。在标准化治疗中联用卡维地洛可以显著降低全因死亡率以及进展性心衰的住院率。

（3）比索洛尔：比索洛尔（ZEBETA）是一种能减低充血性心衰患者全因死亡率的选择性 $β_1$ 肾上腺素受体受体阻断药，它既能降低猝死率，又可以减缓泵功能衰竭。比索洛尔改善病死率独立于心衰病因，显著降低心衰患者住院率。在美国比索洛尔是心力衰竭的正式用药。

（4）β 肾上腺素受体阻断药在心力衰竭中的临床应用：大量的数据显示，β 肾上腺素受体阻断药在慢性心力衰竭治疗中有着傲人的作用，它改善症状，降低住院率，降低轻到中度心衰患者的死亡率。因此，在射血分数小于 35%、NYHA 分级在 Ⅱ 或 Ⅲ 级的心衰患者中，除了应用 ACE 抑制药/ARB 和利尿药减轻症状之外，还要常规应用 β 肾上腺素受体阻断药。

因为实验数据存在一些局限性，这种常规推荐还应该做些调整。首先，大部分数据来源于轻度到中度相对稳定心衰患者。因此，β 肾上腺素受体阻断药在那些症状严重或者近期有失代偿的心衰患者中的作用不是十分明确。此外，β 肾上腺素受体阻断药在无症状的左室衰竭患者中的作用没有研究。最后，尽管所有这些有利作用看起来都来自于 β 肾上腺素受体阻断药，但是并不能证明所有的 β 肾上腺素受体阻断药起着同样的作用。既然 β 肾上腺素受体阻断药有损害心衰患者心室功能和加重症状的潜在可能，我们得谨慎用药。β 肾上腺素受体阻断药应该从很小的剂量开始，一般低于最终目标剂量的十分之一，剂量的增加应该在严密的监测下通过几个星期来缓慢增加。在高血压和冠心病的患者中快速使用 β 肾上腺素受体阻断药可能导致很多患者出现失代偿的情况，此时可以减慢静滴速度。甚至开始使用非常小剂量的 β 肾上腺素受体阻断药都可能出现液体潴留的现象，此时需要调整利尿药的用量。尽管有限的数据显示，对于 NYHA 分级 ⅢB、Ⅳ 级患者也可以耐受并得益于 β 肾上腺素受体阻断药，但是这类患者使用 β 肾上腺素受体阻断药要格外谨慎。对于初发的急性失代偿心衰几乎没有什么实验研究，这类患者应该等到病情稳定数天或数周后再考虑使用 β 肾上腺素受体阻断药。

8.外周扩管药　左心室衰竭的特征是心肌收缩力下降和对左室后负荷变化敏感性增加。后一个特征表现在因射血阻力增加致使每搏量大幅度减少。反过来说此时后负荷减少可伴随心搏量明显增加。收缩性心衰患者得益于减低负荷的治疗，原理就是这种后负荷依赖。

（1）硝普钠：硝普钠（NITROPRESS）是一种同时降低心室灌注压和循环血管阻力的前体药和强扩管药。它起效非常快（2～5 秒），失效也快（迅速代谢为氰化物和扩管活性物质 NO），可以快速静滴达到期望的血流动力学效应。因此，硝普钠常用于快速控制严重的高血压和失代偿性心力衰竭等重症情况。

有几种机制可以解释使用硝普钠之后心室灌注压减低。硝普钠可直接增加静脉容量，使血流从中到外周循环重新分配。硝普钠降低了外周血管阻力，增加了主动脉的顺应性，改善了心室血管偶联，左室后负荷降低，心排血量随之增加。前后负荷同时减低降低了室壁压，增加了心肌动力。这种心肌动力的改善也维持了平均动脉压，使舒张期冠脉灌注充足。随着硝普钠的迅速停药，体循环阻力反弹增高会出现短暂性的心室功能恶化。硝普钠在因为体循环阻力增大引起的充血性心力衰竭患者中作用尤其显著，也适用于一些伴随在急性心肌梗死后的复杂并发症（如二尖瓣反流、室间隔缺损致导的左向右分流）。

硝普钠最常见的副作用是低血压。一般来说,在严重心力衰竭患者中硝普钠增加心排血量和肾血流量,提高了肾小球滤过率和利尿药的利尿作用。然而在收缩功能衰竭更严重一点的患者中,过度的降低体循环动脉压会限制甚至阻止了肾血流灌注的增加。硝普钠生物转化产生的氰化物在肝脏里面迅速代谢成硫氰酸,被肾脏排泄。硫氰酸和氰化物的毒性不常见,但是可能会在肝脏或肾脏衰竭时,或者长期大剂量注射硝普钠之后产生毒性。典型症状包括无法解释的腹痛、精神状态改变、抽搐或者乳酸中毒。高铁血红蛋白血症是另一种不常见的并发症,主要是由于长期大剂量使用硝普钠致使血红蛋白被 NO 氧化所致。

(2)静脉注射硝酸甘油:静脉注射硝酸甘油和硝普钠一样是常用于重症监护病房的一种产生 NO 的血管活性药。不同于硝普钠,硝酸甘油相对选择性作用于静脉容量血管,尤其是在低灌注率时。在充血性心力衰竭患者中,静脉注射硝酸甘油在因急性心肌梗死引起的左心衰竭中的治疗中尤其值得一提。静脉注射硝酸甘油也用于需要迅速减低心室灌注压的非缺血性左心衰竭,在容量负荷过重而利尿药又没有开始起效时硝酸甘油尤其有用。在灌注率高的时候,硝酸甘油同样可以减低体循环动脉系统阻力,但这种作用无法准确预计。硝酸甘油治疗的缺陷是头痛和硝酸盐耐受的发生,尽管后者可以通过提高静滴速度来克服。因为硝酸甘油是乙醇制剂,所以太高的静滴速度会导致血乙醇浓度升高。

(3)奈西立肽:奈西立肽(NATRECOR)是重组人脑利钠肽(BNP),被 FDA 推荐用于充血性心力衰竭引起的呼吸困难的治疗。利钠肽-心房利钠肽(ANP)、BNP 和 C 型利钠肽是一个内分泌激素家族,主要有较强的利钠、利尿以及扩管作用。BNP 是心室肌细胞舒张时分泌的,循环中 BNP 浓度和心衰的严重程度相关。在心衰时,BNP 通过扩管、利钠、利尿来对抗 Ang Ⅱ 和 NE 的作用。

BNP 受体是 A 型鸟苷酰环化酶的胞外段,GC-A。活化的受体-环化酶复合物是一个同型二聚体。被 BNP 活化的 GC-A 增加了靶组织(包括血管、内皮和平滑肌细胞)的 cGMP,cGMP 升高使血管平滑肌松弛、动静脉扩张。BNP 通过特异性地清除受体来代谢,此受体可促进 BNP 内摄和降解。神经内肽酶(NEP)也可使 BNP 失活。在肾功能障碍的患者中 BNP 的剂量不必调整。

奈西立肽降低左右心的灌注压但是对变时性和变力性没有直接作用。奈西立肽对血流动力学改变有以下特征:右房压、肺动脉压和肺毛细血管楔压降低,体循环阻力降低,心指数增加。据临床报道,奈西立肽改善了呼吸困难、乏力,加强了利尿效果。在失代偿心衰治疗中,和静脉用硝酸甘油和安慰剂相比较,奈西立肽在减轻肺毛细血管楔压方面较硝酸甘油强,改善呼吸困难方面和硝酸甘油相当,均比用安慰剂好得多。和变肌力药物相比,奈西立肽不会增加房性或室性心律失常。因此当在顽固性心衰患者中使用变肌力药有致心律失常的危险时,奈西立肽是一个更好的选择。

奈西立肽治疗可以从 $2\mu g/kg$ 以 $0.01\mu g/(kg \cdot min)$ 速度静脉滴注开始,滴速可以从 $0.005)\mu g/(kg \cdot min)$ 增加到最大 $0.03\mu g/(kg \cdot min)$。主要副作用是低血压,但停药后可恢复。$t_{1/2}$ 是 18 分钟,但是低血压反应可能持续到比预计的药物消除时间更长的时间。尽管在奈西立肽的治疗中收缩压低于什么数值并没有限制,但是有研究指出收缩压低于 $90 mmHg$ 的患者应该排除在外,此类患者适宜用正性肌力药。同样值得注意的是,近来有 meta 分析指出奈西立肽治疗心衰会增加肾衰竭和死亡的风险。

（4）血管肽酶抑制药和 BNP：血管肽酶抑制药是一组新型的可同时抑制 ACE 和神经内肽酶（NEP）的有效抗高血压药物。NEPs 能酶解心房利钠肽和脑利钠肽。因此，NEP 抑制药可以升高循环中这些利钠激素的水平，在此基础上治疗心力衰竭。血管肽酶抑制药奥马曲拉在提高运动耐量、减轻症状、降低慢性心力衰竭患者的死亡率和住院率方面和 ACE 抑制药的作用相当，但是它常常引起症状性低血压。奥马曲拉没有被 FDA 通过。

9.强心苷 强心苷在心衰中的治疗作用归因于对衰竭心肌的正性肌力作用和对房颤时心室率的控制。强心苷同时可以调节自主神经系统活动，这似乎是它用于心力衰竭治疗的主要机制。但是其他既减轻心力衰竭症状又减少死亡率的药物的出现，越来越限制了强心苷在心力衰竭药物治疗中的应用，现在仅有地高辛在广泛应用。

（1）正性肌力作用机制：所有的强心苷都是有效的高选择性的 Na^+，K^+-ATP 转运体抑制剂。它能可逆地结合在 Na^+，K^+-ATP 酶的 α 亚基上，抑制了细胞膜的 Na^+、K^+ 转运活性。在每次除极化过程中，Na^+，Ca^{2+} 进入心肌细胞。Ca^{2+} 入胞后激发心肌收缩，然后被肌浆网上的 Ca^{2+} ATP 酶（SERCA2）重吸收，也可通过 Na^+-Ca^+ 交换泵（NCX）和肌膜上的 Ca^{2+}-ATP 酶排除细胞外。强心苷抑制了 Na^+，K^+-ATP 酶使 Na^+ 外流速度减低、胞内 Na^+ 浓度增加，从而降低了 Na^+-Ca^{2+} 交换泵在心肌复极化过程中排出 Ca^{2+} 的速率。Ca^{2+} 外流减少、胞外 Ca^{2+} 不断进入胞内、Ca^{2+} 在心肌细胞中聚集致使肌浆网 Ca^{2+} 摄取增加，增加的 Ca^{2+} 在第二个周期中的兴奋收缩偶联从肌浆网释放，于是强心苷便增强了心肌收缩。

（2）电生理作用：在治疗浓度，地高辛降低心肌自律性，并通过增加迷走张力、降低交感系统兴奋来增加心房和房室结的最大舒张间歇膜电位。这可导致窦性心动过缓、房室传导延长、高度窦性停搏或房室阻滞。高浓度时，地高辛直接增加心肌组织的自律性，导致了来源于房性或室性的心律失常。胞内 Ca^{2+} 增加和交感兴奋增加使舒张期自主除极速率增加，同时也延迟了后除极，触发可扩布的动作电位的产生。这种自律性不一致的增加和希蒲束及心室肌纤维传导抑制使心脏容易发生严重室性心律失常。

（3）药代动力学：在肾功能正常的患者中地高辛的半衰期是 36 个小时。因此一天一次的剂量，在开始治疗一周时才能达到稳定的血药浓度。地高辛经肾脏排出，其清除率和肾小球滤过率相关。在充血性心力衰竭和边缘心力储备的患者中，如果用了扩管药或者类交感药物使心排血量增加、肾血流量增大从而增加了肾脏的地高辛清除率，此时有必要调整地高辛的用量。反过来，在进展性肾功能衰竭的患者中，地高辛的半衰期延长（到 3.5～5 天），在老年人中药物的分布和清除速率都降低。因为狭窄的治疗指征，地高辛在老人和肾功能衰竭患者中必须慎用。

液状胶囊的地高辛（LANOXICAPS）比片剂生物利用度高，当患者在用药剂型转换时，剂量也要随之调整。地高辛有静脉制剂.当不能口服时，可以静脉维持给药。很多药物相互作用和一些临床条件能改变地高辛的药代动力学或者改变患者对其毒性作用的易感性。比如，慢性肾功能衰竭减弱了地高辛的排泄，所以药物维持量也应该减少。电解质紊乱尤其是低钾、酸碱失衡以及其他潜在的特殊心脏疾患都可能改变患者对地高辛毒性的易感性。

（4）地高辛在心力衰竭临床治疗中的应用：强心苷在窦性心律的心衰患者中治疗效果有争

议。现推荐在并发房颤的心衰患者中使用地高辛,或者在那些使用了 ACE 抑制药和 β 肾上腺素受体阻断药也无法改善症状的窦性心衰患者中使用。虽然地高辛不是一线用药,但是应该重视的是,不像其他正性肌力药,地高辛对充血性心力衰竭的死亡率并没有坏的影响。在所有正性肌力药中,地高辛对神经内分泌的效应是独一无二的,它减弱了交感兴奋和肾素的释放。

(5)地高辛毒性:随着治疗室上性心律失常和心衰药物的发展,对地高辛药动学的理解增加,对血清药物浓度监测以及对地高辛和其他联用治疗药物相互作用的认识,地高辛中毒的发生率和严重程度都在减少。此外,对地高辛毒性认识很重要的一点是,对使用了强心苷的患者发生心律失常、神经和胃肠症状的鉴别诊断。来自羊抗地高辛血清中的纯化 Fab 片段(IGIB-IND)的免疫治疗,为危及生命的地高辛或洋地黄中毒提供了有效解药。

10.注射用正性肌力药 一般认识心衰患者住院最常见的原因是液体潴留引起呼吸困难和外周水肿。因此,应用利尿药和扩管药解除充血是治疗的首选。这种心衰患者中的一部分有心排血量减低的临床表现,包括乏力、氮质血症和精神状态改变。更严重的失代偿心衰需要加强治疗力度,包括静脉用正性肌力药,更严重的情况需要辅助通气和机械循环。在这样严重的失代偿期心衰,首要治疗原则就是通过提高心肌收缩的药物加大心排血量。

11.β 肾上腺素激动药和多巴胺激动药 多巴胺和多巴酚丁胺是常用于进展性心力衰竭短期维持循环的正性肌力药。这些药物通过激活心肌细胞上的多巴胺 D_1 和 β 肾上腺素能受体,激活了 Gs 蛋白-腺苷酸环化酶-cAMP-pK_a 途径。异丙肾上腺素、肾上腺素、去甲肾上腺素尽管也可以用于特定情况下,但它们对心衰几乎没有作用。

(1)多巴胺(DA):多巴胺对大部分心源性循环衰竭患者作用有限。低剂量使用时($\leqslant$ 2μg/kg 去脂体重每分钟),多巴胺的扩管作用是激活了平滑肌上的多巴胺受体(导致 cAMP 依赖性舒张)并激活了外周交感神经突触前 D_2 受体(抑制去甲肾上腺素的释放、减少血管平滑肌 α 受体激活),多巴胺受体大部分分布在内脏及肾血管床。以这种低剂量静滴多巴胺可以增加肾血流量,有助于维持那些利尿无效患者的肾小球滤过率。多巴胺同时作用于肾小管上皮细胞促进利尿。中等速度静滴时[2~5μg/(kg·min)],多巴胺直接作用于心脏、血管的交感神经 β 肾上腺素能受体,增强心脏收缩和神经去甲肾上腺素的释放。更高速度静滴时[5~15μg/(kg·min)],α 肾上腺素能受体介导的外周动静脉同时收缩,这可用于严重动脉压下降患者的循环支持,如由于血管扩张(败血症、过敏反应)导致循环衰竭患者。然而,高剂量多巴胺静滴对原发性收缩功能障碍无效,此时,增加血管收缩会使后负荷增加、左室搏出量和心排血量进一步减少。在有冠心病的患者中,多巴胺比多巴酚丁胺更能引起心动过速而导致心肌缺血。

(2)多巴酚丁胺:多巴酚丁胺(DOBUTREX)是一种用于终末期收缩功能障碍和心力衰竭的 β 受体激动药。多巴酚丁胺作为一个消旋混合物同时激动 $β_1$、$β_2$ 两种受体。此外,左旋异构体是 α 受体激动药,而右旋异构体只有非常微弱的部分激动作用。在产生正性肌力作用的滴速下,$β_1$ 肾上腺素能作用在心肌占主导地位。在脉管系统,左旋异构体激动 α 肾上腺素能受体的作用,看似被右旋异构体的部分激动以及 $β_2$ 受体激动产生的扩管作用所抵消。因此,由于多巴酚丁胺的正性肌力作用,它的主要血流动力学效应是增加心排血量。在增加心排血量的剂量时,心率相对不增加。多巴酚丁胺静滴时一般体循环阻力和心脏灌注压会轻微减低。

本药对多巴胺能受体无作用,因此,药物引起的肾血流增加与心排血量的增加成比例。

在严重的临床失代偿患者中连续数天多巴酚丁胺静滴已经成为一种常规治疗,药代学耐受可能限制了长期临床应用的疗效。静滴可以从 $2\sim3\mu g/(kg\cdot min)$ 开始,无目标负荷剂量,可以增加剂量直至所需要的血流动力学为止。多巴酚丁胺的血压反应变异度很大,依赖于此药对血管张力和心排血量的作用效果。如果心排血量显著增加,那么心率会随着反射性交感兴奋降低而降低。多巴酚丁胺的主要副作用是严重的心动过速和心律失常,应该减低剂量。长期应用会产生赖受,此时需要换用其他药物,如 PDE3 抑制药。对已经接受了 β 肾上腺素受体阻断药治疗的患者,多巴酚丁胺的起始反应会减弱。

(3)磷酸二酯酶抑制药:cAMP-磷酸二酯酶(PDE)抑制药减少了细胞内 cAMP 降解,就像腺苷酸环化酶激活一样,使 cAMP 水平升高。在心脏中会产生正性肌力作用。在外周脉管系统,cAMP 升高同时扩张了阻力血管和容量血管,使前后负荷都降低。这种对心脏和外周的联合作用使这类药归类为"正性肌力-扩管药"。

氨力农和米力农:静脉用氨力农和米力农可以在进展性心衰中用来短期支持循环。两种药都是二吡啶衍生物,相对选择性抑制 PDE3(cGMP 抑制性 cAMPPDE)。它们直接刺激心肌收缩、加速心肌舒张。此外,它们使动静脉均扩张,降低了体循环和肺循环阻力,也降低左右心的灌注压。刺激心肌收缩、降低左室后负荷使心排血量增加。这种双重作用机制的结果使得在同等程度降低外周阻力时,米力农增加心排血量的效果优于硝普钠。反过来,在同等程度增加心排血量时,米力农扩张动静脉的效果优于多巴酚丁胺。

静滴两药中任何一种都应该从一个负荷剂量开始连续静脉注射。比如氨力农,以 $0.75mg/kg$ 的剂量快速静脉注射 2~3 分钟,随后以 $2\sim20\mu g/(kg\cdot min)$ 速度静滴。米力农的负荷剂量是 $50\mu g/kg$,连续静滴速度 $0.25\sim1\mu g/(kg\cdot min)$。氨力农和米力农在正常人的 $t_{1/2}$ 分别是 2~3 小时和 0.5~1 小时,在那些严重心衰患者中 $t_{1/2}$ 可为正常时的将近两倍。临床上使用的氨力农患者有 10% 可能发生明显的血小板减低症,但是米力农罕见。因为对 PDE3 同工酶有更好的选择性、半衰期短、副作用少,所以米力农作为 PDE 抑制药,短期注射用正性肌力药,更常用于临床。由于这类药的扩管作用以及相对比较长的半衰期,限制了它们在体循环低血压患者中的应用。

12.舒张性心力衰竭　有 30%~40% 的充血性心力衰竭的患者左心室收缩功能正常。尽管收缩功能完好,这些患者还是会出现典型心衰症状:呼吸困难、容量功能损害、肺/体循环淤血。舒张性心力衰竭的病理改变是由于心室舒张功能损害导致的心室结构和功能异常,损害了左室的扩张(例如室壁僵硬度增加使左室顺应性异常)。根据上面心力衰竭的定义,舒张性心力衰竭的诊断可以拟定为,在不超过正常舒张压的上线情况下,左室无法足够灌注来维持正常的心排血量。舒张性心力衰竭的根本问题是无法灌注心室(而不是排空)。

对于舒张性心力衰竭患者至今没有一个明确的试验指导治疗,因此无法预料哪个治疗可以减缓病情发展或降低死亡率。但是在选择治疗方案时可以根据选择的治疗机制来做出一些评价。

舒张性心力衰竭患者主要是依赖前负荷来维持足够的心排血量。严格调整血管容量对有容量负荷症状的患者有益,容量调整应该逐渐完成,治疗目标要经常重新评估。除了严格的调整容量以外,维持患者心房的同步收缩也十分重要,这样可以保证在舒张末期左心室有足够的灌注。如果舒张性心力衰竭患者并发房颤尤其是最低室率控制下的房颤,这样的患者心功能将严重受损。必须用药物精确控制心室率来降低房室传导速度,恢复窦性心律也应考虑。评估和治疗那些与舒张功能动力异常相关的情况也十分重要,比如心肌缺血和控制不好的体循环高血压。

三、临床总结

心力衰竭是一种慢性疾病,开始以心肌损伤为主(心肌数量和功能的丧失),后来逐渐进展(以一段时间内出现各种各样的功能和结构代偿为特征)。事实上,心衰的阶段性进展给修订的心衰分类体系提供了基础,新的分类将替代建立在患者心功能基础上的纽约心血管协会分类(NYHA)。在这种新的分类中,患者从有发生心衰风险的状态(A 期)发展到已经有器质性心脏病变的状态(B 期)。从无症状的心室衰竭发展到有心衰症状出现的时期(C 期),一部分C 期患者会发展到药物治疗无效的终末期(D 期)。既然心衰症状从心肌受损开始(如心梗、血流动力学超负荷或炎症),那么就该从诊断和纠正这些会导致器质性心脏病的危险因素开始。比如,因为冠心病是收缩性功能障碍和充血性心力衰竭的最常见病因,那么通过解除一些危险因素(如降低血脂、控制血压、停止吸烟)来防治心梗是关系到公众健康的重要治疗策略。

一旦器质性心脏病形成(B 期),为维持心脏功能的代偿机制便被激活,但同时也使疾病进展。这个时期可看做是无症状性心室功能障碍期。B 期的治疗主要是减轻持续的神经内分泌激活,按照那些治疗指南选用目标剂量的 β 肾上腺素受体阻断药、ACE 抑制药或 ARB,这些指南是经过临床试验证实使用这些药物可以减少发病率和死亡率的。要记住药物和剂量的选择必须个体化。

在经过无症状期之后,心衰通常会进展到有症状期。一旦症状明确(C 期),治疗目标就应包括减轻症状和防止疾病发展。除了用利尿药和减荷治疗来减轻充血症状外,肾素-血管紧张素系统和自主神经交感系统拮抗药也可防止心肌的进一步损伤。在血流动力学代偿的门诊患者中,利尿药和硝酸酯类可调节和维持等量体液,扩管药可减轻体循环阻力,增加心排血量。维持心排血量可以减轻神经内分泌激活,拮抗 Ang Ⅱ 和交感兴奋的药如 ACE 抑制药和 ARB也有同样效果。如果以上药物都不能耐受,那么肼屈嗪和硝酸异山梨酯联合应用。β 肾上腺素受体阻断药应在患者血流动力学稳定后使用,醛固酮受体拮抗药要在患者肾功能正常时使用。地高辛现在主要用于症状持续的门诊患者,并没有数据表明强心苷类药物增加死亡率。

当有症状的患者出现血流动力学失代偿,口服利尿药和扩管药不能维持等量体液、无法满足外周灌注时,应该住院治疗。这类患者应使用注射用扩管药和正性肌力药来达到恢复心排血量。制定用药方案的时候,临床医生必须考虑每个患者的血流动力学状态。如果可行的话要经常定量评估患者的心排血量(正常或低)、体循环阻力(正常或高)和心内灌注压(正常或高)。

在体循环血管阻力增高且血压正常到升高的情况下,选用硝普钠降低后负荷是十分合理的,它同时增加了静脉容量,减少前负荷。在心肌衰竭的时候,减少后负荷主要增加了心排血量。在体循环血管阻力增高和血压降低的情况下,硝普钠也同样有效,在这种更为复杂的血流动力学情况下,应谨慎保持硝普钠所减轻的容量负荷与增高的每搏量作用相平衡。这一作用导致的每搏量增加可能不会发生在进展性心衰患者身上,反而导致其平均动脉压进一步降低,增加了外周器官低灌注的危险。像米力农这样的正性肌力扩管药也是一个选择,它同时降低前后负荷,而且它的正性肌力作用可以抵消其他扩管药单用引起的平均动脉压下降。

在体循环血管阻力正常的失代偿心力衰竭患者中,禁忌降低后负荷,像多巴酚丁胺这样的静脉用药治疗比较合适。这种用交感兴奋类药物治疗有增加心肌氧耗量的危险,在心肌缺血直接导致左心衰竭的患者中尤其值得注意。这种情况在介入心脏血管重建时不常见了。如果遇到这种情况,可以考虑联合应用多巴酚丁胺和注射用硝酸甘油。

有症状的肺循环充血的患者治疗一般用利尿药减轻肺循环和体循环充血。口服或静脉使用硝酸盐制剂可以通过增加静脉容量来减轻肺充血。这种治疗的主要目的是减轻患者痛苦,还有一个重要的作用就是同时减轻了心脏灌注压增加和呼吸困难引起的神经内分泌的激活。如果是前负荷依赖的进展性心力衰竭应该避免过度地降低前负荷。

当心力衰竭对标准治疗方案无效时,应该使用侵入性血流动力学监测。尽管心脏灌注压持续升高,有效的治疗通常会引起肾功能衰竭和低血压。在症状持续且(或)血流动力学不稳定的患者(D期),应该请专科治疗中心专家来指导评估和治疗。心衰发展到这一时期,可以考虑强化治疗(比如心脏再同步化、机械辅助、高风险外科手术或者心脏移植)或者一些正在研究中的治疗。

第六节 抗心肌缺血药

一、缺血性心脏病的病理生理

心绞痛是心肌对氧需求增加和(或)冠状动脉供血减少,引起心脏氧供需不平衡导致的心肌暂时性缺血。用于治疗心绞痛的药物有硝基血管扩张药、β肾上腺素受体阻断药、钙通道阻滞药和抗血小板药,这些药物通过扩张冠状动脉增加心肌供氧或减弱心脏做功降低心肌耗氧,从而改善心肌氧的供需平衡。治疗典型心绞痛的药物主要是通过减慢心率,降低心肌收缩力和(或)室壁张力从而减少心肌需氧量,而对不稳定性心绞痛的主要治疗目的是增加心肌血供。抗血小板药物和肝素可减少冠脉内血栓形成,促进冠脉支架或冠状动脉搭桥术后的血流恢复。变异型心绞痛的治疗目的主要是防止冠脉痉挛。

二、有机硝酸酯类

有机硝酸酯类是硝酸的多元酯,而有机亚硝酸酯是亚硝酸的多元酯。硝酸酯($-C-O-NO_2$)和亚硝酸酯($-C-O-NO$)均以碳-氧-氮序列为特征,而硝基化合物则具有碳-氮键($C-NO_2$)。因此,硝酸甘油并不是硝基化合物,故称之为"nitroglycerin"是错误的,但硝酸甘油这个名称已广为流传。低分子量的有机硝酸酯类(如硝酸甘油)是有中度挥发性油状液体。高分子量的有机硝酸酯类(如丁四硝酯、硝酸异山梨酯和单硝酸异山梨酯)是固体物质。硝酸酯类和亚硝酸酯类,统称为硝基血管扩张药,均必须被还原,产生活性自由基 NO,即本类药物的主要活性成分。

亚硝酸盐、硝酸盐、亚硝基化合物和许多其他还原含氧化氮的物质(包括硝基氢氰酸盐)均可生成 NO。NO 激活鸟苷酸环化酶,升高细胞内 cGMP 水平,进一步激活 PKG,调节 2,3,5-磷酸二酯酶(PDEs)的活性。在平滑肌细胞,NO 介导的胞内 cGMP 升高可激活 PKG,PKG 会引起肌球蛋白轻链的去磷酸化,胞内钙浓度降低,血管舒张。虽然可溶性鸟苷酸环化酶异构体仍保留了大多数 NO 靶点的特征性,但 NO 也可在蛋白质内形成特异性的巯基化合物并使还原型谷胱甘肽减少,而产生具有不同生物学特征的亚硝基硫醇复合物。

1.心血管作用

(1)血流动力学作用:低浓度的硝酸甘油优先扩张静脉,减少左、右心室容积和舒张末期压力,但对全身血管阻力无明显改变。全身动脉压可轻度降低,心率不变或由于血压下降而反射性轻度增加。肺血管阻力和心排血量稍有降低。通常硝酸甘油在不改变全身动脉压的剂量下就可使面、颈部的小动脉扩张,导致面色潮红,脑(脊)膜动脉血管扩张性头痛。

较大剂量的硝酸酯类可引起进一步的静脉淤血,也可降低小动脉阻力,降低收缩压、舒张压和心排血量,导致面色苍白、乏力、眩晕,同时激活代偿性交感神经反射,因而引起反射性心动过速和外周小动脉收缩,有助于维持外周阻力,但这种效应是继发于持续性静脉淤血的。冠状动脉血流可因为冠状动脉扩张而短暂增加,但随后可因为心排血量和血压的明显下降而降低。

自主神经功能失调的患者不能产生交感神经反射性增加流出量,硝酸酯类引起的静脉扩张继发的血压下降不能被代偿。由此,硝酸酯类可明显降低动脉压和冠状动脉灌注压,产生威胁生命的低血压甚至使心绞痛恶化。对那些直立性心绞痛和冠脉正常的患者正确的治疗是通过增加血容量(氟氢可的松和高盐饮食),用合身的支撑衣服防止静脉淤血,以及谨慎地逐步加量地使用血管升压药以纠正直立性低血压。因为有些自主神经功能失调的患者合并有冠状动脉疾病,在治疗前应进行冠脉的解剖学检查。

(2)对总冠脉血流量和局部冠脉血流量的影响:缺血是冠脉扩张的有力的刺激因子,局部血流量可通过自动调节机制来调整。在冠状动脉粥样硬化性狭窄的患者,病变远端的缺血可刺激血管舒张。如果狭窄非常严重,大部分的血管扩张以维持损伤区静息状态下的血流,当需要增加氧的供应时,就不可能进一步舒张血管。严重的冠脉狭窄可使心内膜下血流量不成比例地减少,因后者在收缩期时血管外压迫最大。有机硝酸酯类可使这些区域的血流趋于正常。硝酸酯类对冠脉血流动力学的影响主要是由于它可扩张大的心外膜血管及防止它们收缩,发挥此效应时并不会损伤小血管的自动调节机制。通过使狭窄部位的心外膜血管扩张及降低这些部位的血流阻力,在自动调节机制作用下,硝酸酯类使增加的血流优先分布到缺血区。硝酸甘油优先增加心内膜下血流的一个重要间接机制是能使对抗血液流至心内膜下的腔内收缩压和舒张压降低。

（3）对心肌需氧量的影响：有机硝酸酯类通过对全身循环的影响而减少心肌的需氧量。心肌耗氧量的主要决定因素包括左室壁张力、心率和心肌收缩性能。室壁肌张力主要受前负荷和后负荷影响，前负荷由心室舒张末期压力决定，心室舒张末期压力增大可增加室壁肌张力，硝酸酯类增加静脉容量，减少静脉回心血量，降低心室舒张末期容积，进而减少心肌耗氧量。降低前负荷的另一个益处是增加了灌注心室壁的梯度压从而有利于心内膜下灌注。后负荷是对抗心室射血的阻抗，与外周阻力密切相关（无主动脉瓣膜病时）。降低外周阻力可减少后负荷，从而减少心肌做功和心肌耗氧量。

硝酸酯类通过扩张容量血管和阻力血管既降低前负荷也降低后负荷，它并不直接改变心脏的频率和收缩力。由于硝酸酯类使需氧的主要决定因素减少，其净效应通常是减少了心肌的耗氧量。硝基舒血管药也可升高血小板内 cGMP 水平，继而抑制血小板聚集。这可能有助于其抗心绞痛作用，但似乎影响有限。

（4）缓解心绞痛的机制：硝酸酯类缓解心绞痛是继发于全身动脉压下降后心脏做功减少。硝酸酯类可适度扩张心外膜冠状动脉，但大量证据表明它也可减少心肌做功，因而降低心肌需氧量，这是它对慢性稳定型心绞痛的主要作用机制。相反，大剂量的硝酸酯类通过降低血压使冠脉血流减少，也可发生反射性心动过速和肾上腺素活性增强而引起的收缩增强。这些效应可能部分抵消了此类药物对心肌需氧量的有益作用，并可能加重缺血。另外，硝酸甘油舌下给药可产生心动过缓和低血压，这可能是由于贝-亚反射。

2.吸收、代谢和排泄

（1）硝酸甘油：舌下给药 4 分钟血浆药物浓度达峰值，半衰期（$t_{1/2}$）1～3 分钟，如果舌下喷雾给药则起效更快。在运动和应激前预防性给药可防止心绞痛发作。处方药量应是药物的最低有效剂量。如果患者在服用三片硝酸甘油 15 分钟后心绞痛仍未缓解，则应立即送医，因为这可能表明是心肌梗死或其他原因引起的疼痛。应告知患者试图在心绞痛时避免舌下给予硝酸甘油，这样做是没有任何好处的。经皮给予（2%）硝酸甘油软膏剂可缓解心绞痛，增加运动耐量.缓解运动 4 小时或更长时间内的缺血性 ST 段压低。药效在 30～60 分钟内最明显（尽管吸收情况不一），持续 4～6 小时。软膏剂特别适合用于控制夜间心绞痛发作，后者通常在患者入睡 3 小时后发生。经皮给予含硝酸甘油的多聚膜可使药物逐渐吸收并维持血药浓度达 24 小时，此时起效较慢，1～2 小时产生最大效应。为避免耐受，每天给药至少应间隔 8 小时。采用这种给药方法可长期预防缺血事件。在上唇和切牙之间经颊给予硝酸甘油可使药物附着于牙龈并以恒定的速度溶解，2～5 分钟起效，可用于短期预防心绞痛发作。硝酸甘油可在更长的时间内继续释放入血，并使运动耐量增加达 5 小时。

（2）硝酸异山梨酯：舌下给药 6 分钟达血药峰浓度，随后血药浓度迅速降低（$t_{1/2}$ 约 45 分钟）。硝酸异山梨酯在体内的主要代谢途径是通过酶的脱硝酸作用，进一步代谢生成葡萄糖苷酸结合物。主要代谢产物为 2-单硝酸异山梨酯和 5-单硝酸异山梨酯，它们的 $t_{1/2}$ 更长（3～6 小时），也有治疗作用。

（3）5-单硝酸异山梨酯：本药为片剂，因无首过效应，口服给药后生物利用度高。其半衰期较硝酸异山梨酯明显延长，可被制成普通片剂和缓释制剂。此两种剂型作用持续时间均长于相应剂量的硝酸异山梨酯。

3.耐受性　在心绞痛发作时或预期要参加体力劳动或发生应激情况前应舌下含服有机硝酸酯类。这种间歇性疗法可使心血管效应重复出现。然而,反复或连续使用大剂量的硝酸酯类会导致这些药物多数重要的药理效应明显减弱。耐受的程度与剂量和给药频率有关。

耐受性的产生可能由于血管平滑肌将硝酸甘油转变为 NO 的能力降低(例如,真性血管性耐受),或者是由于血管壁外的激活机制(例如,假性耐受)。多种机制参与了硝酸酯类的耐受,包括容积扩张,神经体液激活,细胞内巯基耗竭和自由基生成。线粒体醛脱氢酶,一种参与硝酸甘油生物转化的线粒体酶的失活,也在硝酸酯类耐受模型中被发现。在硝酸酯类转变为 NO 过程中产生的一种活性中间体,自身可使激活途径的酶破坏或失活。耐受性还与内皮衍生的超氧化物的产生有关。

一种更有效的恢复反应能力的措施是每天中断治疗 8～12 小时,促进药效恢复。对于劳累性心绞痛患者可通过调整给药间隔时间或除下硝酸甘油贴皮制剂来取消晚间给药。可是,对于那些左室充盈压升高诱发的心绞痛患者(产生端坐呼吸和夜间阵发性呼吸困难),则适合在夜间持续性给药和白天安静时停药。5-单硝酸异山梨醇酯也可产生耐受性,可通过非对称的每天两次给药来维持有效性。

虽然上述措施有效,但有些患者在应用无硝酸酯间隔时间的硝酸甘油药膏时出现了夜间性心绞痛发作增多的情况,针对这种情况应在此时期合用其他类型的抗心绞痛药。耐受性看来不像是一致的现象,如某些患者只产生部分耐受性。对不稳定性心绞痛患者静脉注射硝酸甘油时,有时会在给药间期出现反跳性心绞痛。由于产生耐受性,需增加剂量以达到相同治疗效果,而最终尽管剂量增加,药物仍然会失效。

4.毒性和不良反应　硝酸酯类的不良反应几乎都是继发于它的心血管效应。头痛最常见并可能很严重,若继续用药,通常数天后减轻,并可通过减少剂量而得以控制。偶尔会发生暂时性眩晕,乏力以及与直立性低血压有关的其他症状,特别当站立不动时,有时可发展到意识丧失。此反应可被饮酒加重,自主神经功能失调的患者应用小剂量的硝酸酯类时即可发生此现象。改变体位或采取其他促进静脉回流的措施可缓解硝酸酯类晕厥。所有硝酸酯类都可偶尔产生药物疹。

5.与磷酸二酯酶 5(PDE5)抑制药之间的相互作用　勃起功能障碍是一个常遇见的问题,其危险因素与冠状动脉疾病的危险因素相同。因而要求治疗勃起功能障碍的许多患者可能已经接受了抗心绞痛的治疗。PDE5 抑制药西地那非、他达那非和伐地那非均被广泛用于治疗勃起功能障碍。在 PDE5 抑制药存在时,硝酸甘油可导致 cGMP 进一步增加,出现严重的低血压。因此,在使用硝基血管扩张药时应禁止使用所有 PDE5 抑制药,在产品标签上以"黑色方框"警告。如果患者在合用 PDE5 抑制药和硝酸酯类时出现了严重低血压,为了维持血压,应及时补液和给予 α-肾上腺素受体激动药。

6.临床应用

(1)心绞痛:易诱发心绞痛的疾病必须进行治疗,作为综合治疗措施之一,主要目的是延长生命。这些疾病如高血压、贫血、甲亢、肥胖、心力衰竭、心律失常和焦虑均可诱发心绞痛。患者首先应戒烟,不可暴饮暴食,应纠正高血压和高脂血症,每天服用阿司匹林(如果不能耐受阿司匹林则可用氯吡格雷或噻氯匹啶)。应避免使用拟交感药(如鼻黏膜减充血剂)。在心绞痛治疗中不要使用镇痛药,因为它们并不能缓解心肌缺血。

(2)充血性心力衰竭:使用硝基血管扩张药治疗充血性心力衰竭患者可缓解肺充血和增加心排血量。

(3)不稳定型心绞痛和非 S-T 段抬高性心肌梗死:不稳定型心绞痛的特征是患者心绞痛症状急性或亚急性恶化。因本质的疾病多样,它的预后也多变。近年来倾向于根据患者继发一些严重疾病(如心肌梗死和死亡)的危险性来直接诊断不稳定性心绞痛。通常多数急性冠脉综合征的临床表现是由于冠脉粥样硬化斑块的破裂导致局部血小板聚集和动脉壁血栓形成继发部分或整个血管腔的阻塞。不稳定性心绞痛的发病机制还包括由于逐渐进展的动脉粥样硬化导致的初发性劳累性心绞痛。较少见的还有轻度粥样硬化冠脉的痉挛导致的自发性心绞痛。在多数情况下,治疗劳累性心绞痛的基本措施——直接降低心肌耗氧量——对急性冠脉综合征疗效却有限,因为后者主要是由心肌供氧(血)不足引起的。

减少心肌耗氧量的药物主要是通过降低心室前负荷(硝酸酯类)或减慢心率和心肌收缩力(β 肾上腺素受体阻断药)而起效的,同时还需采用一些辅助治疗,如针对动脉粥样硬化斑块自身及防止其破裂的治疗。这些治疗包括:①抗血小板药,包括阿司匹林和氯吡格雷;②抗凝药如肝素和溶栓剂;③通过血小板糖蛋白(GP)Ⅱb/Ⅲa 直接抑制血小板聚集药;④冠状动脉内支架;⑤冠状动脉搭桥术。同硝酸酯类和 β-肾上腺素受体阻断药一样,抗血小板药物是治疗急性冠脉综合征的基本治疗药物。阿司匹林可抑制血小板聚集,提高生存率。肝素(普通肝素或低分子量肝素)可减少心绞痛发作以及防止心肌梗死。血小板糖蛋白(GP)Ⅱb/Ⅲa 受体阻断药(阿昔单抗、替罗非班)与肝素合用有效。硝酸酯类既可减少血管痉挛,也可通过降低室壁肌张力减少心肌耗氧量。静脉注射硝酸甘油可短时间达到较高血药浓度从而快速起效。因为硝酸甘油代谢快,所以静脉注射给药时要注意给药的速度和安全性。如果存在冠脉痉挛,静脉给予硝酸甘油是有效的,若同时加入钙通道阻滞药可达完全控制。

(4)急性心肌梗死:心肌梗死(MI)的治疗策略包括缩小梗死面积;通过减少心肌耗氧量保护存活心肌;防止心室重构。

硝酸甘油通常用于缓解 MI 患者的缺血性疼痛,但也有 MI 患者使用硝酸酯类后死亡率增高的零散报道。因为硝酸酯类可以通过扩管作用降低心室前负荷,它也可用于缓解肺充血。在右心室梗塞的患者应避免降低心室前负荷,因为这类患者需要增大心室右侧壁的灌注压。硝酸酯类应慎用于低血压患者,根据美国心脏协会/美国心脏病学院(AHA/ACC)的治疗指南,如果因为血压过低而限制使用 β 肾上腺素受体阻滞药的话,那么也不能使用硝酸酯类。

既然导致 MI 的直接原因是冠脉内血栓形成,溶栓治疗非常重要也非常必要,如果可能,对急性 MI 可进行经皮冠脉内介入治疗(PCI),通常使用的是含药物的冠状动脉内支架。如果患者在医院内并且没能进行 PCI 治疗,则可给予溶栓药,但是相对来说效果没有 PCI 好。

(5)变异型心绞痛:通常情况下,大的冠状动脉对冠脉阻力没多大影响。然而,在变异型心绞痛,冠脉收缩可导致心肌血流量减少和缺血性疼痛。钙通道阻滞药可降低变异型心绞痛致死率和 MI 发生率,用于变异型心绞痛的治疗。

三、钙通道阻滞药

电压敏感性钙通道(L型或慢通道)介导了去极化时细胞外 Ca^{2+} 进入平滑肌细胞、心肌细胞、窦房结和房室结细胞。在平滑肌细胞和心肌细胞,Ca^{2+} 是引起收缩的触发因素,虽然它们的机制各不相同。钙通道阻滞药,也叫钙内流阻滞药,可抑制钙通道功能。在血管平滑肌细胞,它可致血管舒张,特别是动脉血管床的舒张。该药也可产生心脏的负性肌力和负性频率作用。

在美国推荐临床使用的钙通道阻滞药有不同的化学结构,包括苯烷胺类、二氢吡啶类、地尔硫䓬类、联苯哌嗪和二芳香胺苯丙胺。维拉帕米(苯烷胺类)、地尔硫䓬(地尔硫䓬类)、硝苯地平、氨氯地平、非洛地平、伊拉地平、尼卡地平、尼索地平和尼莫地平(二氢吡啶类)、和苄普地尔(一种二芳香氨基丙基胺醚)。所有药物均与 L 型钙通道的 α_1 亚单位结合,阻滞 Ca^{2+} 经通道进入细胞。然而,在苯烷胺类、二氢吡啶类、地尔硫䓬类之间存在根本区别,特别是它们的药理学特征、药物相互作用和毒性。

所有的钙通道阻滞药都可舒张动脉平滑肌而对大多数静脉无明显影响,因而不会明显影响心肌前负荷。对心肌,钙通道阻滞药可产生负性肌力作用。虽然所有钙通道阻滞药都有扩管作用,但二氢吡啶类的外周扩管作用更强,往往伴随有压力反射性交感活性增加,而抵消了其负性肌力作用。

在窦房结和房室结,去极化主要依赖于 Ca^{2+} 通过 L 型慢钙通道的移动。钙通道阻滞药对房室结传导和对窦房结起搏点速度的影响主要取决于药物是否能推迟慢钙通道的恢复。虽然硝苯地平可剂量依赖性地减少慢内向电流,但它对慢钙通道的恢复没有影响。而且二氢吡啶类的通道阻滞作用也没有频率依赖性。因而,临床所用剂量的硝苯地平不会影响房室结传导。相反,维拉帕米不仅可减少钙内流幅度,还可减慢通道的恢复速度。而且,维拉帕米导致的通道阻滞作用可随刺激频率增加而增强(此作用地尔硫䓬较弱),此现象称为频率依赖性或使用依赖性。因此,维拉帕米和地尔硫䓬可减慢窦房结起搏点速度,减慢房室结传导,而后者是它们治疗室上性心动过速的基础。苄普地尔与维拉帕米一样也抑制钙慢内向电流和钠快内相电流,它具有直接负性肌力作用。它的电生理特性为减慢心率,延长房室结有效不应期,更重要的是,可延长 QTc 间期,特别是在低血钾时,此作用与尖端扭转型室性心动过速,一种潜在的致死性的心律失常有关。

所有临床上应用的钙通道阻滞药都可降低冠脉阻力,增加冠脉的血流灌注。在离体和在体实验中,二氢吡啶类的扩管作用均比维拉帕米强,而后者又比地尔硫䓬强。这些药物的血流动力学效应不同,主要取决于给药途径和左心室功能失调的程度。

硝苯地平是典型的二氢吡啶类,可选择性地扩张动脉阻力血管,使动脉血压降低而产生交感神经反射,从而导致心动过速和正性肌力作用。因而,小动脉阻力和血压下降,收缩力和心室节段收缩功能,心率和心排血量少许增加。其他的二氢吡啶类氨氯地平,非洛地平,尼卡地平,尼索地平和尼莫地平共同具有硝苯地平的许多心血管效应。氨氯地平因为半衰期长(35~50 小时),其血药浓度的峰谷波动小而较少引起反射性心动过速。非洛地平较氨氯地平或硝苯地平的血管选择性更强,在扩管时不会产生负性肌力作用。尼卡地平和硝苯地平一样有抗心绞痛作用,对冠脉有选择性。伊拉地平也有典型的外周扩管作用,但它对窦房结有抑制效应,很少见到心率增快。这种抑制作用并不会延伸到心肌,故未见心肌抑制效应。尽管存在负性频率作用,但伊拉地平对房室结并无影响,所以它可用于房室阻滞患者或与β-肾上腺素受体阻断药合用。一般来说,因为不具有心肌抑制效应和基本上无负性频率作用,二氢吡啶类在稳定性心绞痛的单一疗法中没有维拉帕米,地尔硫䓬或β肾上腺素受体阻断药有效。在体外实验中,尼索地平对人血管平滑肌收缩性的抑制作用比它对人心肌收缩性的抑制作用强1000倍,这说明它对血管具有高度选择性。尽管尼索地平的消除半衰期短,但已开发出它的一种持久释放制剂,可用于抗心绞痛治疗。尼莫地平有高脂溶性,主要用作扩张脑血管。它可有效抑制脑血管痉挛,主要用于治疗蛛网膜下腔出血后脑血管痉挛引起神经损伤的患者。

　　苄普地尔对稳定性心绞痛患者可降低血压和减慢心率,也可增加左室工作效能。但由于副作用而仅局限于在顽固性患者的使用。

　　维拉帕米相对于二氢吡啶类来说扩管作用较弱,和二氢吡啶类一样,维拉帕米扩张动脉的浓度对静脉血管影响小。在扩张动脉的同时,维拉帕米有更明显的负性频率,负性传导和负性肌力作用。静脉给予维拉帕米可通过降低血管阻力而降低动脉血压,但由于该药的直接负性频率作用而少见反射性心动过速。它的负性肌力作用可被后负荷的降低和肾上腺素能活性反射性增加而部分抵消。因此,在不伴有充血性心力衰竭的患者中,维拉帕米并不会损害心室做功反而会改善它,尤其是当缺血限制了心室做功时。相反,在充血性心力衰竭的患者中,静脉给予维拉帕米可引起收缩力和左室功能的明显下降。口服维拉帕米可减少外周血管阻力和血压水平,但通常对心率影响很小。维拉帕米主要通过降低心肌需氧量而缓解起搏诱发的心绞痛。

　　静脉给予地尔硫䓬首先可引起外周血管阻力和动脉血压的明显降低,导致反射性心率加快和心排血量增加。然后由于药物的直接负性频率作用可使心率降至初始水平以下。口服地尔硫䓬可持久地降低心率和平均动脉压。虽然地尔硫䓬和维拉帕米对窦房结和房室结的作用一样,但地尔硫䓬的负性肌力作用较弱。

　　1.吸收、代谢和排泄　口服给药后可几乎完全吸收,但因首关效应,它们的生物利用度较低。除氨氯地平、非洛地平和伊拉地平吸收较慢以外,大部分钙通道阻滞药口服一次量后30～60分钟内效应明显。比较而言,维拉帕米静脉给药后15分钟内即可达峰效应。本类药物可与血浆蛋白广泛结合(70%～98%),$t_{1/2}$相差较大。反复用药后,由于肝脏药物代谢酶饱和,生物利用度增加,半衰期延长。地尔硫䓬的主要代谢产物为脱乙酰基地尔硫䓬,它的扩管作用为地尔硫䓬的1/2。维拉帕米的主要代谢产物N-去甲维拉帕米($t_{1/2}$约为10小时)也有一定的药理活性但较其母体弱。二氢吡啶类的代谢产物活性较弱或无活性。老年人和肝硬化患者因生物利用度增加,半衰期延长,应减少用药剂量。除了地尔硫䓬和硝苯地平外,所有的钙通道阻滞药都是外消旋混合物。

　　2.毒性和不良反应　钙通道阻滞药尤其是二氢吡啶类最常见的不良反应是由于血管过度扩张所引起的眩晕、低血压、头痛、面部潮红、手指感觉迟钝和恶心。有时也可出现便秘、周围水肿、咳嗽、哮喘和肺水肿。蛛网膜下腔出血患者大剂量应用尼莫地平可引起肌肉痛性痉挛。

少见的不良反应有皮疹、嗜睡,偶尔可见肝功能轻度异常。这些不良反应可随用药时间的延长或调整剂量逐渐缓解。冠状动脉侧支循环血管造影表明,部分患者使用硝苯地平后加重心肌缺血,部分患者可出现心绞痛恶化,这是由于血压过度下降导致冠脉流量减少,以及非缺血区冠脉选择性扩张而减少缺血区血流量[称冠状动脉窃血现象,缺血区的血管已经最大限度地舒张],或者是反射性交感兴奋和心动过速导致心肌需氧量增加。用尼索地平速释制剂单独治疗心绞痛的效果并不优于安慰剂,并与严重不良反应事件发生率的上升倾向有关。

虽然已报道维拉帕米可引起心动过缓、心搏暂停和加重心力衰竭,但这些反应多见于静脉给药的窦房结或房室结传导功能障碍患者或同时使用肾上腺素受体阻断药的患者。静脉给予维拉帕米时禁止合用(肾上腺素受体阻断药,因为会加重房室阻滞和(或)心室功能的严重抑制。维拉帕米和地尔硫草(特别是静脉给药)禁用于心功能不全、窦房结或房室结传导阻滞和收缩压低于90mmHg的患者。一些钙通道阻滞药可引起地高辛血药浓度增加,但少见强心苷样副作用。维拉帕米禁用于洋地黄中毒,可加重房室传导阻滞。苄普地尔可导致心电图 QTc 间期延长,可引发尖端扭转型室速等严重心律失常,尤其在低钾血症和(或)心动过缓时易发生。粒细胞缺乏症也有报道。因为这些严重的副反应,苄普地尔仅局限于对其他治疗药物和外科手术无效的顽固性患者。

近来一些观察性研究分析已注意到短效硝苯地平的长期安全性。由于突然的血管扩张,硝苯地平可引起反射性交感激活。这些不良反应在使用硝苯地平缓释制剂或长效钙通道阻滞药如氨氯地平或非洛地平时并不明显。

3.临床应用

(1)变异型心绞痛:此型心绞痛发病主要由冠脉流量减少而非需氧增加所致。钙通道阻滞药对此型心绞痛有效。钙通道阻滞药能减轻变异型心绞痛患者由麦角新碱所致冠脉痉挛,表明其对变异型心绞痛的保护作用主要通过扩张冠状血管而非改变外周血流动力学。

(2)劳累型心绞痛:钙通道阻滞药对此型同样有效,可能与它们舒张冠脉、减慢心率、降低血压及心肌收缩性从而增加冠脉流量、降低心肌氧耗有关。钙通道阻滞药可减少此型心绞痛患者心绞痛的发作次数,减轻运动所致心电图 S-T 段压低。

但是在某些患者,二氢吡啶类如硝苯地平因降压导致反射性心率加快,可能诱发或加重心绞痛。这种副作用在维拉帕米和地尔硫草并不明显,因为它们不会导致明显的外周扩管和反射性心动过速。由于 β 肾上腺素受体阻断药可抵消二氢吡啶类所致的反射性心率加快,而二氢吡啶类不延缓房室传导,不加重 β 肾上腺素受体阻断药的负性传导作用,因此临床上常将这两种药物合用治疗劳累性心绞痛且更有效。尽管将维拉帕米或地尔硫草与 β 肾上腺素受体阻断药合用也可缓解心绞痛,但由于房室传导阻滞、严重心动过缓、左室功能降低,因此合用时必须慎重,尤其是治疗已有左室功能减退者。氨氯地平血药浓度较平稳,它不会引起硝苯地平样的反射性心动过速。伊拉地平和硝苯地平一样增加运动耐量,但由于起效慢而较少引起心率增加。

(3)不稳定型心绞痛:临床上不稳定型心绞痛的治疗药物包括阿司匹林(可降低死亡率)、硝酸酯类、β 肾上腺素受体阻断药和肝素,对控制缺血事件和心绞痛有效。在一些不稳定型心绞痛患者可见血管痉挛,钙通道阻滞药给这种情况提供了另一治疗途径。然而,除了潜在机制是冠脉痉挛外,还缺乏足够证据评价它是否可降低其他心绞痛的死亡率。相反,直接降低血小板功能和防止血栓聚集的治疗已确认可降低不稳定型心绞痛患者的发病率和死亡率。

(4)心肌梗死:还没有临床证据证明钙通道阻滞药对急性心肌梗死的早期治疗和次级预防有益。在某些试用中,二氢吡啶类短效制剂如硝苯地平在高剂量应用时还可增加心肌梗死的死亡率。而对心电图显示无 Q 波又不宜用 β 肾上腺素受体阻断药的初发心肌梗死患者,地尔硫䓬和维拉帕米可显著降低再次心肌梗死及梗死后难治性心绞痛的发生率,除此之外,β 肾上腺素受体阻断药仍是第一选择。

(5)其他:钙通道阻滞药还可用于心律失常、高血压、心力衰竭。评价钙通道阻滞药延缓肾功能衰竭进展以及保护移植肾脏作用的临床试验正在进行之中。维拉帕米已被证实可改善左室流出道阻塞和肥厚性心肌病患者症状,还可用于预防偏头痛。虽然二氢吡啶类可抑制轻度动脉粥样硬化进展,但并无证据显示它可降低缺血事件的发生率和死亡率。尼莫地平可用于治疗先天性颅内动脉瘤破裂后脑血管痉挛的神经系统缺损。硝苯地平、地尔硫䓬、氨氯地平和非洛地平可用于缓解雷诺病症状。钙通道阻滞药在体外可舒张子宫平滑肌,可能对防治早产的宫缩有效。

四、β 肾上腺素受体阻断药

β 肾上腺素受体阻断药可有效降低劳累性心绞痛发作的严重程度和频率,提高 MI 患者的存活率。相反,此类药物不宜用于血管痉挛性心绞痛,如果单独应用可使病情恶化。大多数 β 肾上腺素受体阻断药在治疗劳累性心绞痛时效果相似。已证明噻吗洛尔、美托洛尔、阿替洛尔和普萘洛尔等均有心脏保护作用。β 肾上腺素受体阻断药可用于治疗劳累性心绞痛,主要是能减少心肌静息和运动时的耗氧量,同时也能增加缺血区血供。β 肾上腺素受体阻断药减少心肌耗氧量主要是由于它的负性频率作用(特别是运动时),负性肌力作用和降低血压的作用(特别是收缩压)。并不是所有 β 肾上腺素受体阻断药的作用都对患者有利,心率和收缩力的降低会导致射血时间延长和左室舒张末期容积增大,从而使耗氧量增加。但是,此类药物的净效应为减少心肌尤其是运动时心肌的耗氧量。然而,在心脏储备功能有限并依赖于肾上腺素能神经兴奋的危急患者中,β 肾上腺素受体阻断药可引起左室功能严重降低。虽然如此,已证明一些 β 肾上腺素受体阻断药可降低充血性心力衰竭患者的死亡率。在美国,许多 β 肾上腺素受体阻断药已批准在临床上使用。

【临床应用】

1.不稳定型心绞痛　β 肾上腺素受体阻断药可有效减少缺血事件的再发生率,减少发展为急性 MI 的危险性。但临床试验结果缺乏足够的统计学数据来说明其能否降低死亡率。另一方面,如果潜在的病因是冠脉痉挛,使用硝酸酯类和钙通道阻滞药有效,但应慎用 β 肾上腺素受体阻断药。有些患者冠脉有严重的固定性狭窄和血管痉挛,如果给予抗血小板治疗和其他药物扩管治疗后心绞痛仍然存在,可加用 β 肾上腺素受体阻断药。

2.心肌梗死　无内在拟交感活性的 β 肾上腺素受体阻断药可降低 MI 死亡率。应早期给药,能耐受的患者可持续性用药。

五、抗心绞痛药物治疗策略

比较各个不同形式的抗心绞痛治疗临床试验,必须特别关注患者人种、病理生理基础和疾病所处阶段。抗心绞痛治疗的有效性取决于心绞痛严重程度,有无冠脉痉挛和心肌需氧的基本因素。最好是逐渐增加剂量以达到最佳治疗效果。

ACC 和 AHA 心绞痛治疗指南可帮助医生在面对慢性稳定型心绞痛患者时选择适当的初始治疗方案。对于冠心病患者应使用阿司匹林和一种 β 肾上腺素受体阻断药(特别是以前有过 MI 的患者)。治疗指南也着重指出对于冠心病合并左室功能不全和(或)糖尿病应使用 ACE 抑制药。硝酸酯类和钙通道阻滞药也可用于治疗心绞痛合并高胆固醇血症。比较 β 肾上腺素受体阻断药和钙通道阻滞药治疗心绞痛的荟萃分析表明 β 肾上腺素受体阻断药可使每周心绞痛发作减少,不良反应的停药率降低。然而,除硝苯地平外的钙通道阻滞药与 β 肾上腺素受体阻断药相比,运动时发生心肌缺血的时间和不良反应发生率并无很大区别。临床试验结果也表明长效硝酸酯类、钙通道阻滞药、β 肾上腺素受体阻断药治疗效果无明显差异。

六、联合治疗

因为不同类型的抗心绞痛药有不同的作用机制,联合用药可以减少用药量,增加疗效和降低不良反应发生率。但是,尽管预期有上述益处,联合用药很少完全达到预期目标并可能伴随严重副反应。新型抗心绞痛药(如雷诺嗪)通过不同的药理学机制减少心肌耗氧量,一些研究表明这些新型药物和其他抗心绞痛药合用会有协同效应。雷诺嗪及相关药物(例如哌克昔林、曲美他嗪)是“代谢性”抗心绞痛药,可将心肌代谢从游离脂肪酸氧化转变为葡萄糖代谢,从而降低心肌耗氧量。这些药物并未经 FDA 批准,但哌克昔林已在澳大利亚和欧洲使用。

1.硝酸酯类和 β 肾上腺素受体阻断药 硝酸酯类和 β 肾上腺素受体阻断药联合用药治疗典型的劳累型心绞痛非常有效。产生协同效应主要原因是一个药物可以阻断另一个药物的反射效应。β 肾上腺素受体阻断药可以阻断硝酸酯类的压力感受器反射性心动过速和正性肌力作用,而硝酸酯类通过增加静脉容量,可减少 β 肾上腺素受体阻断药引起的左室舒张末期容积增大,还可缓解 β 肾上腺素受体阻断药引起的冠脉阻力增加。

2.钙通道阻滞药和 β 肾上腺素受体阻断药 对心脏病患者使用 β 肾上腺素受体阻断药可降低死亡率,因而此类药物为治疗的一线用药。但如果 β 肾上腺素受体阻断药和硝酸酯类联合应用仍不能完全控制病情,那么加用钙通道阻滞药可产生进一步治疗效果,尤其是当患者合并有冠脉痉挛时。不同类型的钙通道阻滞药和 β 肾上腺素受体阻断药合用可导致严重不良反应或有益的药物相互作用。如果患者已经在使用最大量的维拉帕米或地尔硫草,合用 β 肾上腺素受体阻断药很难产生进一步治疗效果,甚至可能导致心动过缓、传导阻滞或心力衰竭。但是,二氢吡啶类如硝苯地平或硝酸酯类治疗时常伴有的反射性心动过速,往往限制了它们的疗效,在此情况下合用 β 肾上腺素受体阻断药是有利的,可以减慢运动时的心率,降低血压。

β 肾上腺素受体阻断药治疗心绞痛的相对禁忌证为支气管痉挛、雷诺综合征、变异型心绞痛(用钙通道阻滞药有效)。冠脉张力的波动是变异型心绞痛的重要决定因素,例如寒冷和情绪激动可引起冠脉张力增加,使一些慢性稳定型心绞痛患者容易合并发生变异型心绞痛。在心梗早期或冠状动脉血管成形术后,增加的冠脉张力会使心绞痛的发生率增加,这可能说明那些不稳定型心绞痛患者用二氢吡啶类有效。动脉粥样硬化的动脉对刺激(包括运动、其他形式的交感激活和胆碱能受体激动药)的血管舒缩反应异常,在运动时这些血管的狭窄部位会更加狭窄。这意味着动脉粥样硬化时运动也不会引起冠脉血流增加。在高脂血症中,甚至在出现冠状动脉粥样硬化解剖学改变之前就发现有类似的增强血管收缩反应。因而,冠脉扩张药(硝酸酯类和(或)钙通道阻滞药)在大多数缺血性心脏病患者的治疗方案是重要的。

3.钙通道阻滞药和硝酸酯类 在严重的劳累型心绞痛或血管痉挛性心绞痛,合用硝酸酯类和钙通道阻滞药比单用任一药物可产生更好的缓解作用。硝酸酯类主要降低前负荷,而钙通道阻滞药主要降低后负荷,净效应是协同降低心肌需氧量。不过,也可能发生过度的血管扩张和低血压。特别是合并心力衰竭、病(态)窦(房结)综合征或房室传导阻滞的劳累型心绞痛患者应推荐硝酸酯类和硝苯地平联合用药,但可见到过度的心动过速。

4.钙通道阻滞药、β肾上腺素受体阻断药和硝酸酯类 如果劳累型心绞痛患者联合两药治疗仍不能控制发作,则可给予三药联用,可使病情得到改善,但不良反应发生率也会明显升高。二氢吡啶类和硝酸酯类舒张心外膜冠状动脉,二氢吡啶类降低后负荷,硝酸酯类降低前负荷,β肾上腺素受体阻断药减慢心率和降低心肌收缩力。所以,虽然存在不利的药物相互作用并可能导致严重不良反应,但理论上这些药物联合应用是有益的,事实上有时也确实如此。例如,维拉帕米或地尔硫草与β肾上腺素受体阻断药合用可大大增加传导阻滞和左室功能障碍危险性,合用时应特别小心且只在无其他选择时考虑。

七、抗血小板药,抗纤维蛋白药和抗凝血药

阿司匹林可降低 MI 发生率和不稳定型心绞痛患者死亡率,并且小剂量的阿司匹林还可减少慢性稳定型心绞痛患者 MI 发生率。MI 治疗开始阶段给予阿司匹林 160~325mg,可以减少不稳定型心绞痛患者的死亡率。在阿司匹林治疗的基础上加用氯吡格雷可减少急性冠脉综合征患者死亡率。肝素或低分子量肝素也可以缓解不稳定型心绞痛症状,防止心梗发生。凝血酶抑制药如水蛭素和比伐卢定可直接抑制结合凝血块的凝血酶,其作用不会被循环抑制药影响,也不依赖于抗凝血酶Ⅲ。另一方面,溶栓药却对不稳定型心绞痛无益处。已证明经皮冠脉手术和伴有急性冠脉综合征的患者的治疗中静脉给予血小板糖蛋白Ⅱb/Ⅲa受体阻断药(阿昔单抗、替罗非班和表非替得)可有效预防并发症。

八、间歇性跛行和外周血管疾病的治疗

许多外周血管疾病患者也患有冠心病,它们的治疗方案是重叠的。外周血管疾病患者死亡率在很大程度上取决于心血管疾病,因此心血管疾病的治疗尤为重要。许多进行性外周血管疾病患者其外周缺血程度较心肌缺血更为严重。在脑循环,动脉病变可表现为脑卒中或短

暂脑缺血发作。下肢外周血管疾病的疼痛症状(跛行)可被运动诱发,在运动时骨骼肌需氧量增加,而邻近部位的血管狭窄致使血供不能满足其需氧量的增加。如果四肢末端血流极度减少,则会引起外周溃疡和缺血组织的静息性疼痛。

多数有效的冠心病治疗药物也对外周血管疾病有效。据报道给予抗血小板药阿司匹林或ADP拮抗药氯吡格雷或噻氯匹啶、ACE抑制药和调血脂药治疗外周血管疾病可降低其心血管发病率和死亡率。有趣的是,不论是糖尿病强化治疗还是抗高血压治疗均不能延缓跛行症状的发展。跛行的其他危险因素及其基础治疗还包括体育锻炼、康复训练和戒烟。能用于治疗下肢间歇性跛行的药物还有喷托维林和cilostazol。喷托维林为一甲基黄嘌呤衍生物,通过流变学缓冲效应增加红细胞的可变形性,但效果较弱。cilostazol为PDE3抑制药,可促进多种细胞包括血小板内cAMP聚集,从而抑制血小板聚集和促进血管扩张。该药在肝脏内被CYP3A4所代谢,可以同其他通过此途径代谢的药物之间产生明显的药物相互作用。cilostazol有助于改善跛行症状但对其心血管预后无影响。作为PDE3抑制药,cilostazol与米力农属同一类药,米力农是一种治疗心力衰竭的正性肌力药,因可增加突发心源性死亡的发生率而被撤出市场。因此,cilostazol被禁用于心力衰竭患者,尽管它是否能导致其死亡率增高还并不清楚。据报道,cilostazol还可引起非持续性室性心动过速;头痛是最常见不良反应。其他治疗跛行的药物还有萘呋胺、proprionyl-左卡尼汀和前列腺素。

九、机械药理学治疗:药物涂层血管内支架

冠状动脉内支架可改善心绞痛,减少急性冠脉综合征不利事件的发生率。但是少数患者发生的支架内的亚急性再狭窄却影响了其长期疗效。支架内再狭窄的发生机制较为复杂,支架处动脉腔内的平滑肌增殖是一个共同的病理学变化。在进行支架术时给予局部的抗增殖治疗已实行多年,而且药物涂层支架的发展也是临床治疗的一个重要进步。目前有两个药物可用于血管内支架:紫杉醇和西罗莫司。紫杉醇为一三环双萜,通过与聚合的微管结合并稳定微管而抑制细胞增殖。西罗莫司为疏水大环内酯类,它可与胞质中免疫亲和素FKBP12结合,FKBP12-西罗莫司复合物可抑制蛋白激酶-雷帕霉素靶蛋白,进一步抑制细胞周期增殖。支架所诱发的血管内皮细胞损伤可导致血栓形成,症状典型的患者可给予抗血小板药物治疗,包括氯吡格雷(不超过6个月)和阿司匹林(无固定期限),有时可同时静脉内给予GPⅡb/Ⅲa抑制药。紫杉醇和西罗莫司在抑制细胞增殖同时不仅影响血管平滑肌细胞增殖,还会抑制支架处动脉内完整的内皮层形成。因此,在药物涂层冠脉内支架术后应给予抗血小板治疗(主要是氯吡格雷)并持续数月。相对于"裸金属"支架来说,药物涂层支架再狭窄发生率大大降低,但也要注意可能会增加血栓发生的危险性,尤其是当过早停止抗血小板治疗时。

第五章　神经系统用药

第一节　抗缺血性脑卒中药

一、溶血栓药

血液流动和凝血系统是一个高度动态平衡的过程,维持血液流动状态。在异常情况下(如动脉瘤或内皮细胞功能障碍时)触发凝血,在受累血管内形成有害的血栓,内源性纤维蛋白溶解功能被过度抑制,引起心肌梗死和脑梗死等缺血性疾患。

第一代的溶血栓药主要是尿激酶和链激酶,是纤溶酶原的系统性、非选择性激活剂。第二代溶血栓药包括组织型纤溶酶原激活剂(t-PA)、rt-PA、乙酰化纤溶酶原链激酶激活剂复合物(APSAC)、单链尿激酶血浆酶原激活剂(SCUPA)等。第三代溶栓剂是正在研发中的新型溶血栓药,主要是通过基因工程技术,改良天然溶血栓药的结构,以提高溶血栓药的选择性溶栓效果,延长其半衰期,减少用药剂量和不良反应。主要包括瑞替普酶、替奈普酶等。

(一)尿激酶

尿激酶

尿激酶是从健康人尿中分离的或从人肾组织培养中获得的一种酶蛋白。

【体内过程】

尿激酶在体内主要由肾排泄,72h排泄约76%,主要以低相对分子质量形式排出。尿激酶在体内半衰期短,一次静脉注射后半衰期为9.3min,而滴注后半衰期为16.1min;用放射性核素标记尿激酶观察,注射后5min,放射性下降一半,其后下降速度变慢,4h后血液中仍有9.5%的注射量。

【药理作用】

尿激酶可直接作用于内源性纤维蛋白溶解系统,催化、裂解纤溶酶原成纤溶酶,从而发挥溶栓作用;还能减低血液黏性,改善血流动力学及减少周围循环中血栓栓塞并发症。

【临床应用】

主要用于血栓栓塞性疾病的溶栓治疗,包括急性心肌梗死、急性脑血栓形成和急性脑血管栓塞、肢体周围动静脉血栓、中央视网膜动静脉血栓及其他新鲜血栓性闭塞性疾病;对于陈旧性脉管栓塞性疾病亦有一定效果。但因血浆半衰期短,原料来源不足,价格贵而难以普遍应用。

【不良反应】

尿激酶抗原性小,没有免疫变态反应,出血副作用较少。

【禁忌证】

消化道溃疡、高血压(舒张压 100mmHg 以上)、有脑血管意外史(发作、出血、严重头痛、严重脑外伤史)、出血性疾病、较大手术后四日内、分娩后四周内、癌症及白血病等病人忌用。病人年龄 65 岁以上两周内用过溶栓剂、有肝病、肾功能减退、心房颤动、月经过多、最近用过抗凝血药或抗血小板药者应慎用。

(二)rt-PA 类溶血栓药

阿替普酶

阿替普酶是当前国外应用最广泛、效果最理想的第二代溶栓剂。注射用阿替普酶是目前唯一被 FDA 批准的用于急性缺血性脑卒中的标准的纤溶药。

【体内过程】

静脉注射后迅速自血中消除,用药 5min 后,总药量的 50% 自血中消除;用药 10min 后,体内剩余药量仅占总给药量的 20%;用药 20 分钟后,则剩余 10%。因此在首剂静脉注射后需要静脉持续滴注。本药主要在肝代谢。

【药理作用】

阿替普酶主要成分是糖蛋白,含 526 个氨基酸,有较好的纤维蛋白特异性,定向作用于血栓部位,有纤维蛋白沉积才有作用,首先通过其赖氨酸残基与血栓上的纤维蛋白结合成复合物,活化纤溶酶原形成纤溶酶进而溶解血栓。

【临床应用】

急性心肌梗死和肺栓塞;急性缺血性脑卒中、深静脉血栓形成及其他血管疾病;动静脉瘘血栓形成。

【不良反应】

与其他溶血栓药相比,阿替普酶与血浆中纤溶酶原结合较少,一般不会引起全身纤溶,出血副反应较少,溶栓作用快,代谢迅速(半衰期 5min),能避免纤维蛋白原血症,保持最低的纤维蛋白原降解,故全身并发症少。常见并发症包括出血、脑水肿和再梗死等,其中,脑出血是比较严重的并发症,重者可能致死。

【禁忌证】

出血性疾病患者、颅内肿瘤、动静脉畸形或动脉瘤患者;已知为出血体质(包括正在使用华法林、脑卒中前 48h 内使用过肝素、血小板计数 <100000/mm^3)患者;急性缺血性脑卒中可能伴有蛛网膜下腔出血或癫痫发作者。

瑞替普酶

瑞替普酶为第三代溶血栓药,与纤维蛋白的亲和力是阿替普酶的 1/4,但半衰期从 4min 延长至 15min,主要经肾清除。瑞替普酶可以单剂量静脉注射给药,快速安全,首次 10 单位静脉注射 2min 以上,间隔 30min 后再次 10 单位静脉注射 2min 以上,主要用于急性心肌梗死和其他脑血管病以外的一些血栓栓塞性疾病。

二、抗血小板药

（一）环氧酶抑制剂

阿司匹林

阿司匹林小剂量可通过抑制环氧酶-1（COX-1）阻断血栓素（TXA_2）的合成，从而减少血栓形成，与其他抗血小板药物联用，达到抗血小板的效果。对于不符合溶栓适应证且无禁忌证的缺血性脑卒中患者应在发病后尽早给予口服阿司匹林 $150\sim300mg/d$，急性期后可改为预防剂量 $50\sim150mg/d$。

（二）磷酸二酯酶抑制剂

双嘧达莫

双嘧达莫通过激活腺苷酸环化酶（AC），抑制磷酸二酯酶（PDE）的活性，使环磷酸腺苷（cAMP）降解减少、浓度升高等多种途径来抑制血小板的聚集，临床上主要用于血栓栓塞性疾病。口服易吸收，峰时间约 $75min$，半衰期 $2\sim3h$。由肝代谢，主要经肾排出。不良反应有头痛、头晕、呕吐、腹泻、皮疹和瘙痒，罕见心绞痛和肝功能不全。

（三）ADP 受体拮抗剂

氯吡格雷

氯吡格雷是第二代 P2Y12 受体拮抗剂，选择性地抑制 ADP 与血小板 P2Y12 受体的结合及抑制 ADP 介导的糖蛋白 GPⅡb/Ⅲa 复合物的活化，从而抑制血小板聚集；也可抑制非 ADP 引起的血小板聚集。对血小板 ADP 受体的作用是不可逆的。

口服吸收迅速，血浆中蛋白结合率为 98%，在肝代谢，主要代谢产物无抗血小板聚集作用。

临床用于预防和治疗因血小板高聚集引起的心、脑及其他动脉循环障碍疾病，如近期发作的脑卒中、心肌梗死和确诊的外周动脉疾病。个体差异大，主要是由 CYP2C19 遗传多态性决定。

常见的不良反应为消化道出血、中性粒细胞减少、腹痛、食欲减退、胃炎、便秘、皮疹等。偶见血小板减少性紫癜。阿司匹林、萘普生、华法林、肝素、溶血栓药、月见草油、姜黄素、辣椒素、黑叶母菊、银杏属、大蒜、丹参等可增加本品出血风险。奥美拉唑可降低本品血药浓度，增加心血管事件风险。

（四）血小板 GPⅡb/Ⅲa 受体拮抗剂

替罗非班

【体内过程】

在 $0.01\sim25\mu g/mL$ 的浓度范围内，替罗非班与血浆蛋白结合率不高，其结合率与药物浓度无关；人体血浆中不结合部分为 35%。以推荐剂量静脉滴注给药，$30min$ 后可达高于 90% 抑制率。停止使用替罗非班，血小板的聚集功能恢复。体内替罗非班的代谢非常有限，血中替罗非班大部分由肾排出。给药量的主要部分经尿排泄，少量经粪便排泄，两者均以原形排泄。

在健康人中替罗非班的血浆清除率范围为 213～314mL/min。肾清除率占血浆清除率的 39％～69％,半衰期为1.4～1.8h。

【药理作用】

GPⅡb/Ⅲa受体是一种膜结合蛋白,它是各种原因所致血小板聚集的最后共同通路。替罗非班是第一个非肽类血小板 GPⅡb/Ⅲa 受体可逆性拮抗药。其对血小板 GPⅡb/Ⅲa 受体具有高度的选择性和特异性,从而阻断血小板的交联及血小板的聚集。通过竞争性抑制纤维蛋白原在血小板间形成间桥,阻止血栓的再形成。

【临床应用】

与肝素联用,适用于不稳定型心绞痛或非 Q 波心肌梗死患者,预防心脏缺血事件,同时也适用于冠脉缺血综合征患者进行冠脉血管成形术或冠脉内斑块切除术,以预防与经治疗冠脉突然闭塞有关的心脏缺血并发症。还可用于治疗急性缺血性卒中。

【不良反应】

最常见的不良反应是出血,包括颅内出血、腹膜后出血、心包积血、肺(肺泡)出血和脊柱硬膜外血肿。致死性出血罕见。急性及/或严重血小板减少可伴有寒战、轻度发热或出血并发症。严重变态性反应包括过敏性反应。

三、抗凝血药

抗凝血药可用于防治血管内栓塞或血栓形成的疾病,预防脑卒中或其他血栓性疾病。临床使用频率最高的抗凝血药包括:非肠道用药抗凝血药(如肝素)、香豆素类抗凝血药(如华法林)、直接凝血酶抑制剂、直接 Xa 因子抑制剂(如利伐沙班)等。

(一)非肠道用药抗凝血药

肝素

【体内过程】

肝素为带大量负电荷的大分子,在肠道破坏失活,口服无效,皮下注射吸收缓慢而不规则,常用静脉给药。静注后迅速起效,大部分被网状内皮系统降解清除,少量以原形从尿排泄。肝素的生物半衰期因剂量增加而延长,肺气肿、肺栓塞患者半衰期缩短,肝肾功能严重障碍的患者明显延长。

【药理作用】

1.抗凝血作用　肝素能与抗凝血酶Ⅲ(ATⅢ)赖氨酸结合,使 ATⅢ 的活性中心精氨酸暴露,更易与凝血因子结合,可使灭活凝血因子的反应加速 1000 倍,从而加强抗凝作用。肝素激活 ATⅢ后迅速解离,可循环利用,而 ATⅢ 可由于长期使用而耗竭。肝素在体内、体外均有强大的抗凝作用。静注后迅速起效,血液凝固时间、凝血酶时间及凝血酶原时间均延长。

2.其他作用　除抗凝作用外,肝素还具有抑制血小板聚集,增强蛋白 C 的活性,刺激血管内皮细胞释放抗凝物质和纤溶物质,促进血管内皮释放脂蛋白脂酶并可作用于补体系统的多个环节,以抑制系统过度激活;抑制血管内皮细胞增生和产生抗炎、抗过敏作用。

【临床应用】

1.血栓栓塞性疾病 肝素可防止血栓的形成和扩大,临床主要用于心肌梗死、肺栓塞、脑血管栓塞、外周静脉血栓形成和心血管手术时栓塞等。对于急性动、静脉血栓形成,肝素可产生快速抗凝作用。

2.弥散性血管内凝血(DIC) DIC早期以凝血为主,因纤维蛋白原及其他凝血因子耗竭而发生继发性出血,早期静注肝素可防止凝血因子的消耗。

3.其他 体外抗凝,用于输血、体外循环和血液透析等的抗凝。

【不良反应】

肝素的主要不良反应是易引起自发性出血,表现为各种黏膜出血、关节腔积血和伤口出血等,而肝素诱导的血小板减少症是一种药物诱导的血小板减少症,其机制可能是肝素与血小板因子Ⅳ形成复合物,刺激特异性抗体所致。一旦发生,应停药,换用来匹芦定、阿加曲班或达那肝素,由于与低分子量肝素存在交叉反应,而不能换用。偶见过敏反应。长期应用可致脱发、骨质疏松和自发骨折。

【注意事项】

禁用于肾功能不全、血小板功能不全和血小板减少症、活动性肺结核、内脏肿瘤、溃疡、严重高血压、脑出血及亚急性心内膜炎、孕妇、先兆流产,外科手术后及血友病患者,不能与碱性药物合用。

低分子量肝素(LMWH)

临床常用低分子量肝素有达肝素钠、依诺肝素、洛吉肝素、洛莫肝素、那屈肝素等。低分子量肝素的活性/抗凝血活性的比值为1.5～4.0,而普通的肝素为1,保持了肝素的抗血栓作用而降低了出血的危险。具有半衰期长,生物利用度高等优点,广泛用于血栓栓塞性疾病的预防及治疗,其有效性和安全性均优于普通肝素,量效关系明确,可用固定剂量无需实验室监测调整剂量,应用方便。

【体内过程】

低分子量肝素由于相对分子质量小,组分相对均一,皮下注射吸收比肝素快而规则,药动学特征更具可预见性,生物利用度90%,半衰期长于肝素,约4h。

【药理作用】

由于低分子量肝素相对分子质量小,与ATⅢ形成复合物后,与Ⅹa结合选择性高,因而选择性抑制Ⅹa活性,而对Ⅱa及其他凝血因子作用较弱,不影响已形成的凝血酶,残存的凝血酶足以保证初级止血功能,所以抗血栓作用强,抗凝作用弱。

【临床应用】

临床主要用于高危患者的静脉血栓栓塞的预防,治疗静脉血栓形成、肺动脉栓塞、不稳定型心绞痛血栓形成。

【不良反应】

血小板减少症和出血的发生率低于肝素,肾功能不良患者仍需要监测活化部分凝血激酶时间(APTT),严重出血可用鱼精蛋白对抗。骨质疏松发生率低于肝素。

（二）香豆素类抗凝血药

华法林

【体内过程】

华法林体外抗凝无效，水溶性好，口服经胃肠道迅速吸收，且吸收完全，较少经过肝首关效应，生物利用度达 100%，健康人口服 1.5h 血药浓度达高峰。华法林进入血液主要与白蛋白结合，血浆蛋白结合率为 99.4%，在肝中蓄积。华法林几乎全部通过肝代谢，经 CYP2C9 羟基化，半衰期为 36～42h，代谢产物仍具有微弱抗凝活性。华法林主要经肾排出体外，很少进入胆汁，极少部分以原形经尿液排出。

【药理作用】

华法林为香豆素类抗凝血药，通过抑制肝维生素 K 环氧化物还原酶，使无活性的氧化型维生素 K(KO)无法转化为有活性的还原型维生素 K(KH2)，阻断维生素 K 的循环利用，干扰维生素 K 依赖性凝血因子Ⅱ、Ⅶ、Ⅸ、Ⅹ及抗凝蛋白 C、抗凝蛋白 S 的合成，阻碍凝血因子氨基末端谷氨酸残基的 γ 羧化作用，使凝血因子停留在无活性的前体阶段而达到抗凝目的。华法林对已形成的凝血因子无抗凝作用，因此，抗凝作用起效缓慢，一般于口服后 12h 发挥抗凝作用，2～3 天达到最大抗凝效应，作用持续 5 天。

【临床应用】

防治血栓栓塞性疾病，可防止血栓形成与发展，如治疗血栓栓塞性静脉炎，降低肺栓塞的发病率和病死率，减少外科大手术、风湿性心脏病、髋关节固定术、人工置换心脏瓣膜手术等的静脉血栓形成发生率。亦可用于心肌梗死的辅助用药。仅口服有效，奏效慢而持久，对需长期维持抗凝者才选用本品，需要迅速抗凝时，应选用肝素或在肝素治疗基础上加用本品。

【禁忌证】

肝、肾功能损害，严重高血压，凝血功能障碍伴有出血倾向，活动性溃疡，外伤，先兆流产和近期手术者禁用。妊娠期亦禁用。

【不良反应】

过量易致出血，早期表现有瘀斑、紫癜、牙龈出血、鼻出血、伤口出血经久不愈及月经量过多等。出血可发生在任何部位，特别是泌尿道和消化道。肠壁血肿可致亚急性肠梗阻，也可见硬膜下颅内血肿和穿刺部位血肿。偶见恶心、呕吐、腹泻、瘙痒性皮疹、过敏反应及皮肤坏死。大量口服时可见双侧乳房坏死、微血管病或溶血性贫血以及大范围皮肤坏疽。

（三）直接凝血酶抑制剂

凝血酶是一种细胞外胰岛素样丝氨酸蛋白酶，既能使纤维蛋白原裂解成为纤维蛋白，后者参与构成不溶性血栓基质，其又能诱导血小板活化和聚集，进而引发一系列次级凝血级联反应。

达比加群酯

达比加群酯是一种合成的可逆的直接凝血酶抑制剂。

【体内过程】

口服后在胃肠内迅速吸收，0.5～2.0h 达到峰浓度，餐后服用延迟 2.0h。高脂、高糖饮食会延迟达比加群酯的吸收，但峰浓度值及药-时曲线下面积(AUC)不受影响。主要经肾排泄，极少量经肝 CYP 酶系统代谢。半衰期 14～17h,多次给药 3 天后血药浓度达稳态,生物利用度约为 6.5％。酸性环境有助于达比加群酯溶解吸收,pH＞4.0 时几乎不溶,故其胶囊制剂为酒石酸颗粒。

【药理作用】

达比加群酯进入体内后先在非特异性酯酶作用下水解为 BIBR1087SE 和 BIBR951CL 两个中间体,再进一步水解为达比加群,达比加群与葡糖醛酸共价结合为葡糖醛酸苷发挥药理作用。达比加群可同时抑制游离的凝血酶和与纤维蛋白绑定的凝血酶,阻止纤维蛋白原裂解和凝血酶介导的血小板聚集,从而发挥抗凝作用。

【不良反应】

出血是其主要不良方反应,但是发生出血后立即停药可避免出血加重。严重大出血时可考虑透析治疗,口服药用炭或药用炭血液灌流可能有效。其他常见不良反应有恶心、呕吐、便秘、发热等,罕见低血压、失眠、水肿、贫血、眩晕、腹泻、疱疹、头痛、尿潴留、继发性血肿、消化不良和心动过速等。

阿加曲班

【体内过程】

阿加曲班经静脉给药后,表观分布容积为 174mL/kg,血浆蛋白结合率为 54％,主要是经过肝代谢,3-甲基四氢喹啉的羟基化和芳香化。半衰期 39～52min,主要通过胆汁从粪便排出体外。原形经尿和粪便的排泄量分别为 16％和 14％。

【药理作用】

阿加曲班是一种凝血酶抑制剂,可逆地与凝血酶活性位点结合,对凝血酶具有高度选择性。治疗浓度时,阿加曲班对相关的丝氨酸蛋白酶(胰蛋白酶,因子Ⅹa,血浆酶和激肽释放酶)几乎没有影响。阿加曲班对游离的及与血凝块相连的凝血酶均具有抑制作用。

【临床应用】

用于发病 48h 内的缺血性脑卒中急性期病人的神经症状(运动麻痹)、日常活动(步行、起立、坐位保持、饮食)的改善。

【不良反应与禁忌证】

可导致出血性脑卒中、脑出血、消化道出血;可见休克、过敏性休克(荨麻疹、血压降低、呼吸困难等)等,应密切观察。禁用于颅内出血、出血性脑卒中、血小板减少性紫癜、血管功能异常导致的出血倾向、血友病及其他凝血障碍、月经期间、手术期间、消化道出血、尿路出血、咯血、流产分娩后等伴生殖器官出血的孕产妇等。脑栓塞或伴有严重意识障碍的严重梗死患者及对本品成分过敏的患者亦禁用。

(四)直接Ⅹa因子抑制剂

利伐沙班

【体内过程】

利伐沙班口服绝对生物利用度高,接近 100％。起效迅速,给药后 2.5～4h 达到血药峰浓度。接近 90％的药物在血浆中以原形存在,通过肝 CYP3A 和 CYP2J2 代谢。半衰期 5.7～9.2h,主要经肾和胆汁排泄。

【药理作用】

利伐沙班是直接、高度选择性和竞争性的Ⅹa因子抑制剂,可抑制游离和纤维蛋白结合的Ⅹa因子活性以及凝血酶原活性,剂量依赖性的延长活化部分凝血活酶时间和凝血酶原时间。利伐沙班对凝血酶没有直接作用,但是通过抑制Ⅹa因子活性阻碍凝血酶的形成,继而阻碍纤维蛋白的形成,最终抑制血栓的形成和扩大。利伐沙班可通过抑制Ⅹa因子活性间接抑制血小板聚集。

【临床应用】

1.择期髋关节或膝关节置换手术成年患者,以预防深静脉血栓形成(OVT)。

2.治疗成人深静脉血栓形成,降低急性DVT后DVT复发和肺栓塞(PE)的风险。

3.充血性心力衰竭、高血压、年龄≥75岁、糖尿病、卒中或短暂性脑缺血发作病史的非瓣膜性房颤成年患者,以降低卒中和全身性栓塞的风险。

【不良反应】

利伐沙班不良反应较少,患者耐受良好。与其他抗凝血药一样,也会引起出血,因通过肝代谢,对肝功能有一定影响。

阿哌沙班

【体内过程】

阿哌沙班吸收迅速,口服后3～4h达血药浓度峰值,半衰期大约12h。剂量达10mg时,生物利用度约50%,血浆蛋白结合率约为87%。主要通过CYP3A4/5进行代谢,可通过肾、胆汁以及消化道直接排泄。

【药理作用】

阿哌沙班是一种口服的FXa强效、可逆、直接且高度选择性的活性部位抑制剂,可以抑制游离以及与血凝块结合的FXa,并由此抑制凝血酶活性。不直接影响血小板聚集,但可间接抑制由凝血酶诱导的血小板聚集。通过抑制FXa,阿哌沙班可以抑制凝血酶的产生、预防血栓形成。

【临床应用】

用于髋关节或膝关节择期置换术的成年患者,预防静脉血栓栓塞事件,并推荐阿哌沙班用于非瓣膜性心房颤动(NVAF)患者预防缺血性卒中和体循环栓塞。

【不良反应】

常见的不良反应包括贫血、出血、挫伤及恶心。

四、降纤药

降纤酶

自Konig和Klobusiltz在1936年首次从矛头蝮蛇蛇毒中提取部分纯化的类凝血酶开始,目前已发现30余种蛇毒酶类,包括类凝血酶、纤溶酶、水解蛋白酶、精氨酸酶、磷酸二酯酶等。临床应用广泛的是类凝血酶(TLE),如安克洛酶、巴曲酶、东菱克栓酶等。

【药理作用】

1.抑制梗死灶周围小血管内血栓形成或溶解微血管内血栓。TLE 在人体内不激活凝血因子Ⅻ,而是先裂解血纤维蛋白原 α 链 N 端 16 肽(FPA),让血纤蛋白首尾相连,进而使 β 链 N 端 14 肽(FPB)裂解,使血纤维蛋白分子间以肽键的形式侧向聚合交联,最后形成不可溶的血纤维蛋白。而这种纤维蛋白易被天然网状内皮系统或被正常纤溶系统清除,因而导致胞质中纤维蛋白原浓度显著下降。

2.降解纤维蛋白原(FIB),抑制血小板黏附和聚集,降低血液黏度,改善脑血流状况。

3.保护脑缺血的血管内皮细胞及血脑屏障。

【临床应用】

①急性脑梗死,包括脑血栓、脑栓塞、短暂性脑缺血发作(TIA)以及脑梗死再复发的预防。②心肌梗死、不稳定性心绞痛以及心肌梗死再复发的预防。③四肢血管病,包括股动脉栓塞、血栓闭塞性脉管炎、雷诺病。④血液呈高黏状态、高凝状态、血栓前状态。⑤突发性耳聋。⑥肺栓塞。

一般认为应在发病后 3～6h 内进行降纤溶栓治疗。据国外报道,在脑缺血早期遵守适应证的情况下,脑缺血发病后 6～24h 采取降纤酶治疗,依然可以得到较高的血管再通率和较满意的恢复效果。

【不良反应】

可见过敏反应如荨麻疹、高热反应、皮肤试验阳性、肝功能损害、皮下血肿、血小板减少性紫癜、切口大出血、动脉栓塞;还可引起皮肤潮红、发痒、皮疹,频发期前收缩、胸闷、心悸,过敏性休克等。

巴曲酶

【体内过程】

健康成人静滴本品10BU,隔日 1 次,共 3 次,测定半衰期:首次给药半衰期为5.9h,第 2 次给药半衰期为 3.0h,第 3 次给药为半衰期 2.8h。在肝、肾中分布较高,给药 24h 后大部分由尿中排出,少量由粪便中排出。

【药理作用】

巴曲酶由矛头蝮蛇蛇毒经生物工程提纯、精制而得。具有分解血纤维蛋白原、抑制血栓形成作用,能诱发 TPA 的释放、增强 TPA 的作用、促进纤维蛋白溶酶的生成、减少 α_2-P1 和 PAI、溶解血栓的作用,并具有降低血黏度、抑制红细胞凝集、沉降、增强红细胞的血管通过性及变形能力,降低血管阻力以及改善微循环等作用。

【临床应用】

主要用于急性缺血性脑血管疾病、突发性耳聋、伴随有缺血性症状的慢性动脉闭塞症(闭塞性血栓脉管炎、闭塞性动脉硬化症)及振动病患者的末梢循环障碍。

【不良反应】

少数患者有轻度不良反应。主要表现为注射部位出血、创面出血、大便隐血,偶见消化道出血、血尿、紫斑等;可见发热、头痛、头晕、头胀、耳鸣、胸痛、恶心、呕吐、皮疹等反应;偶见 AST、ALT 值上升。

安克洛酶

安克洛酶又称蛇毒抗凝酶,由马来亚红口蝮蛇蛇毒中分离而得。有效成分是具有抗凝作用的一种氨基酸酯酶。它不能将不溶性纤维蛋白原转变为可溶性纤维蛋白,而是将纤维蛋白原裂解成为一种不稳定的纤维蛋白微粒,后者可经过生理性纤溶或吞噬,使它从血液中迅速消失。可用于治疗静脉血栓形成及预防除去血凝块后血栓的再形成。

五、神经保护药物

主要神经保护药的临床研究结果显示,依达拉奉是一种抗氧化剂和自由基清除剂,国内外多个随机双盲安慰剂对照试验提示依达拉奉能改善急性脑卒中神经功能缺损症状,且安全性良好;胞磷胆碱是一种细胞膜稳定剂,几项随机双盲安慰剂对照试验对其在脑卒中急性期的疗效进行了评价,单个试验都显示差异无统计学意义,但 meta 分析(4 个试验共 1372 例患者)提示,脑卒中后 24h 内口服胞磷胆碱的患者 3 个月全面功能恢复的可能性显著高于安慰剂组,安全性与安慰剂组相似;他汀类药物除具有降低低密度脂蛋白胆固醇的作用外,还具有神经保护等作用。

依达拉奉

【体内过程】

依达拉奉脂溶性高,相对分子质量小,易通过血-脑屏障。静脉注射后半衰期为 2～3h,血浆白蛋白结合率为 89%～91%。在血浆中的代谢物为硫酸络合物、葡糖醛酸络合物,而在尿中的主要代谢物为葡糖醛酸络合物、硫酸络合物。血浆清除率为 0.1L/min。

【药理作用】

依达拉奉是一种脑保护剂(自由基清除剂),可清除自由基,抑制脂质过氧化,从而抑制脑细胞、血管内皮细胞、神经细胞的氧化损伤。

【临床应用】

用于改善急性脑卒中所致的神经症状、日常生活活动能力和功能障碍。

【不良反应】

不良反应报道较少,主要包括头痛、皮疹、恶心、呕吐、黄疸等,偶见急性肾衰竭、失眠、心律失常等不良反应。

【药物相互作用】

与头孢唑啉、哌拉西林、头孢替安等合用时,有致肾衰竭加重的可能,与这些药合并应用时需进行肾功能检测。

胞磷胆碱

【体内过程】

胞磷胆碱为核苷衍生物,口服 3h 后血药浓度达峰值,能被脑细胞主动摄取,大部分经尿排出。

【药理作用】

胞磷胆碱是合成卵磷脂的辅酶,通过促进卵磷脂的合成参与脑细胞代谢,改善脑组织功能。可兴奋锥体束,抑制锥体外系,增强脑干网状结构上行激动系统的功能,有改善运动障碍和催醒作用。另外,能降低血管阻力,增加脑血流量。

【临床应用】

用于缺血性脑卒中、急性颅脑外伤、颅脑手术后意识障碍及一氧化碳中毒、脑血管病亚急性期和恢复期、帕金森病、迟发性运动障碍、神经性耳鸣、耳聋及顽固性呕吐等。

【不良反应】

偶尔出现休克,如有血压下降、胸闷、呼吸困难等症状。有时出现失眠、皮疹,偶尔出现头痛、兴奋、痉挛等症状。少见恶心、肝功能异常、热感。罕见食欲缺乏、一过性复视、一过性血压波动及倦怠。

阿托伐他汀

【体内过程】

阿托伐他汀口服吸收迅速,1～2h后达到血药浓度峰值,生物利用度为14%。主要在肝由CYP3A4代谢,代谢产物具有药理活性。阿托伐他汀及其代谢产物由胆汁随粪便排出体外。

【药理作用】

阿托伐他汀结构与3-羟甲基戊二酸单酰CoA(HMG-CoA)相似,可竞争性抑制HMG-CoA还原酶,导致肝合成apoB-100减少,从而使极低密度脂蛋白合成减少;此外,阿托伐他汀还可代偿性增加肝细胞膜上低密度脂蛋白受体的数量和活性及低密度脂蛋白与其受体的亲和力,促进血浆中低密度脂蛋白摄取,经低密度脂蛋白受体途径代谢为胆汁酸而排出体外,使血浆中低密度脂蛋白胆固醇,高密度脂蛋白胆固醇和甘油三酯进一步下降。阿托伐他汀还可提高血管平滑肌对扩张血管物质的反应性,抑制血管平滑肌细胞增殖、迁移,促进血管平滑肌细胞凋亡,减少动脉壁泡沫细胞形成,抑制巨噬细胞和单核细胞黏附和分泌,抑制血小板聚集等作用。

【临床应用】

可用于防治缺血性脑卒中及心肌缺血。另外,阿托伐他汀也用于治疗高血压、2型糖尿病、心力衰竭等疾病。

【不良反应】

常见不良反应为便秘、胃肠胀气、消化不良和腹痛,通常在继续用药后缓解。可出现一过性转氨酶升高以及血清磷酸肌酸激酶(CPK)升高。

【药物相互作用】

阿托伐他汀主要由肝的CYP3A4代谢,不宜与克拉霉素等抑制CYP3A4活性药物同时应用;环孢素、替拉那韦、利托那韦等蛋白酶抑制剂能够增加阿托伐他汀血药浓度,应避免合用;依曲康唑可使阿托伐他汀血药浓度升高,联用应谨慎。

辛伐他汀

辛伐他汀的药理作用与阿托伐他汀相似,用于防治缺血性脑卒中及心肌缺血。辛伐他汀口服生物利用度小于5%。13%药物经尿排出体外,60%经粪便代谢。口服4h后达到最大血浆药物浓度。并且辛伐他汀能够透过血脑屏障。

六、扩充血容量药

脑卒中后早期血液稀释疗法有降低肺栓塞和下肢深静脉血栓形成的趋势,但对近期或远期病死率及神经功能均无显著影响。

右旋糖酐

右旋糖酐是葡萄糖的聚合物,依据葡萄糖的分子数目不同,分为中相对分子质量(75000)、低相对分子质量(20000~40000)及小相对分子质量右旋糖酐(10000)。

【药理作用】

低分子右旋糖酐能够提高血浆胶体渗透压,从组织中吸收水分,保持血液循环内水分,从而能维持血液的渗透压和增加循环血容量。具有扩容、解聚、利尿作用。

【临床应用】

主要用于低血容量性休克,包括急性失血、创伤和烧伤性休克。也用于防治缺血性脑卒中、心肌梗死、心绞痛、血栓闭塞性脉管炎和视网膜动脉血栓形成。

七、其他药物

丁苯酞

丁苯酞,又名芹菜甲素,是从芹菜种子油中分离的有效成分。临床试验显示,丁苯酞治疗神经功能缺损和生活能力评分均较安慰剂对照组显著改善。

丁苯酞能抑制缺血性脑卒中引起的乳酸升高及腺苷三磷酸和磷酸肌酸降低,可改善脑能量代谢。丁苯酞可逆转脑缺血期线粒体膜流动性降低,并使线粒体膜电位恢复正常,改善缺血性脑卒中引起的线粒体肿胀和空泡化。丁苯酞降低脑缺血区的中性粒细胞数目,抑制缺血区细胞间黏附分子-1 和 TNF-α 表达。

人尿激肽原酶

人尿激肽原酶为组织型激肽原酶,可裂解激肽原,产生激肽。激肽与激肽受体结合可发挥脑保护作用。

【药理作用与应用】

1.改善脑缺血　人尿激肽原酶是一种丝氨酸蛋白水解酶,可催化激肽原释放具有舒张血管效应的激肽,从而扩张缺血脑组织微血管,改善局部脑血流量,保护缺血半暗带组织。

2.神经保护作用　人尿激肽原酶通过抑制神经细胞凋亡,促进缺血性脑卒中后神经干细胞增殖、迁移,并分化为成熟神经元,从而起到神经修复作用。

3.增强纤溶活性,抑制血小板聚集作用

4.抗氧化作用　能抑制缺血性脑卒中所致的自由基增多。

5.改善血管内皮功能

6.抗炎作用　人尿激肽原酶通过抑制单核细胞趋化因子蛋白水平升高和单核/巨噬细胞在缺血区聚集,减轻缺血性脑卒中所致的炎症反应。

【不良反应】

不良反应有心悸、恶心、呕吐、血压下降、腹痛等,减慢给药速度可消失,无肝、肾损害作用。

第二节 抗癫痫药

癫痫发作指全部脑神经元无序的、同步有节奏放电引起短暂的行为改变。癫痫指以间歇性、无预兆发作为特征的脑功能紊乱。癫痫发作可分为局灶性发作,其病灶位于一侧脑皮质;和全身性发作,病灶放电累及两侧大脑半球。癫痫发作的行为表现与癫痫发作起始的皮质部位的生理功能有关。如癫痫发作波及运动皮质,则受该区域控制的肢体出现阵挛性痉挛,单纯性局灶性发作无意识丧失,复合性局灶性发作常有意识丧失。多数复合性局灶性发作起源于颞叶。全身性发作包括失神性发作、肌阵挛性发作和强直-阵挛性发作。

对癫痫综合征的分类可指导临床疾病的诊断和治疗,在某种程度上,也可指导抗癫痫药的选择。已发现有 40 多种癫痫综合征分属于局灶性和全身发作性癫痫。局灶性癫痫可由任何一种局灶性发作所组成,约占所有癫痫的 60%。最常见的病因是局部皮质损伤(如肿瘤、发育畸形、外伤或卒中),也可是遗传性的。全身性发作约占所有癫痫的 40%,病因通常由遗传所致。最常见的全身性发作是青年肌阵挛性癫痫,约占所有癫痫综合征的 10%。发病年龄一般在青少年早期,典型发作有肌阵挛、强直-阵挛性发作,以及常见的失神性发作。像大多数全身发作性癫痫一样,青少年肌阵挛性癫痫很可能是由多基因突变引起。

一、癫痫发作和抗癫痫药物的本质和机制

1.局灶性癫痫 抑制性突触活动减少或兴奋性突触活动增强可触发一次发作。哺乳动物脑内介导大量突触传递的神经递质是氨基酸,其中经典的抑制性和兴奋性神经递质分别为 γ-氨基丁酸和谷氨酸。药理学研究发现,$GABA_A$ 受体拮抗药或不同谷氨酸受体亚型(NMDA,AMPA 或海人藻酸)激动药均可引起实验动物的癫痫发作。相反,增强 GABA 介导的有突触抑制作用的药物,或谷氨酸受体拮抗药均可抑制癫痫发作。这些研究支持药理学通过调节突触功能来控制癫痫发作的观点。

通过对单个神经元局灶性发作时的电生理分析证实,此时神经元以较高频率发生去极化并触发动作电位。这种神经元放电被认为是癫痫发作的指征,在神经元正常活动中是没有的。因此,选择性抑制这种放电可减少癫痫发作且药物副作用很低。降低 Na^+ 通道从失活状态到复活的能力就可抑制高频放电的发生,这样可延长不应期,不会产生另一次动作电位。因此,减慢钠通道从失活状态恢复的速度,也就限制神经元高频放电的能力。卡马西平、拉莫三嗪、苯妥英、托吡酯、丙戊酸和唑尼沙胺可能就是通过这种机制而有抗局灶性发作的作用。

增强 GABA 介导的突触抑制能降低神经元兴奋性并提高发作阈值。一些药物被认为是通过调节 GABA 介导的突触抑制作用来阻滞癫痫发作。突触释放的 GABA 的主要突触后受体是 $GABA_A$ 受体。$GABA_A$ 受体激活通过增加 Cl^- 进入细胞内,使神经元超极化而抑制突触

后神经元。临床使用的苯二氮䓬浓度类及巴比妥类药以不同方式作用于 GABA$_A$ 受体,增强其介导的突触抑制作用;这种机制可能是这些药物控制局灶性和强直-阵挛性发作的基础。当较大剂量应用时,如癫痫持续状态时,这些药物也能阻止动作电位的高频放电。增强 GABA 介导的突触抑制的第二种机制是抗癫痫药噻加宾的抗癫痫作用机制。噻加宾能抑制 GABA 转运体 GAT-1,降低神经元和胶质细胞对 GABA 的摄取,并增强 GABA 介导的神经传递。

2.全身性发作　失神性发作失神性发作和起源于脑皮质局部区域的局灶性发作相比,全身性发作起源于丘脑和大脑皮质的交互放电。失神性发作脑电图(EEG)的特征是丘脑和新皮质产生综合峰和波放电,频率为每秒 3 次(3Hz)。EEG 的峰值与动作电位的放电有关,随后出现的慢波与动作电位的延迟抑制有关。丘脑神经元产生每秒 3 次的棘波有关的固有特征,是电压调控 Ca^{2+} 电流的特殊形式——低阈值("T")电流,与大多数神经元中小振幅 T 电流相比,丘脑许多神经元的 T 电流振幅较大,丘脑神经元动作电位的爆发是由 T 电流活动引起的。T 电流在丘脑放电震荡中起放大作用,每秒 3 次棘波是振荡的一种,是失神性发作波形。许多抗失神性发作药都是通过抑制 T 型钙电流起作用。因此,抑制电压门控性离子通道是抗癫痫药的共同作用机制,抗局灶性发作药阻断电压激活的 Na$^+$ 通道,抗失神性发作药阻断电压激活的 Ca^{2+} 通道。

3.癫痫的遗传学研究　大多数癫痫患者神经功能正常,这表明正常个体中介导家族性癫痫的突变基因与特殊的、罕见的特发性癫痫综合征基因的成功鉴别有关,该综合征患者所占比例不到所有癫痫人群中的 1%。有趣的是,几乎所有突变的基因都编码一种电压或配体门控的离子通道。基因突变已在电压门控 Na$^+$ 通道、K$^+$ 通道及 GABA 和乙酰胆碱门控通道中得到鉴定。某些突变的细胞电生理结果表明癫痫发作机制与抗癫痫药间存在有趣的联系。例如,高热惊厥所致全身性癫痫是由电压门控 Na$^+$ 通道的 β 亚单位(SCNIB)位点突变所致,该位点与通道失活有关。

二、苯妥英

苯妥英可用于治疗除失神性发作外的各种局灶性发作和强直-阵挛性发作。

1.药理作用　中枢神经系统苯妥英具有抗癫痫作用,但无 CNS 全面抑制效应。中毒剂量可出现兴奋体征,致死量可出现去大脑僵直现象。

2.作用机制　苯妥英通过持久去极化来限制动作电位的反复发生,这种作用是通过减慢电压激活的 Na$^+$ 通道从失活状态恢复的速度来实现的。治疗浓度对 Na$^+$ 通道有选择性,不改变自发活动或对离子透入的 GABA 或谷氨酸无反应。当高于该浓度 5～10 倍以上时,苯妥英的其他作用也较为明显,包括减少自发活动,增强对 GABA 的反应性,这些作用可能引起不利于治疗的毒副作用。

3.药动学特点　苯妥英有快速释放制剂和长效释放制剂。长效释放制剂可每天只用药一次。由于溶出度和其他剂型依赖性的因素不同,当苯妥英剂型不同时其血浆水平也会有改变。不同的剂型包括苯妥英、苯妥英钠。因此,根据"苯妥英等效量"来考虑其相应剂量,但血清水平监测对确保安全治疗也很必要。

苯妥英与血浆蛋白广泛结合(约 90％)，主要是白蛋白。结合型苯妥英含量的微小改变将显著影响游离型(具有活性)药物的绝对含量，新生儿、低白蛋白血症及尿毒症患者血浆游离型药物的比例明显增加。一些药物(如丙戊酸)与苯妥英竞争血浆蛋白结合位点，丙戊酸盐会抑制苯妥英代谢，因此两药合用，导致游离型苯妥英显著增加。

苯妥英的消除速度与其浓度呈函数关系变化(消除速度为非线性)。当血浆浓度低于 $10\mu g/ml$ 时，苯妥英的血浆半衰期为 6～24 小时，但随着浓度增加半衰期也相应增加。但药物剂量增加，血浆药物浓度不成比例增加，即使在治疗剂量范围附近的微小变动也是如此。

绝大部分苯妥英(95％)经肝脏 CYP 代谢，其主要代谢产物为一种对羟基苯衍生物，无活性。苯妥英代谢具有可饱和性，其他经这些 CYP 代谢的药物能抑制苯妥英代谢，从而导致苯妥英浓度升高。反之，苯妥英能抑制经这些酶代谢的其他药物的降解速度，如华法林。接受华法林治疗的患者再使用苯妥英会引起出血障碍。其他药物相互作用是由于苯妥英能诱导 CYP，增加经 CYP3A4 代谢的药物(如口服避孕药)的降解，用苯妥英治疗能增加口服避孕药的代谢而导致意外受孕。苯妥英潜在的致畸作用增强了对药物间相互作用的高度关注。卡马西平、奥卡西平、苯巴比妥和扑米酮也能诱导 CYP3A4 的产生，同样可能加快口服避孕药的降解。

苯妥英水溶性低，限制其静脉给药。水溶性前体药磷苯妥英经肝和红细胞内磷酸酶催化转变为苯妥英。磷苯妥英与血浆蛋白广泛结合(95％～99％)，主要是白蛋白。这种结合具有饱和性，且磷苯妥英从蛋白结合位点上取代苯妥英。静脉或肌内注射磷苯妥英治疗成人局灶性或全身性癫痫发作有效。

4.毒性　苯妥英的毒性作用取决于给药途径、给药时间和剂量。

当快速静脉给予水溶性前体药磷苯妥英抢救癫痫持续状态时，最明显的毒性反应是心律失常，伴或不伴低血压及 CNS 抑制。虽然心脏毒性常发生在老年或有心脏病史的患者中，但年轻健康的患者也可发生。减慢磷苯妥英给药速度至小于 150mg/min，可减少这些并发症至最低限度。口服过量急性中毒主要出现小脑、前庭系统有关的体征，大剂量可致明显小脑萎缩。长期治疗伴随的毒性反应同样也是与剂量有关的小脑-前庭反应，但也有其他 CNS 反应、行为变化、癫痫发作频率增加、胃肠道症状、牙龈增生、骨软化和巨幼红细胞性贫血。多毛症是年轻女性最感烦恼的一个副作用。通常，这些现象可通过适当调整剂量来减轻。严重的不良反应包括发生在皮肤、骨髓和肝脏的副作用，可能是罕见的药物过敏，须立即停药。有时可观察到肝转氨酶中等程度升高，因这些变化短暂，部分与诱导肝药酶合成有关，所以不必停药。

牙龈增生显然与胶原代谢改变有关，大约 20％ 的患者在长期治疗期间发生齿龈增生，这可能是儿童与青少年中最常见的毒性反应，这种现象在面部皮肤粗糙的患者中尤为明显，没有牙齿的牙龈部分不受影响。这种情况不需停药，注意口腔卫生能减少发病。

内分泌方面的各种反应已有报道。抗利尿激素分泌不正常的患者，可能出现该激素释放受抑制。高血糖和糖尿的出现可能是由于药物抑制胰岛素分泌所致。骨软化是由于维生素 D 代谢发生变化和抑制肠道对 Ca^{2+} 的吸收所致。苯妥英也增加维生素 K 代谢，减少维生素 K 依赖性蛋白的浓度，而这种蛋白对骨中 Ca^{2+} 的正常代谢非常重要，这就可以解释对苯妥英引起的骨软化补充维生素 D 难以奏效的原因。

约 2%～5% 的患者出现过敏反应,包括麻疹样皮疹,偶尔出现更严重的皮肤反应,如史-约综合征。系统性红斑狼疮和潜在性致命的肝坏死也有少数报道。血液学反应包括中性粒细胞减少和白细胞减少,或罕见的红细胞再生障碍,粒细胞缺乏及血小板减少症。淋巴结病与免疫球蛋白 A(IgA)的生成减少有关。妊娠期间母亲服用苯妥英时,新生儿有可能发生凝血酶原减少和出血,用维生素 K 治疗和预防均有效。

5.血浆药物浓度 苯妥英在血浆中总浓度和临床疗效间有着密切关系。因此,血浆浓度在 $10\mu g/ml$ 以上时一般能够控制癫痫发作,$20\mu g/ml$ 左右可发生毒性反应(如眼球震颤)。

6.药物间相互作用 与经 CYP2C9 或 CYP2C10 代谢的任何药物合用,可降低苯妥英的代谢率而提高其血浆浓度。相反,诱导肝脏 CYP 的药物增加苯妥英代谢。因此,卡马西平降低苯妥英浓度,而苯妥英降低卡马西平浓度。苯妥英与苯巴比妥间的相互作用不确定。

7.临床应用

(1)癫痫:苯妥英对局灶性和强直-阵挛性发作有效,但对失神性发作无效。苯妥英各种制剂的生物利用度和吸收速度有显著差别。一般而言,患者应选择一个生产厂家的药品进行治疗。但如果必须暂时更换其他产品,需谨慎选择一种治疗等效的产品,并监测患者以免不能控制癫痫发作或出现新的毒性反应。

(2)其他应用:苯妥英对某些三叉神经痛及其相关的神经性疼痛有效,但卡马西平效果更好。

三、巴比妥类抗癫痫药

大多数巴比妥类药都有抗癫痫特性。下面仅讨论两种用于癫痫治疗的巴比妥类药物,它们在低于催眠剂量时即可发挥最大的抗癫痫作用。

苯巴比妥(鲁米那,LUMINAL)是第一个有抗癫痫作用的有机化合物,其相对毒性较低,价格便宜,是目前依然应用广泛而有效的抗癫痫药。

1.作用机制 苯巴比妥抗癫痫作用是通过作用于 $GABA_A$ 受体,增强突触抑制来实现的。治疗浓度苯巴比妥增强 $GABA_A$ 受体-介导的电流,这是通过延长通道开放时间而非影响通道开放频率。超过治疗浓度的苯巴比妥也可抑制持续性反复放电,这可能是更高浓度苯巴比妥治疗癫痫持续状态的机制。

2.药动学性质 苯巴比妥口服吸收完全但缓慢,单剂量给药后数小时血浆浓度达峰值,40%～60% 苯巴比妥与血浆和组织蛋白结合。25% 以上的药物以原型经肾排泄,其余部分由肝脏 CYP 灭活。苯巴比妥诱导尿苷二磷酸葡萄糖苷转移酶(UGT)和某些 CYPs,增加经这些机制消除的药物的降解。

3.毒性 镇静是苯巴比妥最常见的副作用,所有患者在治疗初期均有不同程度的镇静作用,长期给药会产生耐受性。服药过量会出现眼球震颤和运动失调。儿童有时出现激动和多动症现象,老年患者可出现焦虑和精神紊乱。1%～2% 患者出现猩红热样或麻疹样皮疹,还可能伴有其他药物过敏现象。剥脱性皮炎罕见。妊娠期间母亲服用苯巴比妥,新生儿可发生低凝血酶原血症和出血。与使用苯妥英相同,长期使用苯巴比妥可引起巨幼红细胞性贫血和骨软化,前者用叶酸治疗,后者用大剂量维生素 D 治疗。

4.血浆药物浓度　成人长期服用苯巴比妥日剂量为 1mg/kg 时,其血浆浓度平均为 $10\mu g/ml$;儿童每日剂量为 1mg/kg 时,血浆浓度为 $5\sim7\mu g/ml$。虽然药物浓度与效应之间存在精确的联系,但一般推荐血浆浓度为 $10\sim35\mu g/ml$。苯巴比妥血浆浓度和副作用的关系随着耐受性的产生而改变。长期服药时,如血浆浓度低于 $30\mu g/ml$,一般不出现镇静、眼球震颤和运动失调,但在治疗开始几天即使血药浓度较低,或是治疗过程中任何时间增加剂量,副作用也是明显的。血药浓度超过 $60\mu g/ml$ 时,非耐受个体可出现严重的毒性反应。

因为有时毒性反应不表现在体征上而表现在行为上,所以建议患者特别是儿童不要过量服用苯巴比妥,只有所增加的剂量能够耐受或为控制癫痫发作所需要时,苯巴比妥血浆浓度才可增加到 $30\sim40\mu g/ml$。

5.药物间相互作用　苯巴比妥和其他药物间的相互作用通常涉及苯巴比妥对肝 CYPs 的诱导作用。苯巴比妥和丙戊酸合用时,其血药浓度可增加 40%。

6.临床应用　苯巴比妥对全身性强直-阵挛性发作和局灶性发作有效。它具有高效、低毒、价廉的优点,因而成为治疗这些类型癫痫的重要药物。但由于其镇静作用和对儿童行为的影响而限制其使用。

四、亚氨芪类

1.卡马西平

(1)药理作用:卡马西平是治疗局灶性和强直-阵挛性发作的主要药物,也用于治疗三叉神经痛。虽然卡马西平的作用和苯妥英相似,但两种药物仍有重要的不同点。如卡马西平对躁狂-抑郁患者有治疗作用,包括对碳酸锂治疗无效的患者,其作用机制尚不清楚。

(2)作用机制:与苯妥英相似,卡马西平限制持久去极化诱发的动作电位重复放电,这是由于其减慢电压激活的 Na^+ 通道复活速度而引起的。治疗浓度卡马西平具有选择性,这时自发活动和离子透入性 GABA 或谷氨酸不起作用。卡马西平代谢产物 10,11-环氧卡马西平有类似的作用,可能与卡马西平的抗癫痫作用有关。

(3)药动学特点:卡马西平口服吸收慢而不规则。口服后一般要经 $4\sim8$ 小时达血浆药物浓度峰值,也可延迟到 24 小时,特别是大剂量给药时。药物迅速分布到所有组织。约 75% 卡马西平与血浆蛋白结合,而脑脊液(CSF)中的药物浓度和血浆中游离药物浓度有一致性。

卡马西平在人体主要代谢途径是转变成 10,11 环氧化物。该代谢物和原药有一样的活性,其血浆和脑中的浓度可达到卡马西平的 50%,特别是与苯妥英或苯巴比妥合用时。10,11-环氧化物进一步代谢成无活性化合物,主要以葡萄糖醛酸的形式从尿中排出。卡马西平也可通过结合和羟化灭活,肝脏 CYP3A4 是参与卡马西平生物转化的主要因素。卡马西平诱导 CYP2C、CYP3A 和 UGT,从而加速经这些酶降解的药物的代谢(如经 CYP3A4 代谢的口服避孕药)。

(4)毒性:卡马西平的急性中毒反应可引起木僵或昏迷,对刺激反应过敏、惊厥及呼吸抑制。长期用药最常见的副作用包括困倦、眩晕、共济失调、复视及视力模糊,超大剂量可引起癫痫发作频率增加。其他副作用包括恶心、呕吐、严重的血液毒性反应(再生障碍性贫血、粒细胞缺乏症)和超敏反应(皮炎、嗜酸粒细胞增多、淋巴结病和脾肿大)。卡马西平治疗后期并发症是水潴留、伴有渗透压和血浆 Na^+ 浓度降低,尤其多见于有心脏病的老年患者。

患者对卡马西平的神经毒性会产生耐受性,逐渐增加剂量可减轻这些神经毒性反应。卡马西平引起 5%～10% 的患者出现肝转氨酶的短时间升高。10% 的患者治疗早期出现短暂轻度白细胞减少,在不间断用药情况下 4 个月内可恢复,暂时性血小板减少也会发生。约 2% 的患者因持续性粒细胞减少需停药。约有 20 万分之一用卡马西平的患者发生再生障碍性贫血,尚不清楚定期血液检查能否防止不可逆性再生障碍性贫血的发生。卡马西平对孕妇引起的胎儿畸形将在后面讨论。

(5)血浆药物浓度:卡马西平的剂量和血浆浓度间没有简单的关系。有效治疗浓度变化较大,但有报道为 6～12 $\mu g/ml$。当血药浓度超过 9 $\mu g/ml$ 时,常出现 CNS 的副作用。

(6)药物间相互作用:苯巴比妥、苯妥英和丙戊酸可通过诱导 CYP3A4,加速卡马西平代谢,卡马西平能增强苯妥英的生物转化。与卡马西平合用可降低丙戊酸、拉莫三嗪、噻加宾和托吡酯的浓度。卡马西平减少氟哌啶醇的血浆浓度和疗效。丙氧芬、红霉素、西咪替丁、氟西汀和异烟肼可抑制卡马西平的代谢。

(7)临床应用:卡马西平对全身强直-阵挛性发作、单纯和复合性局灶性发作均有效。使用时需监测肾、肝功能及血液学参数。卡马西平的临床应用将在下文讨论。

卡马西平是治疗三叉神经痛和舌咽神经痛的主要药物,对伴有体力消耗的阵发性脊髓疼痛也有效。绝大多数神经痛患者用药后疼痛可减轻,但只有 70% 的患者可持续缓解,5%～20% 的患者因副作用而中断治疗。抗癫痫药血浆浓度的治疗范围对治疗神经疼痛有指导作用。卡马西平也用于双相情感性障碍。

2.奥卡西平　奥卡西平是卡马西平的酮类类似物。作为前体药在体内迅速转变为其主要活性代谢产物 10-羟基衍生物,通过与葡萄糖醛酸结合而失活,经肾排泄。其作用机制与卡马西平相类似。奥卡西平的肝药酶诱导作用较卡马西平弱。用奥卡西平替代卡马西平,推测其原因是奥卡西平对肝药酶诱导作用减少,导致苯妥英和丙戊酸水平增加。虽然奥卡西平似乎不减弱华法林的抗凝效果,但可诱导 CYP3A4 的产生而减少类固醇类口服避孕药的血浆浓度。奥卡西平已被批准单独应用或作为成人及 4～16 周岁儿童局灶性发作的辅助用药。

五、琥珀酰亚胺类

1.药理作用　乙琥胺是治疗失神性发作的主要药物。

2.作用机制　乙琥胺可降低丘脑神经元低阈值 Ca^{2+} 电流(T 型钙电流),从而调制丘脑 3Hz 棘波活动。与临床浓度相应的乙琥胺抑制 T 型钙电流,但不改变稳态失活的电压依赖性或从失活状态恢复的时间。治疗浓度乙琥胺不能抑制持久的重复放电或增强 GABA 的反应。

3.药动学特点　乙琥胺吸收完全,单剂量口服后 3 小时达血浆药物浓度峰值。乙琥胺与血浆蛋白结合少,长期用药 CSF 浓度与血浆浓度相同。约 25% 以原型从尿排出。其余部分被肝微粒体酶代谢,主要代谢产物羟乙基衍生物占用药量的 40%,无活性,直接或以葡糖苷酸从尿排出。乙琥胺的血浆半衰期在成人平均为 40～50 小时,在儿童约 30 小时。

4.毒性 与剂量有关的常见副作用是胃肠道症状(恶心、呕吐及食欲减退)和 CNS 症状(困倦、昏睡、欣快、眩晕、头痛及呃逆),但可对这些反应产生耐受性。也有报道出现帕金森样症状和畏光。静坐不能、情绪激动、焦虑、富于攻击性、注意力不集中及其他行为异常主要发生在既往有精神病史的患者。荨麻疹和其他皮肤反应,包括史蒂文斯-约翰逊综合征以及系统性红斑狼疮,嗜酸粒细胞增多,死于骨髓抑制。

5.血浆药物浓度 长期治疗,当每日剂量为 1mg/kg 时,乙琥胺的平均血药浓度为 $2\mu g/ml$。血药浓度在 40～100$\mu g/ml$ 时才能获得控制失神性发作的满意效果。

6.临床应用 乙琥胺对失神性发作有效,但对强直-阵挛性发作无效。儿童(3～6 岁)初始每天用量 250mg,6 岁以上儿童为每天 500mg,成人隔一周增加 250mg,直到发作被控制或毒性反应出现。偶尔每日药量分次服用减少恶心或困倦,通常维持量为每天 20mg/kg。如果成人每日用量超过 1500mg,儿童超过 750～1000mg 时应小心使用。乙琥胺的用途将在下面进一步讨论。

六、丙戊酸

1.药理作用 丙戊酸的抗癫痫作用是在被作为载体寻找其他具有抗癫痫活性药物时偶然发现的。它在动物模型上的效果与治疗人类失神性发作、局灶性和全身强直-阵挛性发作的效果一致。

2.作用机制 治疗浓度的丙戊酸可抑制小鼠皮质或脊髓神经元去极化诱发的持续重复放电,这种作用是通过延长电压激活 Na^+ 通道的恢复时间而实现的。丙戊酸不影响神经元对 GABA 的反应。在临床显效但略高于阻止持久重复放电的浓度,丙戊酸盐轻度减少低阈值(T型)Ca^{2+} 电流,这种对 T 型 Ca^{2+} 电流的作用与乙琥胺的作用相似。阻止持久重复放电和减小 T 型钙电流分别使丙戊酸具有抗局灶性发作和强直-阵挛性发作以及失神性发作的作用。

另一种推测的丙戊酸抗癫痫机制涉及 GABA 的代谢。在体外,丙戊酸激活谷氨酸脱羧酶,GABA 合成酶并抑制 GABA 降解酶。

3.药动学性质 丙戊酸口服后吸收迅速而完全,1～4 小时血药浓度达峰值,如果服用肠溶片或进餐时服用,达峰时间可延长数小时。约 90% 丙戊酸与血浆蛋白结合,但随着治疗范围内总浓度增加,结合比例有所下降。尽管 CSF 中丙戊酸浓度与血中游离药物浓度保持平衡,已证实丙戊酸进出 CSF 由载体介导。

大部分丙戊酸(95%)经肝脏代谢(通过 UGTs 和 β-氧化),只有不到 5% 的药物以原型随尿排出。丙戊酸是 CYP2C9 和 CYP2C19 的底物,但仅相对较少的部分由这些酶代谢消除。代谢产物 2 丙基-2-戊烯酸和 2-丙基-4 戊烯酸有接近原药丙戊酸盐的抗癫痫作用,但只有前者在血浆和脑中显著积聚。丙戊酸半衰期约为 15 小时,但患者同时服用其他抗癫痫药,丙戊酸半衰期缩短。

4.毒性 最常见的副作用是暂时性胃肠道症状,约 16% 的患者出现厌食、恶心和呕吐。

CNS副作用包括镇静、共济失调和震颤,这些症状很少发生并可通过减少剂量来缓解。偶尔可出现皮疹、脱发和食欲亢进,长期使用丙戊酸可引起体重增加。40%以上的患者可出现血浆中肝转氨酶升高,常出现在治疗开始的头几个月且无症状。

罕见的并发症是暴发性肝炎。2岁以下使用过多种抗癫痫药的儿童易患致命性肝损伤。10岁以上单用丙戊酸盐治疗的儿童无死亡发生。使用丙戊酸也常发生急性胰腺炎和高血氨症。丙戊酸有致畸作用,如神经管缺陷。

5.血浆药物浓度 丙戊酸盐有效血浆浓度为 $30\sim100\mu g/ml$。但血浆浓度和效应之间的关系并不密切。$30\sim50\mu g/ml$ 是一个阈值,在此浓度血浆蛋白结合点开始处于饱和状态。

6.药物间相互作用 丙戊酸抑制经 CYP2C9 代谢的药物,包括苯妥英和苯巴比妥。丙戊酸也抑制 UGT,从而抑制拉莫三嗪和劳拉西泮的代谢。丙戊酸与白蛋白高度结合,并可置换苯妥英和其他药物。这种置换增强了丙戊酸对苯妥英的代谢抑制作用。丙戊酸盐和氯硝西泮合用增加失神性发作,但这种并发症很罕见。

7.临床应用 丙戊酸盐对失神性发作、肌阵挛性发作、局灶性和强直-阵挛性发作有效。最初每天用量一般为 15mg/kg,以后每天增加用量,每周增加 $5\sim10mg/kg$,一直到每日最大剂量 60mg/kg。当每日用药总量超过 250mg 应分次给药。

七、苯二氮䓬类

苯二氮䓬类主要用作镇静-抗焦虑药,也具有广泛的抗癫痫作用。氯硝西泮和氯氮䓬被美国批准用于长期治疗某些类型的癫痫。地西泮和劳拉西泮对癫痫持续状态有肯定的疗效。

1.作用机制 苯二氮䓬类药抗癫痫作用主要与其增强 GABA 介导的突触抑制有关。治疗浓度的苯二氮䓬类药作用于 $GABA_A$ 受体,增加 GABA 激活的 Cl^- 通道开放频率,但不影响其开放时间。更高浓度的地西泮和其他苯二氮䓬类药减少神经元的持续高频放电。虽然该剂量与治疗癫痫持续状态所用的剂量相符合,但远远高于非住院患者用于抗癫痫和抗焦虑的剂量。

2.药动学特性 苯二氮䓬类药口服吸收好,$1\sim4$ 小时血浆药物浓度达峰值。静脉注射后按高脂溶性药物的典型方式重新分布。CNS作用出现迅速,但随着药物转移到其他组织而迅速失效。地西泮重新分布迅速(重新分布的半衰期约为 1 小时)。苯二氮䓬类药与血浆蛋白的结合程度与药物脂溶性有关,地西泮约为 99%,氯硝西泮约为 85%。

地西泮的主要代谢物 N-去甲基-地西泮,较原药活性略低,可作为部分激动药。氯氮䓬快速脱羧也可生成该代谢物。地西泮和 N-去甲基-地西泮被缓慢羟化,生成其他有活性的代谢产物如奥沙西泮。地西泮的血浆半期为 $1\sim2$ 天,N-去甲基-地西泮约为 60 小时。氯硝西泮主要通过硝基还原被代谢成无活性的 7-氨基衍生物。不到 1% 的药物以原型随尿排出。氯硝西泮血浆半衰期约为 1 天。劳拉西泮的代谢主要是与葡萄糖醛酸结合,血浆半衰期为 14小时。

3.毒性 长期口服氯硝西泮的主要副作用是困倦和嗜睡,在治疗初期约有 50% 的患者发生,但持续使用会出现耐受,肌肉运动不协调和共济失调不多见。尽管这些症状常通过减少剂量或减慢药物增加的速度而保持在可以耐受的水平,但有时也被迫停药。其他副作用有肌张力降低、发音困难、眩晕。行为失常(攻击性、多动、易激怒和精力不集中)特别是在儿童,是非常麻烦的副作用。食欲减退和食欲亢进都有过报道。唾液和支气管分泌物增加在儿童可引起麻烦。如果突然停药,可能加重癫痫发作和引发癫痫持续状态。静脉注射地西泮、氯硝西泮或劳拉西泮后可能发生心血管和呼吸系统抑制,特别是以前用过其他抗癫痫药或其他中枢抑制药者更易发生。

4.血浆药物浓度　因为耐受性影响药物浓度与其抗癫痫效果的关系,苯二氮䓬类血浆浓度价值有限。

5.临床应用　氯硝西泮用于治疗失神性发作和儿童肌阵挛性发作,但对抗癫痫作用的耐受性出现在用药 1～6 个月,此时任何剂量的氯硝西泮对某些患者都不起作用。氯硝西泮成人最初用量每天不超过1.5mg,儿童每天为 0.01～0.03mg/kg。如果将每日量分 2～3 次服用可减少剂量依赖性副作用,每隔 3 天,儿童每天的用量可增加 0.25～0.5mg,成人 0.5～1mg。推荐的最大剂量为成人每天 20mg,儿童每天0.2mg/kg。

地西泮是治疗癫痫持续状态的有效药物,但缺点是作用时间短,因此常使用劳拉西泮。地西泮口服治疗癫痫发作意义不大,但氯硝西泮与某些其他药物合用可治疗局灶性发作(见下文)。成人氯硝西泮最大初始剂量为每天 22.5mg,分 3 次给药,儿童为每天 15mg,分 2 次给药。9 岁以下儿童不宜用氯硝西泮。

八、其他抗癫痫药

1.加巴喷丁　加巴喷丁是一个由 GABA 分子与一个亲脂性环己烷环结构共价结合形成的抗癫痫药。加巴喷丁属于有中枢活性的 GABA 激动药。

(1)药理作用和作用机制:加巴喷丁在动物模型上的效果与丙戊酸相近,但与苯妥英和卡马西平不同。尽管该药为 GABA 激动药,但将 GABA 用离子透入法给予原代培养神经元,加巴喷丁并不能模拟 GABA。加巴喷丁可促进 GABA 释放。它可将皮质细胞膜蛋白与一段氨基酸序列结合,这段序列与 L 型电压敏感性 Ca^{2+} 通道的 $\alpha_2\delta$ 亚基氨基酸序列相同,但加巴喷丁不影响背根神经节细胞 T 型、N 型或 L 型 Ca^{2+} 通道的 Ca^{2+} 电流。

(2)药动学特点:加巴喷丁口服后吸收好,主要以原型从尿排出。单服加巴喷丁半衰期约为 4～6 小时。与其他抗癫痫药的相互作用尚未知。

(3)临床应用:当合用其他抗癫痫药,加巴喷丁对伴或不伴继发性全身发作的局灶性发作有效。单用加巴喷丁(900 或 1800mg/d)与卡马西平(600mg/d)对新确诊的局灶性或全身性发作疗效相同。加巴喷丁也用于治疗偏头痛、慢性痛或双相障碍。加巴喷丁常用量为每天 900～1800mg,分 3 次服用,虽然某些患者需要 3600mg。治疗一般从小剂量开始(第一天 300mg,一次服用),以后每天增加 300mg 直至达到有效剂量。

(4)毒性:总的说来,加巴喷丁的耐受性好。最常见的副作用是嗜睡、头晕、共济失调和易疲劳。这些作用通常轻微,连续治疗 2 周内症状逐渐消失。

2.拉莫三嗪　拉莫三嗪起初作为叶酸拮抗药使用,是基于减少叶酸能拮抗癫痫发作的观点。但拉莫三嗪抗癫痫作用与其拮抗叶酸的特性无关。

(1)药理作用和作用机制:拉莫三嗪阻断小鼠脊髓神经元的持久重复放电,并延缓重组 Na^+ 通道从失活恢复的过程,其机制与苯妥英和卡马西平相似,这可能是拉莫三嗪用于局灶性和继发性全身性发作的解释。但拉莫三嗪的作用比苯妥英和卡马西平的作用更广泛,提示其可能还有其他作用机制如抑制突触中谷氨酸释放。

(2)药动学特性和药物间相互作用:拉莫三嗪胃肠道吸收完全,主要经葡萄糖苷酸化代谢。单剂量的血浆半衰期为 15～30 小时。苯妥英、卡马西平或苯巴比妥减少拉莫三嗪的半衰期和血药浓度。相反,丙戊酸增加拉莫三嗪的血浆浓度,可能与抑制葡萄糖苷酸化有关。拉莫三嗪和丙戊酸合用几周后可使丙戊酸盐的血药浓度降低约 25%。拉莫三嗪与卡马西平合用可使卡马西平的 10,11-环氧化物水平和毒性反应增加。

(3)临床应用:无论是单用还是合用,拉莫三嗪对成人局灶性和继发性全身性强直-阵挛性发作,以及成人与儿童 Lennox-Gastaut 综合征有效。

已服用有肝药酶诱导作用的抗癫痫药的患者,拉莫三嗪的初始剂量为每天 50mg,连续两周。随后增加到 50mg,每天 2 次,连续两周。以后每周以每天 100mg 增加至维持量为每天 300～500mg,分 2 次服用。同时服用丙戊酸和另一种诱导肝药酶的抗癫痫药的患者,拉莫三嗪初始剂量为 25mg,隔日 1 次,连续 2 周,随后增加到每天 25mg,连续两周,以后每 1～2 周每天增加 25～50mg,维持量为每天 100～150mg,分 2 次服。

(4)毒性:拉莫三嗪与其他抗癫痫药合用时,常见副作用有头昏、共济失调、视力模糊或复视、恶心、呕吐及皮疹。也有几例 Stevens-Johnson 综合征和弥漫性血管内凝血的报道。儿科患者严重皮疹的发生率(约 0.8%)高于成人(约 0.3%)。

3.左乙拉西坦　左乙拉西坦是一种 α-乙基-2-氧-1-吡咯烷乙酰胺的 S 对应体。

(1)药理作用和作用机制:左乙拉西坦对局灶性和继发性全身性强直-阵挛性发作疗效好,其抗癫痫机制不清。

(2)药动学特性和药物相互作用:左乙拉西坦口服几乎完全吸收且吸收迅速,不与血浆蛋白结合。95% 的药物及其失活代谢物从尿中排出,其中 65% 为原型,24% 的药物通过水解乙酰胺基团而被代谢。它既不是 CYP 或葡糖醛酸糖苷酶的诱导药,也不是其高亲和力底物,因此与其他抗癫痫药、口服避孕药或抗凝药间无相互作用。

(3)临床应用、毒性:临床试验表明左乙拉西坦和其他抗癫痫药合用对成人难治性局灶性发作有效。单用左乙拉西坦治疗局灶性或全身性癫痫的疗效尚不清楚。该药耐受性好,不良反应包括嗜睡、无力和眩晕。

4.噻加宾　噻加宾是 3-哌啶羧酸衍生物。

(1)药理作用和作用机制:噻加宾抑制 GABA 转运体、GAT-1,从而减少神经元和胶质摄取 GABA。因此,噻加宾延长 GABA 的突触停留时间,增加突触抑制的时间。

(2)药动学:噻加宾口服吸收迅速,广泛结合到血清或血浆蛋白,主要由肝脏 CYP3A 代谢,同时给予肝药酶诱导药如苯巴比妥,苯妥英或卡马西平时,其半衰期(约为 8 小时)缩短 2～3 小时。

(3)临床应用:噻加宾作为辅助治疗,用于伴或不伴继发性全身性发作的难治性局灶性癫痫。单用该药治疗新确诊的或难治性的局灶性和全身性癫痫的疗效尚未确定。

（4）毒性：副作用包括眩晕、嗜睡和震颤，通常在初次给药后很快出现，表现轻至中度的严重性。噻加宾增强突触释放 GABA 的效应可增加失神性发作动物模型的棘波放电，提示噻加宾可能禁用于全身性失神性癫痫。有报道称噻加宾用于有棘波放电病史的患者，加重其脑电图异常。

5.托吡酯　托吡酯是一种氨基磺酸盐取代的单糖。

（1）药理作用和作用机制：托吡酯降低小脑颗粒细胞电压门控 Na^+ 电流，与苯妥英作用方式类似。此外，托吡酯激活超极化 K^+ 电流，增强突触后 $GABA_A$ 受体电流，也抑制谷氨酸受体的 AMPA-海人藻酸亚型活化。托吡酯也是一种弱的碳酸酐酶抑制药。

（2）药动学：托吡酯口服后吸收迅速，很少（10％～20％）与血浆蛋白结合，主要以原型从尿中排出，半衰期约为 1 天。托吡酯降低雌二醇血浆浓度，提示避免同服低剂量口服避孕药。

（3）临床应用：托吡酯对于新确诊的儿童和成人局灶性和原发性全身性癫痫的疗效与丙戊酸和卡马西平相同。单用托吡酯对难治性局灶性癫痫和难治性全身性强直-阵挛性发作有效。与安慰剂相比，托吡酯对 Lennox-Gastaut 综合征患者的猝倒症和强直-阵挛性发作有效。

（4）毒性：托吡酯耐受性好，常见的副作用是嗜睡、易疲劳、体重减轻和神经质。它可引起肾结石（可能与抑制碳酸酐酶有关）。托吡酯与认知损伤有关，患者也可能抱怨碳酸饮料口味改变。

6.唑尼沙胺　唑尼沙胺是一种磺胺类衍生物。

（1）药理作用和作用机制：唑尼沙胺抑制 T 型 Ca^{2+} 电流和脊髓神经元持久的重复放电，可能通过与苯妥英和卡马西平类似的机制，延长电压门控 Na^+ 通道的失活态。

（2）药动学：唑尼沙胺口服几乎完全吸收，半衰期长（约 63 小时），约 40％ 与血浆蛋白结合。口服后约 85％ 主要以药物原型和经 CYP3A4 代谢产生的葡萄糖苷酸、苯磺乙酰基代谢物的形式从尿液排出。苯巴比妥、苯妥英和卡马西平降低唑尼沙胺血浆浓度/剂量比，而拉莫三嗪增加该比例。唑尼沙胺对其他抗癫痫药的血浆浓度影响小。

（3）临床应用：难治性局灶性发作患者的临床试验证实，唑尼沙胺与其他药物合用效果优于安慰剂。单用该药治疗新确诊的或难治性的癫痫的疗效尚未证实。

（4）毒性：唑尼沙胺耐受性好，不良反应包括嗜睡、共济失调、厌食、神经质和易疲劳。约 1％ 服用唑尼沙胺的患者出现肾结石，可能与其抑制碳酸酐酶有关。

九、癫痫治疗的一般原则和药物选择

癫痫应早期诊断、早期治疗，选一种合适的药物，以达到延长发作静止期、减少毒性的理想预期效果。要综合考虑药物的疗效和副作用，为患者提供合适的治疗选择。

首先要考虑是否开始治疗，如对于一个无家族癫痫史、神经病学检测、EEG、磁共振（MRI）扫描均正常的健康成人来说，偶尔一次强直-阵挛性发作，下一年复发的可能性（15％）和药物反应的几率相似，对其进行抗癫痫治疗可能是不必要的。另一方面，相似的发作发生在有癫痫家族史，且神经病学监测、EEG 和 MRI 均异常的患者，那么复发的危险性为 60％，需要开始治疗。

除非存在特殊情况(如癫痫持续状态),开始治疗时应选择一种药物,剂量一般是治疗范围底限的血浆药物浓度。为了减轻剂量相关的副作用,初始治疗剂量应减量,按合适的间隔增加剂量,以控制发作或减少毒性,最好监测血浆药物浓度。

依从性不好是抗癫痫药治疗失败最常见的原因,规范化治疗很有必要。对选择合适的单个药物的最大耐受剂量的依从性可完全控制约50%患者癫痫发作。如果药物治疗时癫痫发作,医生应评估是否存在潜在的恶化疾病因素(如睡眠剥夺、合并发热性疾病或药物,包括咖啡因或非处方药)。如果患者依从性好,但癫痫仍持续,需改用其他药物。除非药物的严重副作用要求采用其他方式,停药时应逐渐减少剂量,把癫痫复发的危险性降至最小。多种药物可用于成人局灶性发作,因此可选用第二种具有不同作用机制的药物。

在单用第二种药物疗效仍不好的情况下,许多医生会实施两药合用。这一决定不宜轻率做出,因为大部分患者单用一种药物,副作用最少,能获得最佳的治疗效果。但有些患者只有用两种或更多的抗癫痫药才能充分控制病情,还没有适当的对照研究来系统比较两药合用的效果,用这种方法进行完全对照的机会不多。似乎选择两种不同机制的药物合用较明智(如一种促进 Na^+ 通道失活的药物,另一种增强 GABA 介导的突触抑制的药物)。另外需谨慎考虑药物的不良反应和潜在的药物间相互作用。

1.治疗持续时间 抗癫痫药通常需持续使用至少2年。如果患者两年后不再发作,可考虑中止治疗。与停药后复发危险有关的因素包括 EEG 异常,已知的结构损害,神经病学检查异常,频繁发作的病史或难治性癫痫发作。相反地,与癫痫复发危险率低有关的因素包括特发性癫痫、EEG 正常、儿童期发病及单药易控制的发作。癫痫复发的危险率在低风险人群中约25%,在高风险人群中超过50%。大约80%的癫痫复发出现在中止治疗后4个月内。临床医师和患者必须权衡癫痫复发的危险及其相关的潜在有害结果(如失去驾驶权利)和继续治疗的意义(如花费、副作用、癫痫的诊断意义),理想的是在数月内缓慢停药。

2.单纯性和复合性的局灶性和继发性全身强直-阵挛性发作 卡马西平和苯妥英是单药治疗局灶性或强直-阵挛性发作最有效的药物。在卡马西平和苯妥英中作选择时,要考虑药物毒性作用,它们均可引起性欲减退和阳痿(卡马西平13%、苯妥英11%)。在卡马西平和丙戊酸之间,卡马西平对复合性局灶性发作的效果较好。总之,资料证实卡马西平和苯妥英治疗局灶性发作的效果更好,但苯巴比妥和丙戊酸也有效。卡马西平、苯巴比妥和苯妥英用于控制继发性全身强直-阵挛性发作的疗效无显著差别。因继发性全身强直-阵挛性发作常与局灶性发作并存,这些数据表明在1990年前上市的药物中,卡马西平和苯妥英是治疗这些疾病的一线药物。

一个关键问题是如何选择合适的药物用于新诊断的局灶性或全身性癫痫患者的初始治疗。该问题似乎不重要,因约50%新确诊的患者使用第一个药物,无论是老药还是新药后,癫痫不再发作。对药物有反应的患者通常会接受初次选用的药物治疗数年,说明选择合适药物的重要性。苯妥英、卡马西平和苯巴比妥诱导肝 CYP,因此使多种抗癫痫药使用复杂化,影响口服避孕药、华法林和其他药物代谢。这些药物也增强内源性化合物,包括性腺类固醇和维生素 D 的代谢,潜在地影响生殖功能和骨密度。相比而言,大多数新药对 CYP 影响很小。对新药使用存在争议的是由于其价格较高、临床应用经验较少。令人遗憾的是,对新型抗癫痫药和1990 年以前的药物的前瞻性研究,未得出新药更优越的结论。虽然许多专家提倡使用加巴喷丁、拉莫三嗪和托吡酯作为新诊断的局灶性或混合性癫痫发作的首选药,但它们均未被 FDA 批准用于这类疾病。

3.失神性发作　资料表明乙琥胺和丙戊酸盐治疗失神性发作同样有效,均可使 50% ～ 75% 的新确诊患者避免发作。已存在或治疗期间发生强直-阵挛性发作时,丙戊酸是首选药物。拉莫三嗪也对新诊断的失神性发作有效,但尚未被 FDA 批准用于该疾病。

4.肌阵挛性发作　丙戊酸可用于治疗幼儿肌阵挛性癫痫发作,通常同时伴有强直-阵挛性发作和失神性发作。尚未有实验观察新型药物对幼儿肌阵挛性癫痫发作或其他特发性全身癫痫综合征的疗效。

5.发热性惊厥　患发热性疾病的儿童有 2% ～ 4% 伴有惊厥,这些儿童中 25% ～ 33% 会再度发生发热性惊厥,仅 2% ～ 3% 在以后会发生癫痫。使癫痫发生危险性增加的因素包括已有的神经障碍或发育迟缓,癫痫家族史,或复杂的发热性惊厥(如发热性惊厥持续时间超过 15 分钟,同一天内再次发作)。如果这些危险因素都存在,发生癫痫的危险性约为 10%。对复发的发热性惊厥和癫痫发作可能性较高的儿童,发热时用地西泮直肠给药既能预防癫痫复发,又能避免长期给药的副作用。疗效不确定和严重副作用使苯巴比妥长期用药作为预防目的仍存在争议。

6.婴幼儿癫痫发作　通常应用的抗癫痫药对伴有脑电图高度节律失调的婴儿痉挛无效,通常使用糖皮质激素。氨己烯酸(γ-乙烯 GABA)比安慰剂有效,尽管有报道使用氨己烯酸治疗的成人出现视野缩小的现象,2000 年美国以孤儿药方式批准该药用于治疗婴儿痉挛,在其他国家也被批准使用。

Lennox-Gastaut 综合征是癫痫中较严重的一种,通常在儿童时期发病,以认知损伤和多种类型癫痫为特征,包括强直-阵挛、强直、无力、肌阵挛和非典型失神性发作。拉莫三嗪是一种对治疗抵抗型癫痫有效且患者耐受的药物。拉莫三嗪与其他抗癫痫药合用可增加疗效。托吡酯也对 Lennox-Gastaut 综合征有效。

7.癫痫持续状态和其他惊厥急症　癫痫持续状态是神经科急症,成人死亡率约为 20%。治疗目的是迅速中止行为活动和癫痫电活动,癫痫持续状态越长,越难控制,造成永久性脑损伤的危险性越大。治疗的关键是有明确的治疗计划,迅速选用有效的药物及合适的剂量,警惕肺换气不足和低血压。由于剂量过大可引起肺换气不足,有必要进行暂时的机械通气,药物只能静脉给予。以下四种药物具有相似的有效率(44% ～ 65%):先用地西泮,随后用苯妥英、劳拉西泮、苯巴比妥及苯妥英单用,复发率和不良反应无明显区别。

8.抗癫痫治疗与妊娠　抗癫痫药对育龄妇女的健康有着重要影响。口服避孕药的效果会被同时服用的抗癫痫药减弱(失败率为 3.1%,非癫痫妇女失败率为 0.7%),这可能与抗癫痫药诱导肝药酶,使口服避孕药代谢增加有关,尤其需注意能诱导 CYP3A4 的抗癫痫药。

患癫痫母亲,其婴儿先天性畸形发生率可能是来自非癫痫母亲孩子的两倍。这些畸形包括先天性心脏病。抗癫痫药单药高浓度或多药合用与先天性缺陷有关。苯妥英、卡马西平、丙戊酸盐和苯巴比妥均有致畸作用。1990 年后生产的抗癫痫药对动物有致畸作用,但对人类是否有致畸作用尚未确定。对于准备妊娠的癫痫妇女来说，一方面可尝试不用抗癫痫药，也可单药治疗并密切监测药物水平，要避免会达到药物毒性水平的多药合用。推荐妊娠妇女每天补充叶酸(0.4mg/d)以减少神经管畸形的可能，这对癫痫妇女同样适用。

抗癫痫药诱导 CYP，这与新生儿维生素 K 缺乏有关，可导致凝血障碍和颅内出血。建议在怀孕最后 2～4 周每天给予母亲维生素 K_1 10mg/d 进行预防治疗。

第三节　镇静催眠药

一、苯二氮䓬类

(一)概述

苯二氮䓬类(BDZ)是 1,4-苯二氮䓬的衍生物，其构效关系尚未完全阐明，但初步显示以下几点：①A 环上 R_7 被 C1 或 NO_2 取代，药理活性增强；②B_2 环上 R_1 为甲基时，药理活性增强；③C 环上 R_2 被 C1 或 F 取代时，药理活性增强；④B 环上 1,2 位融合成咪唑环，可加速其系列化转化。

【药动学】

口服吸收良好，12h 后血药达峰浓度，脂溶性高，能迅速分布到体内大部分组织，并在脂肪组织中蓄积。易透过胎盘，胎儿血药浓度甚至可超过母体。此类药绝大部分由肝药酶转化而灭活，其半衰期长短不一，经肝生物转化后形成水溶性代谢产物，再经肾排除。

【药理特点】

1.苯二氮䓬类对中枢神经系统可产生抗焦虑、镇静、遗忘、肌松、抗惊厥等作用，只是强度上的不同。较大剂量或静脉给药可产生催眠作用，甚至可使意识消失。本品均无镇痛作用，但都可增强麻醉性镇痛药或全身麻醉性麻醉药的作用。其遗忘作用为顺应性，即对用药 30min 至数小时内经历的事情失去记忆。对中枢的作用部位是抑制脊髓内多突触通路，使肌张力降低而产生肌松作用。它的抗惊厥作用与巴比妥类不同，作用快，对各种惊厥状态都有作用，其强度小于巴比妥类，且长期应用时此作用可消失。

2.心血管的影响是可使血压轻度下降，主要由于中枢性抑制使血管扩张所致，也可能与其直接作用于小动脉平滑肌相关。但对心肌收缩力无影响，心排血量明显影响，心肌耗氧量下降，对心率影响也是轻微的(减慢心率)，仅有 8%～12%，这些作用对心功能不全及冠心病有利。但因调节心率的压力反射也受到抑制，故对心脏的代偿机制有一定削弱。因此，凡是低血容量、心功能失代偿及心血管功能不佳病人应禁用或慎用。

3.对呼吸中枢的抑制也是轻度的，使潮气量轻度下降，呼吸频率代偿性加快。口服、常用剂量对呼吸影响不明显，但静脉注射，特别是速度较快时可产生一过性呼吸暂停，甚至呼吸完全抑制。通常对一般病人呼吸影响较少，但对阻塞性肺疾病病人呼吸影响明显。

4.对肝肾功能无明显影响，且由于能消除紧张状态和肌松作用，故有使机体代谢率下降的作用。

【作用机制】

苯二氮䓬类可与脑内的苯二氮䓬受体特异性结合,为阐明其作用机制提供了依据。研究已证实苯二氮䓬类能促进抑制性递质-氨基丁酸(GABA)的释放,从而产生了肌肉松弛和镇静作用。近期研究表明,苯二氮䓬受体位点与氨基丁酸受体相邻,耦合于共同的离子通道。在苯二氮䓬受体水平存在氨基丁酸调控蛋白,它阻止氨基丁酸与其受体结合,而苯二氮䓬类与苯二氮䓬受体结合后可阻止调控蛋白的作用,从而增强氨基丁酸与其受体结合,从而产生一系列苯二氮䓬的作用,脑内边缘系统的苯二氮䓬受体与苯二氮䓬类结合可产生抗焦虑作用,大脑皮质的苯二氮䓬受体与其结合可产生抗惊厥作用,而脊髓的苯二氮䓬受体与其结合和肌松作用有关。

【临床应用】

现代临床麻醉通常将此类药用于:①麻醉前用药;②作为局部和椎管内麻醉辅助用药,使病人产生镇静、遗忘,并且有防治局麻药中毒反应的作用;③全麻诱导,可用于各类手术麻醉诱导,尤其是心血管功能较差的病人;④作为麻醉维持用药,可与其他静脉麻醉药、麻醉性镇痛药复合应用,以增强麻醉效果和减少其他药物用量,防治某些麻醉药(如氯胺酮)的不良反应;⑤用于消除焦虑,治疗失眠和用于治疗酒精或巴比妥类成瘾者的戒断综合征,利用其抗惊厥作用,可用于控制抽搐,特别是癫痫和破伤风的治疗,其肌松作用有助于风湿性疼痛和肌肉痉挛的治疗;⑥作为清醒气管插管、支气管镜检和其他内镜的检查的镇静用药。

【不良反应】

因为大多数苯二氮䓬类的半衰期都较长,其代谢物又有药理活性,故长期服用易发生蓄积作用,即使停药后仍有明显反应,主要表现为嗜睡、困倦、肌无力、动作不协调等。但较少产生依赖性,即使突然停药也不会产生戒断综合征,如偶尔发生,症状也很轻微,不需特殊处理。

(二)临床常用药物

地西泮

又名安定,化学名 7-氯-1,3-二氢-1-甲基-5-苯基-2H-1,4-苯二氮䓬-2-酮。

【药动学】

本品口服后吸收迅速、完全,1h 左右血药浓度达峰值。由于其脂溶性高,吸收后很快透过血脑屏障进入中枢神经系统,随后又很快再分布到其他非药物功能组织。肌内注射吸收缓慢,且不完全,其血浆浓度仅为口服同等剂量的 60%,不及静脉注射后的 20%。因此,给药途径术前尽可能为口服,术中尽可能为静脉注射。血浆蛋白结合率 98%～99%,几乎在肝脏代谢为活性去甲地西泮,尔后又与葡萄糖醛酸结合经胃排出。$t_{1/2\beta}$ 为 25～50h,由于分布容积大(1～1.5L/kg),故单次用药后作用消失快。少于 1% 以原型从尿排出体外,绝大部分在肝内生物转化,后经肾排出较易透过胎盘,胎儿血药浓度较母体高 40%。因此,不宜用于待产妇。

【药理特点】

1.具有良好抗焦虑、镇静、催眠、抗惊厥和肌肉松弛及遗忘等作用。小剂量能产生良好的抗焦虑作用,不影响意识,较大剂量能产生催眠作用,并可增强全麻作用,有明显抗惊厥、抗癫痫作用,对正常人和肌肉张力增高病人可产生肌松作用。本品具有较强的中枢性作用,有利于减轻人类大脑损伤所致肌肉僵硬。

2.具有降低脑血流量、脑代谢率、脑耗氧量,以及降低颅内压作用。较适合颅脑手术麻醉,尤其是脑外伤手术麻醉。

3.常用量对循环影响轻微,血压轻度下降,心排血量无明显变化。并有使冠状动脉扩张和增加其血流量作用特点。但偶尔可引起一过性心动过缓和低血压,这可能与其溶剂中的丙二醇有关。

4.口服治疗剂量对呼吸影响轻微,较大剂量口服或静脉注射$>0.3mg/kg$ 时,可产生呼吸轻度抑制,会使呼吸频率增快、潮气量降低,$PaCO_2$ 轻度升高,甚至呼吸暂停,若与其他中枢抑制药合用时较易发生。

5.对肝肾功能无明显影响,对支气管平滑肌有直接松弛作用,哮喘病人应用较好。

6.该药可较快通过胎盘,且胎儿血药浓度比母体高。因此除特殊情况(如产前子痫),孕妇、产妇不宜使用此药。

【临床应用】

1.适应证 用于焦虑状态、兴奋不安、神经衰弱或单纯失眠,是临床麻醉常用药。具体用于:①术前给药,口服5～10mg,以消除焦虑,稳定情绪,并有助于预防局麻药毒性反应;②静脉麻醉诱导,以0.1～0.2mg/kg静脉注射做全麻诱导,可增强麻醉效果,且又对心血管影响轻微,是心脏病病人良好诱导药;③可与其他静脉麻醉药合用,如氯胺酮,可消除或减少其不良反应和并发症,如心血管不良反应和术后精神症状,以及预防氯胺酮、氯琥珀胆碱所致的眼内压、颅内压升高。

2.禁忌证 非住院和没留院观察病人免用,肝肾功能严重受损病人和孕妇晚期及产妇禁用或慎用,婴儿、青光眼、重症肌无力者应禁用,用药后不宜工作。

3.用量和用法 ①用于抗焦虑或镇静的成人常用量为2.5～5mg,每日2～4次,口服或静脉注射,年老体弱者初始剂量减半,肝病病人用量减为正常人1/3～1/2的用药量;②催眠量为5～10mg,睡前服;③麻醉诱导,0.2～0.4mg/kg静脉注射,年老体弱及血容量不足者用量减半;④用于抗惊厥和癫痫持续状态每次5～20mg,静脉注射,再发作可反复使用,必要时可静脉持续滴注(20～50mg加生理盐水250～500mL),可根据病情选择滴注速度;⑤用于某些门诊小手术或内镜检查、心脏电击复律及清醒气管插管,手术前用药5～10mg,静脉滴注,术前5～10min给药可发挥良好的镇静作用。

【不良反应】

1.肌内或静脉注射可引起注射部位疼痛。

2.本品毒性很小,常见不良反应有嗜睡、无力、肌张力低等。剂量偏大时,偶可引起躁动、谵妄、兴奋等反应,可能与中枢神经的多巴胺能系统作用增强或胆碱能系统受抑制有关。应用毒扁豆碱可消除此种不良反应。

3.能增加氯丙嗪和单胺氧化酶抑制药(帕吉林)的作用。因此,不宜合用。

【临床评价】

1.作为术前用药已广泛应用于临床,具有良好抗焦虑、镇静、催眠作用及遗忘和肌松作用,用药后能消除病人紧张不安情绪,又可防治局部麻醉药中毒反应,并能降低或消除病人对手术创伤的记忆。

2.和氯胺酮等药物联合应用可消除或减轻地西泮引起的心血管兴奋和所致眼内压、颅内压升高的不良反应,以及引起的精神症状。

3.由于本品对循环影响轻,且有扩张冠状动脉血流作用,所以目前临床上广泛应用心脏缺血性疾病手术麻醉,尤其是冠状动脉旁路吻合术和休克及心功能不全的病人手术麻醉诱导和维持。

4.本品因具有良好镇静催眠作用和遗忘作用,且对呼吸影响轻微,故可用作慢诱导或清醒气管插管技术。

5.静脉注射地西泮是临床治疗癫痫持续状态的首选方法。

咪达唑仑

又名咪唑安定,商品名速眠安(Hypnovel 或 Dormicum),是目前临床唯一水溶性苯二氮䓬类。其化学名为 8-氯-6-(2 氯-苯基)-1-甲基-4H-咪唑-(1,5a)(1,4)苯二氮䓬。理化性质为亲脂性物质,微溶于水。其结构特点为融合的咪唑环,在 2 位上有碱性氮,在 pH<4 的酸性溶液中可形成稳定水溶性盐。临床上用其盐酸或马来酸盐,pH 为 3.3。在生理性 pH 条件下,释出亲脂性碱基,易于透过血脑屏障,其制剂可溶于生理盐水、5％葡萄糖溶液或乳酸盐林格液。可与盐酸吗啡等酸性药物混合,但不宜与硫喷妥钠等碱性药物混合。因其水溶性不需用有机溶媒,肌内注射易吸收,静脉注射局部刺激性小。

【药动学】

本品脂溶性高,口服吸收快,$0.5\sim1h$ 达峰值。肝脏首次消除大,生物利用度仅为 40％左右。$t_{1/2\beta}$ 短,为 $2\sim3h$。单次注射后 $t_{1/2\alpha}$ 为 $(0.3\pm0.24)h$,$t_{1/2\beta}$ 为 $(2.1\pm0.8)h$,稳态分布容积为 $(0.68\pm0.15)L/kg$,清除率为 $350mL/min$,相当于正常肝血流量的 1/3,故肝血流灌注明显影响清除率。静滴的药动力学与单次静脉注射相似,停止滴注后血药浓度迅速下降,没有明显蓄积性。肌内注射后能吸收快且较完全,注药后 $30min$ 血药浓度达峰值,生物利用度为 91％,消除情况与静脉基本相似。小儿直肠注入吸收也较快,$(16\pm7)min$ 血药浓度达峰值。由于经痔上静脉吸收入门静脉,肝脏首关消除也大,生物利用度<60％,蛋白结合率高达$(94\pm1.9)％$。少量可透过胎盘。主要代谢为 1-羟基咪达唑仑。这些代谢产物与葡萄糖醛酸结合由尿排出,以原型经尿排出者<1％。其代谢与地西泮不同,不受西咪替丁的影响。

【药理特点】

1.对中枢的作用主要为催眠、抗焦虑、抗惊厥、肌松和顺行性遗忘作用,药效强度为地西泮的 $1.5\sim2$ 倍,无镇痛作用,但可增强其他麻醉药的镇痛作用,它的作用机制是 β_2 受体为氨基丁酸受体的一部分,本品与 β_2 受体结合使氨基丁酸释放至突触间隙激活突触后膜的氯离子内流导致突触后膜的超极化,从而抑制兴奋传导。该药能增加氯离子通道的开放频率,依次增加氨基丁酸的效应,对氯离子通道阀门电位无影响。体内氨基丁酸缺乏时,药物则发挥不了作用。

2.对循环系统影响是用药后可引起血压下降,尤其是剂量较大时$(0.3mg/kg)$,血压下降与心排血量减少相关,与血管阻力无关。在压力反射增强时,血压下降更加明显,因本品能抑制压力反射功能,可使心率加快,并降低左心室前负荷,肺毛细血管楔压和左心室舒张末压。

3.对呼吸抑制较轻,其程度与剂量相关,小剂量(0.075mg/kg)静脉注射时,不影响呼吸中枢对 CO_2 的通气反应,静脉注射 0.15mg/kg 后,每分通气量最大降低与正常人注射地西泮 0.3mg/kg 基本相似。能缩短吸气时间,呼吸频率和潮气量下降,但不会影响功能残气量和剩余肺容量。麻醉诱导时呼吸暂停发生率明显低于硫喷妥钠。

4.可降低脑流量、脑代谢率,使颅内压下降,无组胺释放作用,也不会抑制肾上腺皮质功能。

【临床应用】

1.麻醉前用药 催眠和抗焦虑时,口服、肌内注射或静脉注射均有效。肌内注射或静脉注射的安全剂量为 0.05mg/kg,常用剂量为 5mg。10～15min 产生镇静作用,30～45min 达最大效应。口服剂量加倍,与东莨菪碱合用可增加其抗焦虑和遗忘作用,而与阿托品合用则可增强咪达唑仑的不良反应,如心动过速等。小儿可直肠注入,剂量为 0.3mg/kg,最大剂量为7.5mg。

2.全麻药诱导和维持

(1)适合于各科和各种疾病及各年龄组病人静脉麻醉,包括心肌缺血和心功能障碍病人,但严重心血管功能障碍和低血容量病人应慎用,必要时应减少其用药剂量,诱导量为 0.1～0.3mg/kg,主要视病情和复合用药而定。

(2)麻醉维持:可与阿片类、氯胺酮、氧化亚氮及挥发性麻醉药复合应用麻醉维持,可分次给药,每 2 小时 1 次,每次给首次量的 25％～30％。也可在待有麻醉减浅征象时给药,持续静脉滴注速率为 0.15mg/(kg·h)。

3.椎管内麻醉或局部麻醉镇静 通常给 0.1mg/kg 静脉注射,能产生良好镇静作用,病情危重或复合应用麻醉性镇痛药及其他药物时,应酌情减量,能提高局麻药的惊厥阈,效果优于地西泮。

4.内镜检查和治疗性操作 如消化道内镜检查、心律转复等,可减轻或消除病人咳嗽、呃逆、喉痉挛和呕吐等症状,有遗忘作用,消除病人痛苦记忆。

5.ICU 病人镇静 使机械通气病人保持镇静,避免躁动和人机对抗,特别适合心血管手术后病人,常用量为 1～3mg/h,即可获得镇静所需稳态血药浓度。

【不良反应】

本品无明显不良反应。麻醉后 24h 恶心、呕吐发生率为 0.9％～19％;静脉给药局部并发症(如静脉炎、注射痛等)为 10％～78％,诱导剂量所致呼吸暂停发生率为 77％,仅次于硫喷妥钠(83％);注药后 5min 内脐静脉血药浓度达峰值,新生儿有出现松软综合征的可能,可增强 β 受体拮抗药的降压作用和非除极化型肌松药作用。

【临床评价】

本品起效快、镇静作用强,苏醒期并发症少,并且有良好遗忘作用,故是一种良好镇静和麻醉药,特别适合清醒状态时气道处理(如清醒气管插管、气管切开术)和各种内镜检查,治疗性操作及机械通气病人镇静,既可减少术后痛苦,又能消除术中记忆,以及病人精神症状和心理障碍。本品小剂量应用麻醉诱导和维持,可达到有力增强镇痛药作用和麻醉药的麻醉作用,且对循环、呼吸、肝肾功能影响较轻,广泛适用于临床麻醉病例,特别适合心血管手术麻醉和术后镇静。但本品在病人体质较差、心血管功能明显障碍、血量明显不足时使用或较大剂量使用时（＞0.3mg/kg），将会发生血压明显降低和呼吸停止。因此，应注意适应证和禁忌证，以及做好维护呼吸循环的准备。也须避免和氯丙嗪、单胺氧化酶抑制药及β受体拮抗药合用，以防引起血压明显降低，而严重影响循环功能。

硝西泮

又名硝基安定，化学名 7-硝基-1,3-二氢-5-苯基-2H-1,4-苯二氮䓬-2-酮。为淡黄色结晶粉末，无臭、无味，微溶于醇，不溶于水。

【药动学】

口服后 1～3h 血药浓度峰值，生物利用度为 60%～90%，分布范围广，稳态分布容积为 2.1L/kg。$t_{1/2\beta}$ 长达 25～40h，主要在肝内转化 7-氨基和 7-乙酰胺基衍生物，经肾排出。

【药理特点】

作用与地西泮相似，其特点为镇静、催眠和抗惊厥作用更好，且有抗焦虑和肌松作用。

【临床应用】

①麻醉前用药 5～10mg，口服，年老体弱者用量减半；②失眠症、催眠用量 5～10mg；③抗惊厥用量每日 5～25mg，0.4～1.0mg/（kg·d）分次口服；④抗癫痫每日 5～30mg，分 3 次日服。

【不良反应】

本品用药后不良反应轻微，大剂量长期服用可发生头痛、精神紊乱、白细胞减少等不良反应。大剂量与巴比妥类合用可引起中枢神经显著抑制，长期服用可成瘾。

【临床评价】

本品目前在临床麻醉中较少应用，可应用术前精神紧张病例，尤其是存有高血压和心动过速病人，服用后 15～30min 可入睡，睡眠作用可达 6～8h，有效剂量与中毒剂量之间距离较大，故安全性较大，可使病人术前夜间情绪控制在最佳状态，稳定心血管功能，减少心肌和大脑的耗氧。临床外科多用于失眠症、癫痫及焦虑不安的治疗，对于肌阵挛性癫痫及婴儿痉挛效果更佳。

劳拉西泮

又名氯羟安定，化学名 7-氯-5-邻氯苯基-1,3-二氢-3-羟基-2H-1,4-苯二氮䓬-2-酮，本品不溶于水，临床注射剂为聚乙醇及丙醇溶液，有刺激性。

【药动学】

口服吸收后 5～15min 起效，1～2h 血药浓度达峰值。肌内注射吸收较地西泮快而完全，但因脂溶性较地西泮低，透过血脑屏障较慢，肌内注射与口服相似，需 45～60min 才会出现最大效应。体内分布不如地西泮广泛，分布容积为 0.9L/kg，有效血药浓度能维持 24～48h，生物转化途径是直接与葡萄糖醛酸结合，$t_{1/2\beta}$ 为 10～16h，不及地西泮长。代谢物 94.4% 从尿中排出，5.6% 从粪中排出，2～4h 排出 80%，因与苯二氮䓬受体的亲和力比地西泮强，从苯二氮䓬受体释放较慢。因此，其作用时效比地西泮长。

【药理特点】

作用与地西泮相似，有很强的抗焦虑、镇静、催眠作用，其抗焦虑强度为地西泮的 5～10

倍,也有很强的顺行性遗忘作用,静脉注射 5mg 遗忘作用持续达 2～4h,对呼吸和心血管系统无明显影响。

【临床应用】

基本上与地西泮相似。

1.麻醉前用药,口服,每次 1～5mg。有良好镇静和遗忘作用,并可增强麻醉药的中枢抑制作用,使麻醉用药量减少,且效果优于地西泮。

2.与氯胺酮合用,可有效减少氯胺酮麻醉后精神症状。

3.治疗焦虑和失眠,口服,每次 0.5～1mg。

【临床评价】

本品因具有很强抗焦虑、镇静、催眠作用,故是术前良好用药,能更有效控制病人情绪,且对呼吸又无影响,这较适合术前存有心血管疾病和清醒气管插管病例术前用药,但因其作用持续时间长,对于手术时间短且术后需迅速清醒的病人不宜用作麻醉前用药和术中用药,以免麻醉后苏醒延迟,又因本品其代谢过程不经过甲基化或羟化,故老年和肝病病人较适用。

氟硝西泮

又名氟硝安定,化学名 7-硝基-1,3-二氢-1-甲基-5-(-2 氟苯基)-2H-1,4-苯二氮䓬-2-酮。为淡黄色结晶,微溶于水,易溶于乙醇。临床所用注射剂为溶于有机溶媒的制剂。

【药动学】

口服吸收快而完全,约 30min 即能达到催眠的血浓度 6～8g/L,经 1～2h 可达峰值。分布范围极广,分布容积达 5L/kg。$t_{1/2\beta}$ 为 2～4h。98% 经肝转化成多种无活性代谢产物,约 90% 经肾排出,10% 经胆道排出,2% 以原型自尿排出。

【药理特点】

1.作用与地西泮近似,具有抗焦虑、催眠、遗忘及抗惊厥作用,其镇静和催眠强度约为地西泮的 10 倍,静脉注射 2mg 后 1～2min 可进入深睡状态,持续约 2.5h,并有长时间遗忘作用,效果强于地西泮。

2.能减少脑血流量,降低脑代谢率,降低颅内压作用。

3.对呼吸有轻度抑制作用,且和剂量有关。

4.可使食管下端括约肌张力增加,有助于防止胃反流,防止误吸发生。

5.对心血管系统影响轻微,可使血压轻度下降,对心率无影响或稍增快,偶见一过性红斑及恶心、呕吐。

【临床应用】

1.全麻诱导　36～50μg/kg 缓慢静脉注射,必要时可追加 10μg/kg,疗效强于地西泮。

2.椎管内麻醉、局部麻醉　用于镇静,用量为 0.01mg/kg,疗效强于地西泮,遗忘作用更久。

3.麻醉维持　常用量 2mg 静脉注射,1～2min 后即产生睡眠,持续 2.5h,并有长时间遗忘作用与芬太尼或氯胺酮合用,可增加这些药物的效应,减轻或消除心血管不良反应。

【临床评价】

本品由于其毒性小、镇静作用强,临床上用作全身麻醉诱导和其他麻醉方式的辅助用药,又因本品对循环影响很小和具有降低颅内压作用,故本品很适合心血管疾病的非心脏手术和心内直视手术及颅脑手术麻醉。本品静脉注射 3min 后颅内压平均降低 30%。因此,特别适合颅高压手术病人麻醉。因本品对呼吸具有轻度抑制作用,因此用药量过大或多次用药后可能发生呼吸抑制及嗜睡,引起舌后坠,致上呼吸道梗阻。故用药后应注意呼吸监测和保持呼吸道畅通,以防缺氧和二氧化碳蓄积,特别是老年人和小儿病例。

艾司唑仑

又名舒乐安定,为苯二氮䓬类衍生物,有较强镇静、催眠、抗惊厥、抗焦虑作用,解痉和抗胆碱作用较弱。

【药理特点】

作用量小,毒性低,对肝肾功能等无影响

【临床应用】

1.麻醉前用药　每次 2～4mg,术前 1h 服用。

2.催眠量　每次 2～4mg,睡前服用。

3.抗癫痫量　每次 2～4mg,口服。

4.镇静量　每次 1～2mg,口服。

【不良反应】

偶见疲乏、无力、嗜睡等。

【临床评价】

本品镇静催眠作用强于地西泮 24 倍,为高效镇静催眠作用,并对神经和外伤疼痛有明显止痛作用,对某些心律失常也有一定治疗作用。该药在老年高血压病人慎用。

氟马西尼

为苯二氮䓬类拮抗药,是 20 世纪 70 年代末合成的特异性苯二氮䓬受体拮抗药,又名氟马泽尼、安易醒。其化学结构与苯二氮䓬类相似,仅 5 位上无苯环。为溶于水的白色粉末。临床用其 0.01% 溶液(1mg/10mL),其配方为氟马西尼 1.0mg,依地酸二钠 1.0mg,氯化钠 9.3mg,乙酸 1.0mg,氢氧化钠(1mol/L)适量至 pH=4,注射用水加至 10mL。此制剂可溶于生理盐水或 5% 葡萄糖溶液,室温下可保持稳定 24h。

【药动学】

口服吸收用度仅为 16%。血浆蛋白结合率为 40%～50%。分布容积为 1.02～1.2L/kg。清除率为1.14～1.3L/min。$t_{1/2}\beta$ 仅约 50min,较苯二氮䓬类为短,所以其单次应用拮抗作用持续时间短暂,一旦作用消失,苯二氮䓬类的作用又可重视。

【药理特点】

在未用苯二氮䓬类时,本品对苯二氮䓬类不产生相反效应,在应用苯二氮䓬类后,可拮抗其所有效应,如镇静、抗焦虑、催眠、遗忘、肌松、抗惊厥等作用。静脉注射约 1min 可达最大效应,作用时效为 90～120min。近年来研究认为不影响氨基丁酸递质传递,其本身无药理活性,但对苯二氮䓬受体有较强亲和力,可竞争性抑制苯二氮䓬类与受体的结合,从而拮抗苯二氮䓬类的作用。常见的不良反应有恶心呕吐、烦躁、焦虑不安,有癫痫病史诱发癫痫发作。

【临床应用】

1.苯二氮䓬类中毒的诊断　对可凝为苯二氮䓬类中毒的昏迷病人,如用药后症状明显改善,则可确定为苯二氮䓬类中毒。

2.苯二氮䓬类中毒病人的治疗　小剂量分次静脉注射,每次 0.1mg,每分钟 1 次,直至苏醒或总量达 2mg。其维持治疗可用首次有效量的半量重复注射,也可静脉滴注维持 $0.1\sim 0.4mg/h$。

3.麻醉后催醒　用于拮抗苯二氮䓬类的残余作用,对以苯二氮䓬类作为复合全麻用药或部位麻醉时镇静用药的术后要求病人尽快苏醒时,可选用该药拮抗残余作用,用量和用法是首次静脉注射 0.2mg,以后0.1mg/min,直至病人清醒或总量达 1mg。

4.ICU 中应用　对于 ICU 中长时间用苯二氮䓬类控制躁动,平稳施行机械通气的病人,如需停用机械通气或恢复意识时,可应用该药拮抗苯二氮䓬类作用,用药后病人意识恢复迅速且平稳又安全。用量和用法:首次静脉注射 0.2mg,以后 0.1mg/min,直至病人清醒或总量达 1mg。

【临床评价】

本品是拮抗苯二氮䓬类药良好特效用药,比应用其他药物如氨茶碱、毒扁豆碱、多沙普仑(佳苏仑)及纳洛酮等药物,催醒疗效更佳,并为最迅速可靠且安全。故本品是苯二氮䓬类中毒和术后催醒的首选用药。目前临床上主要用于苯二氮䓬类复合全麻后的催醒,用药后能使病人迅速苏醒和呼吸功能较快恢复,这样对于防止麻醉后因未苏醒时的气道梗阻(舌后坠、血痰堵塞),有着十分重要的临床意义。但若同时复合麻醉性镇痛药,术后催醒应同时使用纳洛酮等药物,以利达到选择性合理用药,促进尽早复苏,且平稳安全。但应用时值得注意的是如累积剂量达 5mg 而不起反应者,则该病人的中枢抑制状态并非由苯二氮䓬类所引起,应放弃继续使用。本品还可用于改善酒精性肝硬化病人的记忆缺失等症状。

二、巴比妥类

(一)概述

巴比妥类为巴比妥酸的衍生物。巴比妥酸本身无作用,自 1903 年发现,以乙基取代巴比妥酸 C_5 的 2 个 H 后形成巴比妥,具有催眠作用,以后相继合成一系列巴比妥类药。

巴比妥酸是脲与丙二酸缩合的产物。C_5 上的 2 个 H 被烃基、烯烃基或(和)芳香基取代后形成的衍生物,当氧巴比妥类 C_2 上的 O 为 S 取代成为硫巴比妥类,N_3 上的 H 为甲基取代成为 N 甲基巴比妥类。此类所含酰脲基是产生中枢抑制的核心部分,它的作用强度,起效和维持时间,与 C_5 上取代 H 的基团有关。如为短链烃基或苯环取代,如巴比妥或苯巴比妥,则起效慢,维持时间长;若为长链烃基取代,或取代的烃基有分支或不饱和链者,如司可巴比妥,则起效快,维持时间也短;若是侧链太长,超过 $6\sim 7$ 个 C,不但没催眠作用,并会呈现惊厥作用。相反苯环者如苯巴比妥,它的抗惊厥作用增强。当 C_2 上的 O 为 S 取代时,如硫喷妥钠其活性增强,维持时间缩短。在 N_3 上的 H 被甲基取代时,如美索比妥,它的起效和苏醒更快,但兴奋现象也增多。

【药动学】

口服后大多经肠道吸收,吸收快慢与其脂溶性高低有关。吸收入血后,部分和血浆蛋白结合,其结合率也和脂溶性相关。如脂溶性高的硫喷妥钠,其结合率可达80%,脂溶性低者蛋白结合率仅为5%。药物通过血脑屏障的速率和脂溶性也密切相关,脂溶性高者能迅速进入大脑皮质,并迅速入大脑皮质,迅速再分布,起效快持续时间短;相反,低脂溶性者进入脑和再分布慢,持续时间长。血浆的pH也影响进入大脑药物量,如pH低时,进入中枢神经系统的量增加,如病人发生严重酸中毒时药物进入大脑量增加。此类药也可通过胎盘、胎儿血液浓度接近母体。

此类药主要经肝生物转化由肾排除,氧巴比妥类仅在肝中降解,硫巴比妥类除大部分在肝降解外,小部分还在肾、脑和其他组织降解。它的生物转化方式主要是C_5上的侧链在肝微粒体酶的作用下氧化,生成无活性、极性更强,易溶于水的醇、酮、酚或羧酸形式,从肾排出,或与葡萄糖醛酸结合从肾排出。低脂溶性者部分以原型由肾缓慢排出。正常情况下,经肾小球滤过,到达肾小管时随水分再吸收,部分经被动弥散再吸收。当尿液碱化时,可增加其在肾小管中的解离度,从而减少其再吸收和加速其排出。

【药理特点】

1.本品主要是抑制大脑皮质和脑干网状结构上行激活系统和抑制中枢神经系统突触的传递,尤其是多突触的传递。

(1)突触前效应,减少神经递质(如乙酰胆碱)的释放。

(2)突触后效应,减慢γ-氨基丁酸(GABA)从其受体解离的速率,从而延长γ-氨基丁酸激活的离子通道的开放。

(3)可对抗兴奋性氨基酸的作用。中枢抑制随剂量由小到大,依次表现为镇静、催眠、抗惊厥、麻醉作用,直至延髓麻痹。产生类似生理性睡眠,但快速动眼睡眠(REMS)时相缩短。长时效的巴比妥类产生的睡眠,醒后常有宿醉感。此类药无镇痛作用,存有疼痛病人只服用本药后常会引起烦躁不安。

本类药具有不同程度抗惊厥作用,以苯巴比妥为强,可选择性作用于皮质运动区,镇静剂量可产生抗惊厥作用。

2.本品对呼吸系统影响是均对呼吸有抑制作用,程度和剂量有关,其机制是降低呼吸中枢对CO_2的敏感性。

3.对心血管影响依据其剂量大小,催眠剂量对循环系无明显影响,当用药剂量达到类似生理性睡眠时血压轻度下降,心率稍慢,较大剂量可抑制血管运动中枢和扩张小动脉,使血压明显下降。

4.其他影响包括催眠剂量也抑制胃液分泌,但胃排空延缓不明显,本品为肝药酶诱导药,可加快激素、强心苷等的代谢速率,缩短其时效,也可使基础代谢率下降。

【临床应用】

1.镇静、催眠。

2.麻醉前用药,特别是可增强局部麻醉药的麻醉作用,防止局部麻醉药毒性反应。

3.本类药在肝硬化病人中半衰期延长,故此类病人应慎用或禁用,又由于此类药会加重紫质症急性发作,因此急性间歇性紫质症禁用。

【不良反应】

由于肝药酶诱导和神经组织对药物的适应性,短期反复应用可产生耐受性,需增加剂量方可产生同样效应。长期连续应用会产生依赖性,若突然停药可产生兴奋、焦虑,甚至惊厥等戒断综合征。少数病例用药后会出现变态反应,个别出现粒细胞减少症、剥脱性皮炎等严重反应。后遗效应又称后遗作用,服用催眠剂量的巴比妥类药物后,次日晨可出现头晕、困倦、精神不振及定向障碍,亦称"宿醉",这可能是与本类药消除缓慢,作用延缓至次日所致。

【急性中毒处理】

1.一次误服或有意吞服大量巴比妥类或静脉注射用量过大,注射速度过快,均可引起急性中毒。口服10倍于催眠剂量的巴比妥类可致中度中毒,15～20倍则可引起严重中毒。其临床表现为深度昏迷、高度呼吸抑制、血压下降、体温降低、休克及肾衰竭等,深度呼吸抑制是急性中毒者的直接死因。

2.处理措施。①面罩吸氧人工呼吸,气管插管或气管切开,机械呼吸,以维持正常呼吸和循环功能;②应用中枢兴奋药;③快速大量输液,以加速巴比妥类的排泄,也应用碳酸氢钠等药物碱化尿液,减少肾小管的再吸收;④严重中毒病例可采用透析疗法;⑤如服药3～5h可洗胃、导泻,给予碱性利尿药加速其排泄,也可用血液透析等措施。

(二)临床常用药物

苯巴比妥

又名鲁米那,属于长效巴比妥类。化学名5-乙基-5-苯基巴比妥酸。

【药动学】

口服吸收缓慢,但几乎能完全吸收,生物利用度可达95%。肌内注射吸收为口服的80%,单剂口服后12～18h血浆始达峰值,但在用药后1～2h即达抗癫痫有效浓度(10～20mg/L)。小儿肌内注射吸收较成人快,45～120min血药浓度达峰值。脑脊液药物浓度与血药浓度的比值为0.49,其分布容积为0.8L/kg,$t_{1/2\beta}$为24～140h,平均90h。清除率为0.09mL/(kg·min),其消除途径75%经肝生物转化后由肾排出,25%以原型经肾排出。

【药物特点】

1.对中枢神经系统有广泛抑制作用尤其是皮质运动区,所以可产生抗惊厥和抗癫痫作用。因此,临床常用作抗癫痫药。本品既可升高病灶周围正常神经元的兴奋阈值,又能降低病灶内神经元的兴奋性,抑制癫痫灶放电。其酶诱导作用为巴比妥类中最强者,加快药物代谢率几乎是1倍,停药后酶诱导作用仍可持续一段时间。停药后可注意发生增敏作用。也应注意产生快速耐受性,短期内反复应用后必须增大剂量才能相互效应。本药具有较强的抗惊厥作用及抗癫痫作用,临床可用于癫痫大发作和癫痫持续状态的治疗。

2.可作为麻醉前用药,以消除病人手术前紧张情绪,但效果不及地西泮。

3.能增强中枢抑制药的作用从而加强麻醉药和镇痛药作用,催眠量时本品对正常人呼吸影响不明显,但对有呼吸功能不全者(严重肺气肿或哮喘者)则可显著降低每分钟呼吸量及动脉血氧饱和量。大剂量用药可使呼吸发生明显抑制,若静脉注射速度过快,治疗量也可发生呼吸抑制。

【临床应用】

1.用法用量　①镇静每次 15～30mg,催眠量每次 60～100mg,睡前服;②控制癫痫发作,大发作从小剂量开始每次 15～30mg,每日 3 次,最大剂量每次 60mg,每日 3 次;③麻醉前给药,常规术前 30min,0.1g 肌内注射或按千克体重给药,可产生良好的镇静作用。

2.禁忌证　间歇性卟啉症禁用。若与抗凝药合用时,应相应调整二者用药剂量,不宜与乙醇合用。严重肝肺疾病慎用或禁用,帕金森病用药肌肉僵硬加重,故也应列为禁用。未控制的糖尿病病人禁用。

【不良反应】

常见不良反应为困倦、头晕、精神不振及轻度宿醉症状。另外有少部分病人可出现变态反应,如皮炎、红斑等,偶有病例发生肝功能损害及肝小叶中心坏死。

【临床评价】

1.苯巴比妥长期以来作为麻醉前用药并应用至今,能较好消除病人术前精神紧张、稳定心血管功能,且又不影响呼吸,是麻醉前一种良好镇静、催眠药。以往本药作为麻醉前用药又一功能是防治局麻药毒性反应,但经过大量实验和临床研究认为,预防局麻药毒性反应疗效难以确定,而抗惊厥作用效果很好。作为麻醉前用药,无论是镇静、催眠,还是防治局麻药中毒反应,其作用都不及地西泮。因此,应用后者作为术前用药更优于前者。

2.麻醉手术中应用本品可增强麻醉性和镇痛性药物的中枢抑制作用,从而增强麻醉效果。

3.使用本药时,应注意其作用时效问题,如手术时间过短,药效未消除时,易引起病人苏醒延迟和后遗效应,可致麻醉意外和并发症发生。

三、吩噻嗪类

(一)概述

此类药属于强安定药,又名神经松弛药,临床麻醉中主要用于安定作用和止吐、抗组胺和增强镇痛药作用。

此类药是由 S 和 N 联结两个苯环的三环结构的化合物。其本身无安定作用,但在其 2 位和 10 位上的 H 被不同基团或原子取代而成的衍生物包括二甲胺类、哌嗪类都具有很强的安定作用,若在 10 位侧链氨基的 N 与中心环 N 之前均被 3 个 C 相隔,即构成为氯丙嗪。如果只有 2 个 C 相隔即构成既具有抗精神病作用又有抗组胺作用的异丙嗪。侧链不同基团的取代,影响其作用的强弱,其中以哌嗪类抗精神病作用最强,二甲胺类、哌啶类依次减弱。临床常用氯丙嗪、异丙嗪。

【药物特点】

此类药物作用很复杂,包括中枢和自主神经系统的作用,且对代谢和内分泌产生影响,以下分别阐述:

1.中枢神经系统　①镇静安定作用;②镇吐作用;③体温调节作用,随环境温度变化而发生变化;④增强其他中枢抑制药的作用。中枢作用机制主要是阻断多巴胺受体而产生一系列作用,拮抗边缘系统的多巴胺受体产生安定和抗精神病作用,拮抗延髓化学感受区的多巴胺受体产生镇吐作用,拮抗黑质纹状体的多,巴胺受体能使该部位的兴奋性神经递质乙酰胆碱在功能上处于相对优势,故产生锥体外系症状,拮抗丘脑下部结节漏斗部的多巴胺受体等。

2.自主神经系统 拮抗 α 受体,出现降压作用,拮抗 M 胆碱受体产生胆碱受体阻滞作用,拮抗 H_1 受体产生抗组胺作用。

【临床应用】

临床麻醉中与哌替啶组合成冬眠合剂,也用于物理降温,因此类药不良反应较多,应注意适应证。目前除异丙嗪临床应用较多外,其他药物常多被丁酰苯类替代。

【不良反应】

通常在用此类药后,出现嗜睡、乏力、口干、便秘、视物模糊、鼻塞、直立性低血压。大剂量长期应用可引起锥体外系症状,表现为肢体震颤,肌肉张力增高,运动减少,静坐不能等,一般停药后可消失,严重者可应用胆碱受体阻滞药治疗。

(二)临床常用药物

氯丙嗪

【药动学】

口服易吸收,但由于肠壁和肝脏的有关效应,致吸收慢而不规则,到达血药浓度的时间为 2～4h,肌内注射生物利用度比口服大 3～4 倍,吸收后分布广泛,分布容积为 20L/kg。血浆蛋白结合率为 90%,易透过血脑屏障,脑内浓度可达血浆的 70 倍。血浆 $t_{1/2\beta}$ 为 6～9h。在肝内经苯环的羟化、N-去甲基和 5-氧化形成代谢物 50 多种,部分失去活性,其中 7-羟氯丙嗪仍有药理活性。70%～80%随尿排出,20%～30%经胆汁随粪便排出。本品可透过胎盘,孕妇应用后可使新生儿发生抑制,孕妇长期应用将严重影响胎儿发育。

【药理特点】

1.镇静及安定作用 为中枢抑制药,主要作用于边缘系统、网状结构和下丘脑。正常人用治疗量后,表现安定、镇静、活动减少、感情淡漠,对周围事物不感兴趣,注意力下降,答话缓滞,而理智正常,在安静环境下易入睡,但易唤醒,醒后神态清楚,随后又易入睡。精神分裂症病人服用本品后则显现良好的抗精神病作用,能迅速控制兴奋躁动状态,大剂量连续用药能消除幻觉和妄想等症状,减轻思维障碍,使病人恢复理智情绪安定,生活自理。其作用机制主要在于拮抗中脑-边缘系统和中脑-皮质系统的 D_2 样受体。

2.镇吐作用 氯丙嗪有较强的镇吐作用,小剂量即可对抗多巴胺受体激动药阿朴吗啡引起的呕吐反应,这主要是其阻断了延脑第 4 脑室底部的催吐化学感受区的 D_2 受体的结果。大剂量的氯丙嗪直接抑制呕吐中枢。但是本品不能对抗前庭刺激引起的呕吐。本品还可治疗顽固性呃逆,其机制可能是本药抑制位于延脑与催吐化学感受区旁的呃逆中枢调节部位。

3.对体温调节作用 本品对下丘脑体温调节中枢有很强的抑制作用,既可降低发热机体的体温,又可降低正常人体温,这一点与解热镇痛药有根本的区别,因后者只能降低发热体温,而不降低正常体温。氯丙嗪的降温作用特点是随外界环境温度而变化,环境温度愈低其降温作用愈明显,与物理降温同时应用,则有协同降温作用,在炎热天气里,氯丙嗪可使体温升高,这是其干扰了机体正常散热机制的结果。

4.对自主神经系统作用 本品能拮抗肾上腺素 α 受体和 M 胆碱受体,拮抗仅受体可致血管扩张,血压下降,但由于连续用药可产生耐受性,且有较多不良反应。因此,不适合用作高血压的治疗。阻断 M 胆碱受体作用较弱,可引起口干、便秘、视物模糊等不良反应。

5.对内分泌系统的影响　结节-漏斗系统中的 D_2 亚型受体可调控下丘脑分泌多种激素,如催乳素释放抑制因子、卵泡刺激素释放因子、黄体生成素释放因子和促肾上腺皮质激素等。本品阻断该系统的 D_2 亚型受体,增加催乳素的分泌,抑制促性腺激素和糖皮质激素的分泌,也可抑制垂体生长激素的分泌,故可治疗巨人症。

【临床应用】

1.呕吐和顽固性呃逆　本品对多种药物(如强心苷、吗啡、四环素等)和疾病(如尿毒症和恶性肿瘤)引起的呕吐,具显著的镇吐作用。对顽固性呃逆也有显著疗效。但对晕动症无效。口服,每次 10～25mg,每 4～6 小时 1 次,肌内注射或静脉注射,每次 25～50mg。

2.低温麻醉和人工冬眠　物理降温(冰袋、冰浴)时配合氯丙嗪应用可降低体温,故适用于低温麻醉。氯丙嗪与其他中枢抑制药如哌替啶、异丙嗪合用,使病人深睡,体温、基础代谢及组织耗氧量均降低。因此,能增强对缺氧的耐受力,减轻机体对伤害性刺激的反应,并使自主神经传导阻滞及中枢神经系统反应性降低。人体处于这种状态(称为"人工冬眠"),有利于人体度过危险的缺氧、缺能阶段,为进行其他有效的对因治疗争取时间。人工冬眠多用于严重创伤、感染性休克、高热惊厥、中枢性高热及甲状腺危象病症的辅助治疗。静脉注射每次 25mg。

3.精神分裂症　临床上主要用于精神分裂症治疗。剂量因人而异,通常每次 25～50mg,每日 3 次,依需要量可有逐渐增加用量,每日可用到 600mg。

【不良反应和禁忌证】

1.中枢抑制症状(嗜睡、淡漠、无力等)　M 受体阻断症状(视物模糊、口干、无汗、便秘、眼内压升高)和 α 受体阻断症状(鼻塞、血压下降、直立性低血压及反射性心悸)。本品局部刺激性较强,可用深部肌内注射。静脉注射可致血栓性静脉炎,应以生理盐水或葡萄糖溶液稀释缓慢注射。可引起直立性低血压,注射后应立即卧床休息 2h 左右,然后缓慢站立,可有效预防。

2.锥体外系反应　长期大量服用氯丙嗪可出现三种反应:①帕金森综合征,表现为肌张力增高、面容呆板、动作迟缓、肌肉震颤、流涎等;②静坐不能,病人表现为坐立不安,反复徘徊;③急性肌张力障碍。以上三种反应是由于氯丙嗪阻断了黑质-纹状体通路的 D_2 样受体,使纹状体中的多巴胺功能减弱,乙酰胆碱的功能增强而引起的。其处理方法是可通过减少药量或停药来减轻或消除,也可应用胆碱受体阻滞药来缓解症状。此外长期服用本品后还会引起一种迟发性运动障碍,表现为口干、面部不自主的刻板运动、广泛性舞蹈样手足徐动症,停药后长期不消失。其机制可能是多巴胺受体长期被阻断,受体敏感性增加或反馈性促进突触前膜多巴胺释放增加所致。此反应治疗效果差,用胆碱受体阻滞药反而会使症状加重,抗多巴胺药可使此反应减轻。

3.药源性精神异常　本品本身可引起精神异常,如意识障碍、萎靡、淡漠、兴奋、躁动、消极、抑郁、幻觉、妄想,应与原有疾病加以鉴别,一旦发生应立即减量或停药。

4.惊厥与癫痫　少数病人用药过程中可能出现局部或全身抽搐,脑电波有癫痫样放电,如存有惊厥或癫痫史者更易发生,应慎用,必用时可加抗癫痫药。

5.变态反应　常见症状有皮疹、接触性皮炎。少数病人可出现肝损伤、黄疸,也可出现粒细胞减少和溶血性贫血和再生障碍性贫血等。

6.心血管和内分泌系统反应 直立性低血压、持续性低血压休克,多见于老年伴动脉硬化、高血压病人,心电图异常、心律失常。长期用药还会引起内分泌系统紊乱,如乳腺增大,泌乳,月经停止,抑制儿童生长等。

7.急性中毒 误用大剂量后可致急性中毒,病人可出现昏睡、血压下降至休克水平,并出现心肌损伤,如心动过速、心电图异常(P-R 间期或 Q-T 间期延长,T 波低平或倒置)。可对症处理治疗。

8.禁忌证

(1)本品可加强中枢抑制药,如催眠药、麻醉药、镇痛及乙醇的作用。因此,与上述药合用时,应适当减量,以避免加深对中枢神经系统的抑制,特别是对呼吸中枢的抑制。

(2)本品能降低惊厥阈,诱发癫痫,故有这两类疾病史者禁用。

(3)本品能升高眼压,青光眼病人禁用。

(4)乳腺增生和乳腺增生性疾病病人禁用。

(5)冠心病病人易致猝死,应慎用。

【相互作用】

此药可以增强其他一些药物作用,如乙醇、镇静催眠药、抗组胺药、镇痛药等,联合使用时调整剂量。和吗啡、哌替啶等合用可使呼吸抑制和低血压加重。本品会抑制多巴胺受体激动药及左旋多巴的作用。氯丙嗪的去甲基代谢物可以拮抗胍乙啶的降压作用,可能阻止后者被摄入神经末梢。某些肝药酶诱导药,如苯妥英钠、卡马西平等可加速氯丙嗪的代谢,应注意适当调整剂量。

【临床评价】

此药常与哌替啶合用,使用于麻醉诱导和辅助椎管内麻醉及局部麻醉,能较好地增强麻醉、镇痛效果。特别是对术前存有高血压疾病和精神紧张病人较为适应,它既可较好抑制中枢神经,产生良好安定作用,又能扩张血管,有利血压的控制。但由于本品不良反应较多,如病人血压易下降(不适合老年体弱、小儿,以及心血管功能较差、血容量不足病例),心动过速,锥体系反应及苏醒延迟,直立性低血压等。因此,目前临床上已较少应用于全身麻醉诱导和辅助部位麻醉。已经基本被丁酰苯类替代。由于本品对某些原因所致呕吐和顽固性呃逆疗效显著,因此,临床上仍广泛应用镇吐;又由于本品能较好配合物理降温,故仍是临床低温麻醉和脑复苏低温的治疗首选药物,能有效增强病人对缺氧的耐受力,减少机体组织对创伤和缺氧性刺激的反应。另外,本品与哌替啶、异丙嗪等合用组合成冬眠合剂,也是目前治疗严重创伤、感染性休克、中枢性高热、甲状腺功能亢进危象、高热惊厥等病症良好辅助治疗。但由于此药药理作用广泛,用药时不仅要注意药理有利一面,更多地需注意药物不良反应和协同作用,以防用药意外和并发症的发生。

异丙嗪

又名非那根,是最早合成的吩噻嗪类,化学名为 10-(2'-二甲胺丙基)-吩噻嗪。

【药动学】

口服吸收快,分布于肺、脾、肾、肌肉、皮肤等,以肺内浓度最高,30～60min 血药浓度达峰值。主要在肝内代谢,少量在肺及肾代谢,代谢物 24h 内主要经肾排出。

【药理特点】

1.本品中枢作用与氯丙嗪相似,但无抗精神病作用,有较强的镇静作用,用药后易入睡。

2.本品突出特点是抗组胺作用,故又归类为 H1 受体拮抗药。可解除支气管、胃肠道痉挛,故有较强的抗过敏作用。

3.可使心率增快及血压轻度下降,但对心排血量影响较少,使周围血管轻度扩张,毛细血管通透性降低。

4.对呼吸有轻度兴奋作用,每分通气量及呼吸频率增加。

【临床作用】

1.麻醉前用药,肌内注射,25～50mg,可有效镇静和止吐。

2.治疗过敏性疾病,如各种用药引起的变态反应(荨麻疹)及输血引起的过敏症。

3.与哌替啶合用,可辅助局部麻醉和部位麻醉。

4.可防止晕动症和各种原因引起的恶心呕吐。用药后避免工作,以防意外发生。

【用法用量】

口服,每次 12.5～25m,每日 2 或 3 次;肌内或静脉注射,每次 25～50mg。

【不良反应】

单独应用偶有谵妄、兴奋、烦躁、昏迷及惊厥现象,与氯丙嗪和(或)哌替啶组成合剂使用,则极少发生,用药期间多有嗜睡、眩晕;刺激性较强,肌内注射后可发生疼痛,若误注动脉可发生组织坏死。因此,临床使用时,应注意防治措施。

其他吩噻嗪类包括乙酰丙嗪、奋乃静、三氟丙嗪等在临床麻醉中极少应用,主要用作精神病治疗,故此不作介绍。

四、丁酰苯类

丁酰苯类化学结构与吩噻嗪类不同,但药理作用却近似,也属抗精神病药,也是通过阻断边缘系统、下丘脑和黑质—纹状体系统的多巴胺受体产生作用,有显著安定和抗精神病及镇吐作用,也可产生锥体外系反应。目前应用于临床麻醉的常有氟哌啶醇和氟哌利多。

氟哌啶醇

又名氟哌丁苯,化学名 4-[4-(对氯苯)-4-羟基哌啶]-4-氟丁酰苯。

【药动学】

口服后 2～6h、肌内注射后 10～15min 血液浓度达峰值。口服生物利用度为 45%。血浆蛋白结合率为 90%。体内分布广泛,分布容积约为 20L/kg。$t_{1/2\beta}$ 为 12.6～22.0h。除 1% 以原型经肾排出,15% 由汗排出。

【药理特点】

1.本品是第一个合成的丁酰苯类药物,是这类药典型代表,它与氯丙嗪的化学结构不同,却能选择性拮抗 D_2 受体,故具有很强的抗精神病作用。其镇静作用较弱于氯丙嗪,而镇吐作用比它强 50 倍。也可增强巴比妥类药和镇痛药的作用。

2.抗肾上腺素作用较氯丙嗪弱,对血压影响较轻。

3.对肝功能影响小而保留其临床应用价值。

【临床应用】

1.临床麻醉中可用于实施神经安定镇痛(NCA),与哌替啶或芬太尼合用。但因其作用持续时间长和锥体外系反应率高,故短小手术应用影响苏醒进程,目前已基本被氟哌利多取代。口服,每次 2～10mg,每日 3 次,肌内注射,每次 5mg。

2.用于术中、术后治疗恶心呕吐。

【不良反应】

较易引起锥体外系反应,发生率高达 50%,常见急性肌张力障碍和静坐不能。有时肌内注射或静脉注射仅 5mg 即可发生。用于高血压病人可发生低血压。偶有白细胞减少。孕妇长期服用可能致胎儿畸形。

氟哌利多

又名氟哌啶或达哌丁苯,化学名 1-{1-γ-(4-氟代苯甲酰基)丙基]-1,2,3,6-四氢-4-吡啶基}-2-苯并咪唑啉酮。

【药动学】

静脉注射后 3～5min 起效,约 10min 血药浓度达峰值,持续约 3min。血浆蛋白结合率 85%～90%,分布容积为 2.0L/kg。$t_{1/2\beta}$ 为 2～3h。主要在肝内转化为代谢物,大部分 24h 内随尿或粪便排出,10% 以原型随尿排出。

【药理特点】

1.对中枢神经系统抑制作用与氟哌啶醇相似,但起效更快,作用强,作用时间短。静脉注射后 3～8min 生效,最佳效应持续 3～6h,知觉改变 1～2h。其作用机制为通过竞争性抑制多巴胺受体影响中枢神经对多巴胺、去甲肾上腺素和氨基丁酸在突触的转运而发挥强效的神经安定作用,其作用是氯丙嗪的 200 倍,氟哌啶醇的 3 倍。其镇吐作用是氯丙嗪的 700 倍。也可增强其他中枢抑制药的作用,但无遗忘和抗惊厥作用。

2.对循环系统影响,对心肌收缩力无影响,具有轻度肾上腺 α 受体拮抗作用,口服和肌内注射正常用量对血压影响极轻微,静脉注射时血压轻度下降,若血容量不足病人血压下降较为明显。但对嗜铬细胞瘤病人可引起显著高血压,这可能与诱发肾上腺髓质儿茶酚胺释放或抑制嗜铬细胞对儿茶酚胺的摄取有关。但可延长心肌的不应期,有明显抗心律失常作用。

3.对呼吸无明显影响,且可增强对低氧血压的通气反应,这可能与阻断多巴胺对颈动脉体的抑制有关。因此,作为慢性阻塞性肺病病人麻醉前用药,不会发生呼吸抑制。

4.使脑血管收缩,脑血流减少,从而降低颅内压,但由于并不使脑耗量减少,故对脑血管病变病人无保护作用。

【临床应用】

1.组合神经安定镇痛药,将本品 5mg 和哌替啶 100mg 或芬太尼 0.1mg 混合一起,组合成合剂,先用半量,后据病情决定是否追加其用量;也可分别应用,因氟哌利多作用时间长,芬太尼作用时间短,如手术时间长,需反复追加用药时,可先用本品 2.5～5mg 静脉注射,后用芬太尼 0.05～0.1mg/h 静脉注射 1 次,以防本品用药过量。

2.麻醉前用药,术前 30min 肌内注射或静脉注射本品 2.5～5mg。

3.治疗精神分裂症,每日 10～30mg,分 1 或 2 次,肌内注射。

【不良反应】

可致锥体外系反应,发生率为 1％,静脉注射苯海拉明可消除这种反应。

【临床评价】

1.本品目前临床上主要用于增强镇痛药作用,如与芬太尼配合使用,使病人处于一种特殊麻醉状态:痛觉缺失,精神恍惚,对环境淡漠,被称为神经安定镇痛术。作为一种外科麻醉,可进行小的手术,如烧伤清创、内镜检查造影等。其特点是镇痛、安定、抗休克作用于一体。也可作为椎管内麻醉、各神经阻滞麻醉及局部麻醉辅助用药,特别是用于硬膜外麻醉和针刺麻醉时,既可有力增强其麻醉效果,又能较好减少术中牵拉反应和不适,更有利于有效防治术中、术后恶心呕吐发生。

2.作为术前用药,能有效稳定病人紧张情绪和防治恶心、呕吐发生,如胃肠手术病例。

3.作为全身麻醉诱导药、镇痛药复合应用于快速诱导,可获良好麻醉效果。目前主要与芬太尼合用于慢诱导和清醒气管插管,其优点是对呼吸影响轻微,且有良好镇静、安定、镇痛、镇吐作用,配合插管径路表面麻醉,有利于实施盲探经鼻和清醒气管插管术。但值得注意的是若插管时间过长,应及时追加芬太尼,而不是氟哌利多,否则将可能造成对循环系统较大影响,主要是低血压的发生,尤其是年老体弱和低血容量者。

4.作为椎管内麻醉辅助用药时,应注意保证充足血容量前提下使用,否则较易引起低血压的发生。应用本品发生低血压后,其处理应迅速给予麻黄碱 15～30mg 静脉注射,能较好纠正低血压状态。

五、其他镇静催眠药

水合氯醛

本品是氯醛的水合物,性质较氯醛稳定,口服吸收快,催眠作用较强且确切,入睡快(约15min),持续6～8h。催眠作用温和,不缩短快速动眼睡眠,无宿醉后遗效应,较巴比妥类为优,可用于顽固性失眠或对其他催眠药效果不佳的病人。大剂量有抗惊厥作用,可用于子痫、破伤风及小儿高热和惊厥。安全范围较小,使用时应注意。

不良反应类似于巴比妥类。具有强烈的黏膜刺激性,易引起恶心、呕吐及上腹部不适等,不宜用于胃炎和溃疡病人。大剂量会抑制心肌收缩,缩短心肌不应期,过量对心、肝、肾实质脏器有损害,故严重心、肝、肾疾病病人禁用。一般以 10％溶液口服,也可直肠给药,可减少刺激性。久用可产生耐受和成瘾,戒断症状较严重,应防止滥用。

丁螺环酮

本品属于氮杂螺环癸烷二酮化合物,在结构上无任何相关性。口服吸收快而完全,0.5～1h 达血药浓度峰值,$t_{1/2}$ 为 2.6h,与苯二氮䓬类不同,本药无镇静、肌肉松弛及抗惊厥作用,是一种新型抗焦虑药,具有显著的抗焦虑作用。临床研究证明,中枢神经系统与 5-羟色胺(HT)是参与焦虑紊乱的重要递质,抑制中枢 5-羟色胺递质系统,具有抗焦虑效应。近年来发现了一系列 5-羟色胺受体亚型抗焦虑药,丁螺环酮就是一个代表。有报道应用本品治疗焦虑病人,疗效与 BDI 类相当。本药对焦虑有较高的选择性,为 5-羟色胺 1A 受体的部分激动药,抗焦虑作用可能与其激活中枢 5-羟色胺神经元的 5-羟色胺 1A 受体,从而抑制 5-羟色胺神经递质的转换,降低 5-羟色胺神经系统的功能相关。另外,本品对中枢多巴胺受体和 α_2 受体的拮抗作用,也可能参与其抗焦虑作用。适用于慢性焦虑状态,如焦虑性激动、内心不安和紧张状态。不良反应有头晕、头痛及胃肠功能紊乱等,但无明显的生理依赖性和成瘾性。

褪黑激素

本药是松果体分泌的主要激素,化学名称为 N-乙酰-5-甲氧基色胺。近年来的研究已经证实,褪黑激素对机体有着广泛的影响,包括对生物节律、神经内分泌和应激反应的调节,抑制肾上腺、性腺及甲状腺的分泌、抗炎、镇痛、镇静、催眠作用。新近的研究还证实表明态度,褪黑激素具有抗氧化,清除自由基的作用,因此提出外源性给予褪黑激素可用于抗衰老和治疗老年相关性疾病。

正常人服用褪黑激素后,不但睡前醒觉时间及入睡时间缩短,睡眠质量改善,睡眠中觉醒次数明显减少,而且睡眠结构得到调整,浅睡眠阶段延长,次日早晨唤醒阈值下降。本品国内已化学合成,并投入临床使用。褪黑激素临床主要用于睡眠节律障碍,包括睡位相滞后,时差反常,倒班作业或越洋旅行所引起的睡眠障碍、盲人及脑损伤者的睡眠障碍。可应用麻醉前用药,但主要用于老年和成年的适应证,不宜用于未成年人的镇静催眠。

第六章　血液系统用药

第一节　止血药

维生素 K_1

【作用用途】

本品参与凝血酶原和促进血浆凝血因子Ⅷ,Ⅸ,Ⅹ在肝脏的合成,由于维生素 K 的存在可催化凝血因子前体中谷氨酸的 γ 羧化过程,形成可供 Ca^{2+} 结合点,使它们具有生理活性。因此,能促进纤维蛋白原形成纤维蛋白,当维生素 K 缺乏时,血浆中这些凝血因子活性降低,凝血过程迟缓而发生出血。临床用于阻塞性黄疸,胆瘘患者,双香豆素、水杨酸钠药物及其他原因所致的凝血酶原过低之出血,以及新生儿出血性素质,也可防治长期使用广谱抗生素引起的维生素 K 缺乏症,还可用于胆石症的止痛。

【用法用量】

肌内注射或静脉注射:成年人,每次 10mg,2/d;新生儿,每次 1mg,1～2/d。

【注意事项】

可致恶心、呕吐、胃肠道反应。较大剂量可致新生儿、早产儿溶血性贫血、高胆红素血症及黄疸。用药期间注意测定凝血酶原时间。

【剂型】

注射剂:10mg。

维生素 K_3

【作用用途】

本品为水溶性人工合成品。本品主要作为辅酶参与肝内凝血酶原及凝血因子Ⅷ,Ⅸ,Ⅹ的合成。缺乏维生素 K 时可致凝血障碍。临床用于维生素 K 缺乏症,新生儿自然出血症,以及因服双香豆素类、水杨酸类等过量所致的出血;另外阻塞性黄疸及胆瘘管手术前注射本品可减少出血;抗菌药物引起的维生素 K 缺乏性出血;可缓解胆道蛔虫引起的胆绞痛。

【用法用量】

肌内注射:成年人,用于止血,每次 4mg,2～3/d;防止新生儿出血,可在产前 1 周给孕妇服用,2～4mg/d;胆绞痛,每次 8～16mg。

【注意事项】

可致恶心、呕吐等。较大剂量可致新生儿、早产儿溶血性贫血、胆红素过高及黄疸。在红细胞 6-磷酸脱氢酶缺乏症患者可诱发急性溶血性贫血。可致肝损害、肝功能不良患者可改用维生素 K_1;肝硬化或晚期肝病出血患者,使用本品无效。

【剂型】

注射剂:2mg,4mg。

氨基己酸

【作用用途】

本品能抑制纤维蛋白溶酶原的激活因子,使纤维蛋白溶酶原不激活为纤维蛋白溶酶,从而抑制纤维蛋白的溶解,产生止血作用。用于脑、肺、子宫、前列腺、肾上腺、甲状腺等外伤或手术出血。

【用法用量】

静脉滴注:成年人,每次 4～6g,以 5％～10％葡萄糖注射液或生理盐水 100ml 稀释,15～30min 滴完,维持量 1g/h,每日量不超过 20g,可连用 3～4d。口服:成年人,每次 2g;儿童,每次 0.1g/kg,3～4/d,依病情服用 7～10d 或更久。

【注意事项】

偶有腹泻、腹部不适、结膜充血、鼻塞、皮疹、低血压、呕吐、胃灼热感及尿多等反应。有血栓形成倾向或过去有栓塞性血管病者慎用。

【剂型】

注射剂:1g,2g;片剂:0.5g。

氨甲苯酸

【作用用途】

本品具有抗纤维蛋白溶解作用,其作用机制与氨基己酸相同,但其作用较之强 4～5 倍。适用于纤维蛋白溶解过程亢进所致出血如肺、肝、胰、前列腺、甲状腺、肾上腺等手术出血。对一般性渗血效果较好。

【用法用量】

静脉注射:成年人,0.1～0.3g,用 5％葡萄糖注射液或 0.9％氯化钠注射液 10～20ml 稀释后缓慢注射,最大量 0.6g/d。口服:5 岁以下儿童,每次 0.05～0.1g,2～3/d。5 岁以上儿童,每次 0.125～0.25g,2～3/d。

【注意事项】

有轻度腹泻、头晕、恶心、皮疹等。静脉可致低血压、心动过缓。用量过大可促进血栓形成。对有血栓形成倾向或有血栓栓塞病史者禁用或慎用。

【剂型】

片剂:0.25g;注射剂:0.05g,0.1g。

酚磺乙胺

【作用用途】

本品能增加血液中血小板数量,增强其聚集性和黏附性,促使血小板释放凝血活性物质,缩短凝血时间,加速血块收缩。用于消化道出血、肺出血、脑出血、预防手术出血等。

【用法用量】

防止出血,术前口服,每次 0.5g,4/d。术前 10～30min,静脉注射或肌内注射:每次 0.25～0.5g,必要时 2h 后再重复 1 次。一般出血治疗,静脉注射或肌内注射:每次 0.25～0.75g,2～3/d,新生儿,12.5mg/kg,4/d;口服:成年人,每次 0.5～1.0g,3/d;儿童,10mg/kg,3/d。

【注意事项】

本品毒性低,可出现恶心、头痛、皮疹。有血栓史者慎用。禁与氨基酸混合注射,以免引起中毒,与碳酸氢钠合用影响疗效。但有报道静注时可发生休克。

【剂型】

片剂:0.25g,0.5g;注射剂:0.25g,0.5g。

新凝灵

【作用用途】

本品为新型止血药,能促使纤维蛋白原变为纤维蛋白,并能促使血小板释放凝血活性物质,加速血液凝固。用于消化道出血、眼鼻出血、妇科出血、痔疮出血、外科出血等。

【用法用量】

肌内注射:成年人,每次 200mg,1～2/d。静脉注射:每次 200～400mg,1～2/d,以 25% 葡萄糖注射液 20ml 稀释后注射。静脉滴注:每次 200～600mg,以 5% 葡萄糖注射液 250～500ml 稀释后应用。

【注意事项】

本品不良反应少见。

【剂型】

注射剂:0.2g。

卡巴克洛

【作用用途】

本品能降低毛细血管的通透性,促进受损毛细血管端回缩而止血。主要用于毛细血管通透性增加所致的出血,如特发性紫癜、视网膜出血、慢性肺出血、脑出血、鼻出血、子宫出血、牙出血、咯血、痔疮出血等。

【用法用量】

口服:每次 2.5～5mg,3/d。肌内注射或静脉注射:每次 5～10mg。

【注意事项】

本品含有水杨酸,长期反复应用可产生水杨酸反应。有癫痫史及精神病史者慎用。

【剂型】

片剂:2.5mg,5mg;注射剂:5mg,10mg。

氨甲环酸

【作用用途】

本品作用与氨基己酸相似,止血效果强于对羧基苄胺。用途同 6-氨基己酸,但对创伤性出血效果较显著。

【用法用量】

静脉注射:成年人,每次 0.25～0.5g,0.75～2g/d。口服:儿童,每次 5～10mg/kg,3～4/d。肌内注射:儿童,每次 5～10mg/kg,1～2/d。

【注意事项】

禁忌证同氨基己酸。

【剂型】

注射剂:0.25g,0.1g。

凝血质

【作用用途】

本品能使凝血酶原转变为凝血酶而促进凝血过程,用于各种出血。

【用法用量】

肌内注射:成年人,每次 7.5～15mg;儿童,每次 7.5～15mg,2/d。

【注意事项】

肌内注射以前要摇匀。不可静脉注射,否则可引起血栓形成。

【剂型】

注射剂:15mg。

鱼精蛋白

【作用用途】

本品是从鱼类新鲜成熟的精子中提取的一种碱性蛋白质。本品能与肝素结合,使之失去抗血凝能力。用于因注射肝素过量而引起的出血,以及自发性出血和咯血等。

【用法用量】

静脉注射:抗肝素过量,用量应与所用肝素相当,但 1 次不超过 50mg。静脉滴注:用于自发性出血,5～8mg/(kg·d),分 2 次,间隔 6h,每次以生理盐水 300～500ml 稀释,连用不宜超过 3d。

【注意事项】

注射浓度过高,速度过快可产生低血压,心动过速、呼吸困难、面红等。应缓注。

【剂型】

注射剂:50mg,100mg。

云南白药

【作用用途】

本品为治疗内外出血及血瘀肿痛之药。临床用于妇科各症以及各种外伤出血、胃及肠道出血等。

【用法用量】

口服:成年人,每次 0.2～0.3g,重症可酌加至每次 0.5g,每隔 4h 服 1 次;儿童,2 岁以上每次 0.03g,5 岁以上每次 0.06g,2/d。外用:涂患处。

【剂型】

粉剂:4g。

咖啡酸胺

【作用用途】

本品具有缩短凝血时间和出血时间,降低微血管的通透性,收缩和增强血管壁的功能。临床上适用于各种出血性疾患,原因不明性白细胞减少症和血小板减少症。

【用法用量】

口服:成年人,每次 100～200mg,3/d。

【注意事项】

本品毒性低,个别患者有消化道症状。

【剂型】

片剂:100mg。

抑肽酶

【作用用途】

本品是一种能抑制多种蛋白酶的碱性多肽,能抑制纤维蛋白溶酶及纤维蛋白溶酶原的激活因子,阻止纤维蛋白溶酶原的活性,此外还能抑制激肽释放酶,减少激肽释放,小血管收缩,降低毛细血管通透性,本品对凝血因子Ⅷ～Ⅻ也有抑制作用。临床用于急性胰腺炎和纤维蛋白溶解亢进所致的出血。

【用法用量】

静脉注射:成年人,急性胰腺炎,50 万 U(＜10 万 U/min),以后每隔 4h 静脉滴注 20 万 U。治疗纤维蛋白溶解亢进致出血者,首次缓慢静脉注射 50 万 U,以后每小时静脉滴注 5 万 U。预防纤维蛋白溶解亢进致出血:术前缓慢静脉注射 20 万 U,术后每隔 4h 静脉滴注 20 万 U。

【注意事项】

偶见恶心、呕吐、腹泻等。偶有过敏反应,如荨麻疹、瘙痒、红斑等。对本品过敏者禁用。用前须做过敏试验。孕妇慎用。

【剂型】

注射剂:5000U,10000U,50000U。

巴曲酶

【作用用途】

本品有高效、速效的止血作用,注射后仅在出血部位产生止血作用,而在血管内仅有去纤维蛋白原作用,没有血栓形成和凝血作用。本品促进出血部位的血小板聚集,形成血色血栓;产生止血效应。临床用于治疗各种出血,如呕吐、便血、咯血、鼻出血等,以及外科手术出血,对血管性假血友病也有效。

【用法用量】

皮下注射、肌内注射或静脉注射:成年人,每次 150mg。

【注意事项】

不良反应少见。偶见过敏样反应,按抗过敏反应处理。有血栓病者、DIC 导致的出血禁用。妊娠妇女慎用。

【剂型】

冻干粉针剂:150mg(1000U,附溶剂)。

醋酸去氨加压素

【作用用途】

本品能使凝血因子Ⅷ迅速从血管内皮等储存部位释放,使血浆中凝血因子Ⅷ的活性增强2~6倍,还能显著增加血小板的黏附性。临床用于轻、中度血友病诱发出血等。

【用法用量】

静脉滴注:0.3~0.5μg/kg,加生理盐水 20~30ml,在 20min 内滴完,间隔 12h 重复注射,2~5 次为 1 个疗程。鼻腔内滴入或喷雾,鼻黏膜吸收,每次 10~20μg,1~2/d,剂量不超过30μg 或 0.5μg/kg。

【注意事项】

常见的不良反应有头痛,头晕、一过性低血压、放射性心搏加快、面部潮红、恶心,ⅡB 型遗传假性血友病患者,因为这种病引起血小板凝集和血小板减少禁用。婴幼儿慎用。

【剂型】

注射剂:4μg;滴鼻剂:100μg;鼻喷雾剂:100μg。

速血凝

【作用用途】

本品主要含有凝血质 12.5mg,氨基己酸 50mg,是一种复方制剂。其优点为发挥两药的协同作用。从而达到双重止血的目的,临床用于各种出血。

【用法用量】

肌内或皮下注射:2~5ml/d。

【注意事项】

不良反应有瘙痒、皮疹、发热感、结膜充血,若有过敏或休克症状应停药。

【剂型】

注射剂:2ml,5ml。

纤维蛋白原

【作用用途】

本品可迅速提高血中纤维蛋白原浓度,在凝血酶的作用下,溶胶状的纤维蛋白原转变为不溶性的纤维蛋白,促使血液凝固而达到止血的目的。临床用于原发性低纤维蛋白原血症,也用于继发性纤维蛋白原缺乏等。

【用法用量】

静脉滴注:一般首剂 1~2g,如需要时可继续给药。如有大出血时须立即给予 4~8g,用25~30℃注射用水溶解本品,配制成 1%~2%溶液滴注,速度为每分钟 40~60 滴。一般当纤维蛋白原浓度达 50~100mg/dl,即可维持正常止血。

【注意事项】

不良反应有发热、发绀、心动过速。本品注射时不能过快,过快易发生凝血,多次注射易引起血栓。婴幼儿、无尿者慎用。血栓性静脉炎、心动脉血栓形成、心肌梗死、心功能不全者忌用。

【剂型】

粉针剂:0.5g,1g,1.5g,2.0g。

垂体后叶素

【作用用途】

本品为牛或猪垂体后叶的水溶液成分,内含缩宫素和抗利尿素。本品小剂量可增强子宫的节律性收缩,大剂量能引起强直性收缩,使子宫肌层内血管受压迫而起止血作用。本品能直接收缩小动脉及毛细血管,尤其对内脏血管,可降低门脉压力,有利于血管破裂处的血栓形成。用于产后出血,产后子宫复旧不全,促进宫缩、引产,也可用于肺出血、食管及胃底静脉曲张破裂出血、尿崩症。

【用法用量】

肌内注射或静脉注射:成年人一般用量为每次 5～10U。流产或产后出血:肌内注射或皮下注射:每次 5～10U。静脉滴注:加入 5％葡萄糖注射液 500ml 中(5～10U)。极量 10U。治疗尿崩症:皮下注射每次5～10U,每日数次。大量肺咯血:以 25％～50％葡萄糖注射液 20ml 稀释 10U,缓慢注入。

【注意事项】

不良反应可见面色苍白、出汗、心悸、胸闷、腹痛、过敏性休克,应立即停药。高血压、冠状动脉疾病、心力衰竭、肺源性心脏病患者忌用;凡胎位不正、骨盆过窄、产道阻碍者均忌用本品引产。对本品过敏者禁用。

【剂型】

注射剂:5U,10U。

冻干人凝血因子Ⅷ

【作用用途】

血友病甲型是临床上因缺乏凝血因子Ⅷ的一种遗传性疾病。用本品可提高血友病人体内凝血因子Ⅷ的水平。临床用于先天性凝血因子Ⅷ缺乏的血友病甲型;获得性因子Ⅷ缺乏症及血管性血友病的补充治疗;重症肝疾病、弥散性血管内凝血、原发性纤溶亢进、系统性红斑狼疮、尿毒症等。

【用法用量】

静脉滴注:成年人,5～10U/(kg·d),用 25～30℃的注射用水 100ml 溶解,于 20min 内输完,12～24h 1 次,连用 3～5d 即可。

【注意事项】

输入过快可引起头痛、恶心、发绀、心动过速、呼吸困难等。还可出现过敏反应和皮疹等。

【剂型】

粉针剂:200U。

氧化纤维素

【作用用途】

本品因表面粗糙,能促进血小板破裂,产生大量血小板凝血因子而引起止血。临床用于手术不能缝合或结扎的中度出血;也用于腹部、口腔、泌尿道、乳房、甲状腺、妇科、拔牙等的暂时性填塞止血。

【用法用量】

用本品贴敷于出血部位或填塞创面等。

【注意事项】

本品禁用于骨科手术,因能延迟骨痂的形成,并有形成囊肿的可能。孕妇慎用。

【剂型】

氧化纤维素织成的纱布垫。

吸收性明胶海绵

【作用用途】

本品为局部止血药,呈多孔的海绵状,可吸收其本身重量 50 倍的水或 48 倍的血液,吸入大量血液后,促使血小板破裂,释放出大量血小板促凝血因子,促进血液凝固。临床用于软组织和实质脏器创面出血、创面急救等。

【用法用量】

将创面渗血拭净后,用干燥本品贴敷创面,再用于纱布加以压迫,即可止血。

【注意事项】

本品不能控制动脉和静脉出血。耳和眼部手术禁用。

【剂型】

灭菌布块。

特可靠敷料

【作用用途】

本品是用胶原纤维作承载物质,上面敷有纤维蛋白胶的固体成分制成的一种新的固定混合物。其每 1cm×1cm×0.5cm 的纤维网含有马肌腱胶原纤维 1.3～2mg,上面涂有纤维蛋白原 4.3～6.7mg,牛凝血酸 1.5～2.6U,牛抑肽酶 0.055～0.087U,维生素 B_2 7～26μg。当本品敷在伤口上时,其止血成分(凝血因子)与血、淋巴液或生理盐水接触后便会溶解,使胶原载体与伤口表面黏合在一起,3～5min 便凝血,本品内的纤维蛋白浓度较正常血栓浓度高 15～30 倍。另一成分抑肽酶有抑制纤维蛋白溶酶作用,可减慢纤维蛋白血栓溶解的速度。本品的成分一般在 3～6 周被人体内酶降解,而被肉芽组织吸收。临床用于止血和组织黏合,特别适用于肝、脾、胰、肾、肾上腺和淋巴结等各种实质性器官的外科手术和耳鼻咽喉科手术、血管手术、妇科、泌尿科和创伤外科。尤其适合常规法无法控制的出血。

【用法用量】

贴敷:用量视创面的大小而定,将胶原纤维网的黄色一面敷在伤口上,压 3～5min 至出血止住。

【注意事项】

对本品过敏者禁用。应用时应无菌操作,先将本品在无菌的生理盐水中浸湿再用。

【剂型】

可吸收创口敷料 5cm。

潘吉压敏胶布

【作用用途】

本品具有生理性血小板止血作用。临床用于毛细血管渗血、低压静脉出血、组织渗透性出血、血管缝合面出血。

【用法用量】

外用:贴敷清洁的出血处,轻压至不出血为止。

【注意事项】

偶有免疫性过敏者,本品不可高压灭菌。

【剂型】

贴剂:0.3g(5cm×7cm);粉剂:0.4g。

褐藻胶止血纱布

本品为0.6%苯扎溴铵溶液浸泡过的褐藻胶纤维织物,用于局部外伤止血。包扎后不能接触水,伤口如无感染不需换药,结痂后自然脱落,有利伤口愈合。应预先清洁创面,贴敷于出血的创面上,轻压至不出血为止。

第二节　抗凝血药

枸橼酸钠

【作用用途】

枸橼酸根与血中钙离子形成难解离的可溶性络合物,使血中的钙离子减少而阻止血液凝固,仅用于体外凝血。输血时常用其2.5%~5%溶液,加入血液或血浆内,以防止血凝。

【用法用量】

静脉输入:每100ml血液加入本品2.5%溶液10ml。口服:在轻度酸血症时,每次0.3~2g,可增加血液碱度。

【注意事项】

大量和(或)过快输入含本品的血液或血浆时,可能会引起血钙过低和代谢性碱中毒;肝、肾功能不全者慎用。

【剂型】

注射剂:2.5%;粉针剂:0.25g,0.4g。

肝素

【作用用途】

肝素是一种酸性黏多糖,在人体内系由肥大细胞分泌而自然存在于血液中。在体内体外均能延缓或阻止血液凝固。用于各种病并发的弥散性血管内凝血;用于心脏手术体外循环,防治血栓形成或栓塞(心肌梗死、血栓性静脉炎)及术后血栓形成等。

【用法用量】

静脉滴注:5000U加入5%~10%葡萄糖注射液或生理盐水100ml中滴注,每分钟速度

20～30 滴,需要时每隔 4～6h 滴注 1 次,总量可达 25000U/d。用于体外循环时,375U/kg,体外循环超过 1h 者每千克体重增加 125U。深部肌内注射:每次 10000～12500U,每 8～12 小时 1 次。

【注意事项】

用药过多可导致自发出血,故每次注射前应测定凝血时间。禁用于出血性病人和伴有凝血迟缓的病人。有明显肝肾功能不良及血压过高的病人、孕妇及产后慎用。长期使用偶可发生暂时性秃发症、骨质疏松和自发性骨折。

【药物相互作用】

阿司匹林与肝素并用时可使抗凝效力增强,应慎用。肝素与右旋糖酐并用可提高两者对弥散性血管内凝血的疗效,尤其对重型流行性脑脊髓膜炎及流行性出血热所致的弥散性血管内凝血疗效更好。肝素并用碳酸氢钠、乳酸钠等纠正酸血症药物可促进肝素的抗凝作用。

【剂型】

注射剂:1000U,5000U。

华法林

【作用用途】

属双香豆素衍生物,能和维生素 K 竞争与肝脏有关的酶蛋白结合,抑制肝细胞中凝血因子(Ⅱ,Ⅶ,Ⅸ,Ⅹ)的合成,还具有降低凝血酶诱导的血小板聚集反应,因而具有抗凝和抗血小板聚集作用。临床用于血栓栓塞性疾病,防止血栓的形成及发展;治疗手术后或创伤后的静脉血栓形成,并可作心肌梗死的辅助用药。

【用法用量】

口服、肌注或静脉给药:8～12h 出现作用,可持续 4～5d,一般可每 3 天给药 1 次,成年人首剂为 15～20mg(年老体弱及糖尿病患者用半量即可)。次日 5～10mg,3d 后即可给维持量 2.5～5mg/d。

【注意事项】

不良反应有皮炎、脱发、荨麻疹、恶心、呕吐、腹痛、腹泻,也可见到麻痹性肠梗阻。用药过量可引起牙龈出血、皮肤淤点及紫癜、子宫出血、伤口及溃疡处出血等。恶病质、发热、活动性肺结核、充血性心力衰竭、重度高血压、亚急性细胞性心内膜炎、月经过多、先兆流产者忌用。

【药物相互作用】

阿司匹林、保泰松等可引起胃出血,与本品合用会增加出血危险。阿司匹林、保泰松还能将结合于血浆蛋白的本品置换下来,因而使其抗血凝作用增强。奎宁、奎尼丁、氯贝丁酯、甲苯磺丁脲、氯丙嗪、广谱抗生素等都能增加本品的抗凝作用。苯妥英钠、巴比妥类可加速本品的代谢,合用时常使本品达不到预期疗效。利福平使本品作用减弱,合用时须调整本品用量。与水合氯醛合用,其药效和毒性均增强,应减量慎用。

【剂型】

片剂:2.5mg,5mg,10mg。

依诺肝素

【作用用途】

本品为低分子量肝素制剂,可使抗凝血第Ⅹa因子活力/抗凝血第Ⅱa因子活力比值>4。具有强而持久的抗血栓形成作用。然而引起出血倾向极小。本品尚有溶血栓作用。临床用于防治手术后静脉血栓形成,血液透析时防止体外循环过程发生凝血等。

【用法用量】

本品生物利用度高,一般不需静脉注射,皮下注射时最好卧位,交替注入腰部左侧或右侧。皮下注射:血栓栓塞危险性不重者,20mg(0.2ml)/d即可,手术前2h注射1次。血栓严重者,特别是矫形手术时,应注入40mg(0.4ml)/d,矫形手术前12h进行第1次注射。一般须持续到病人能自由动作止(一般手术后7～10d)。血管内注射:反复血透者在体外循环开始时,于动脉导管中注入本品1mg/kg,循环过程中可防止凝血,在透析的4h内,该剂量可维持其效果。若管壁出现环状纤维蛋白,可再注射0.5～1mg/kg。血透有严重出血危险者,尤其手术前后进行透析或有进行性出血症状者,透析用0.5～0.7mg/kg。

【注意事项】

偶可引起血小板减少及注射局部出现淤斑。对本品过敏者、急性细菌性心内膜炎患者、止血功能严重异常者、血小板缺乏者和体外血小板聚集试验阳性者、活动性消化性溃疡及脑血管意外者禁用。肝功能不全者、尚未控制的高血压及有消化性溃疡病史者慎用。妊娠头3个月不宜用。

【剂型】

注射剂:20mg,40mg,200mg。

替地肝素

【作用用途】

本品为猪黏膜中提取精制的低分子量肝素,分子量4000～6000,为新一代抗血栓药。具有明显的抗血栓功能,特别是抗凝血因子Ⅹa的作用很强,而抗凝血酶作用极弱。因此,本品抗栓作用明显,出血的危险性减少。常规剂量不引起凝血方面的明显变化,也不延长出血时间。临床应用于一般手术,特别是肿瘤手术时预防深静脉血栓的形成。

【用法用量】

预防性治疗,普通手术(有中度血栓形成的危险)于术前2～4h皮下注射2500U(抗凝血因子Ⅹa),以后每次2500U,1/d。肿瘤手术(有高度血栓形成的危险),术前2～4h皮下注射2500U,12h后再注射2500U,以后每次5000U或每次2500U,2/d,整个危险期内应持续进行预防性治疗或直到病人能自由活动。治疗深静脉血栓形成,在等候静脉造影诊断时使用的传统肝素疗法之后使用本品,皮下注射:初剂量第1日为100～120U/kg,12h 1次;每次皮下注射3～4h后测定血浆中抗凝血因子Ⅹa活力,根据此结果调整剂量。0.5和1U/ml可获最佳治疗效果。

【注意事项】

不良反应与注意事项同依诺肝素。

【剂型】

注射剂:10000U(抗Ⅹa);预先灌装注射液的注射器:2500U(抗Ⅹa),5000U(抗Ⅹa)。

类肝素

【作用用途】

本品为动物脏器提取的黏多糖肝磷脂,具有抗血栓形成、消炎、止痛、改善患处血液循环、吸收渗出液、消除水肿、促进组织复原的作用,易于吸收,无刺激性。临床用于血管栓塞、静脉曲张、表浅静脉炎、注射局部疼痛、淋巴结炎、乳腺炎、软化瘢痕等。

【用法用量】

外涂:涂于患处,然后轻轻按摩,1～2/d。

【注意事项】

含有乙醇成分,不宜涂在黏膜、眼睛和出血的伤口上。

【剂型】

霜剂:14g(每100g含肝磷脂25000U)。

低分子肝素钙

【作用用途】

本品是一种新型抗血栓形成药物,通过Ⅹa和抗Ⅱa(凝血酶)发挥抗血栓形成作用。对血液凝固、出血、血小板功能无明显改变,对血栓溶解有间接作用。用于治疗已形成的深部静脉血栓。预防血栓栓塞性疾病,亦可用于血透时预防血凝块形成。

【用法用量】

腹壁皮下注射:预防血栓栓塞性疾病,手术前2～4h给药,术后1/d,每次0.3ml[7500U(抗Ⅹa)],通常持续7d。骨科手术:手术前12h及术后12h给药,然后1/d,每次0.3ml(按体重调整剂量),通常持续10d。血透时预防血凝块形成:血透开始时应从动脉端给予单一剂量,一般每次0.3～0.6ml(根据体重调整),透析时间超过4min,应再次给予,剂量根据情况调整。深静脉血栓治疗:根据体重确定,相当于每千克体重450U(抗Ⅹa)血因子Ⅹa单位,分2次用药,持续10d。

【注意事项】

少数病人有轻度出血,过敏反应严重者应停药,并继续口服抗凝药。罕见中度血小板减少症和轻度注射部位血肿和坏死。对本品过敏者、急性细菌性心内膜炎、血小板减少症禁用。胃及十二指肠溃疡、中风及严重肝、肾疾患、严重高血压、视网膜血管性病变、流产危险者慎用。

【剂型】

注射剂:0.2ml,0.3ml,0.4ml。

藻酸双酯钠

【作用用途】

本品是以海藻提取物为基础原料,用化学方法引入有效基团合成的新型的类肝素药,抗凝血作用是肝素的1/3～1/2,有明显降血脂、扩张血管、改善微循环等作用。此外,尚有一定降血压、降血糖作用。其特点是疗效高,毒性低,可供注射,口服也吸收良好。适应证:用于脑血栓、脑栓塞、脑动脉硬化、高血黏度综合征、卒中、高血脂、冠心病、高血压病,也可治疗弥散性血管内凝血、慢性肾小球肾炎。

【用法用量】

口服：每次 50～100mg，3/d。静脉滴注：每次 100～150mg 用 5％葡萄糖注射液 500～1000ml 溶解稀释后缓慢滴注，滴速为每分钟 20 滴，10d 为 1 个疗程。

【注意事项】

有出血性病史、严重肝、肾功能不全、脑出血等患者忌用。

【剂型】

片剂：50mg；针剂：100mg。

水蛭素

【作用用途】

本品是从中药水蛭中提出来的有效抗凝成分，具有很强的抗凝血作用。其机制可能是灭活凝血酶的活性。临床用于急性心肌梗死溶栓治疗的辅助药；也可用于动、静脉血栓性疾病的防治，弥散性血管内凝血，血透中的抗凝等。

【用法用量】

静脉注射、肌内注射或皮下注射：首剂 0.1mg/kg，以后 0.1mg/(kg·h)。

【注意事项】

不良反应较少，偶有出血等。用本药应定期测凝血酶的含量。

【剂型】

注射剂：0.1mg。

戊聚糖钠

【作用用途】

抗凝血酶Ⅲ介导的凝血因子Ⅹa 的选择性抑制药，中和凝血因子Ⅹa 并阻止血液胶原降解，抑制血栓形成和发展。临床用于髋骨骨折、髋关节和膝关节置换手术患者；也用于预防静脉血栓药物，以防止肺栓塞的发生。

【用法与用量】

皮下注射：每次 7.5mg，1/d。

【注意事项】

不良反应有出血严重。对肾功能损伤严重，一般体重低于 50kg 或年龄＞75 岁的患者不宜使用本品。

【剂型】

注射剂：2.5mg，5mg，7.5mg。

双香豆乙酯

【作用用途】

抗凝血作用及临床应用同华法林。口服吸收缓慢而不完全，但停药后作用时间较长，毒性较小，是一种安全的抗凝血药。临床用于手术后、产后、血栓形成和肺栓塞、心肌梗死，血栓性静脉炎及视网膜疾病等。

【用法用量】

口服:初始量 0.6～0.9g/d,2～3d,分 2～3 次服。以后 0.15～0.6g/d,分 2 次给药或根据凝血酶原波动而调节剂量。

【注意事项】

不良反应有恶心、腹胀、痉挛性腹痛和腹泻。其他同华法林。

【剂型】

片剂:50mg。

醋硝香豆素

【作用用途】

本品抗凝作用及应用同华法林,但作用较双香豆素快而强,维持时间较短。

【用法用量】

口服:第 1 天 8～12mg,第 2 天 2～8mg,以后可维持在 2～8mg/d,分次口服,或根据病情调节剂量。

【注意事项】

同华法林。

【剂型】

片剂:4mg。

第七章　泌尿系统用药

第一节　利尿药

一、高效利尿药

呋噻米

【作用用途】

本品为强利尿药。主要抑制髓袢升支髓质部和皮质部对 Cl^-、Na^+、K^+ 和水的重吸收,并且有增加肾小球滤过率的作用。本品适用于心脏性水肿,肾性水肿,肝硬变腹水功能障碍或血管障碍所引起的周围性水肿,并且能促进上部尿道结石的排出。利尿作用迅速、强大,多用于其他利尿药无效的严重病例。

【用法用量】

①口服:成人,开始时每日 $20\sim40mg$,以后根据需要可增至每日 $60\sim120mg$,当剂量超过每日 $40mg$,可以每 4 小时 1 次分服。儿童,开始按 $1\sim2mg/kg$ 体重,再视情况酌增。需长期应用者,宜采取间歇疗法,给药 $1\sim3$ 日,停药 $3\sim4$ 日。②肌内注射或静脉注射:每次 $20mg$,隔日 1 次。必要时亦可每日 $1\sim2$ 次。1 日量视需要可增至 $120mg$,静脉注射必须缓慢,不宜与其他药物混合注射。儿童用量酌减。

【注意事项】

①急性肾炎、急性肾功能衰竭、肝硬化、肝昏迷前期、洋地黄过量等和孕妇禁用。②小儿慎用。③不良反应可能出现轻微恶心、腹泻、药疹、瘙痒、视物模糊等,有时可发生起立性眩晕、乏力、疲倦、肌肉痉挛、口渴、少数病例有白细胞减少,个别病例出现血小板减少、多形性红斑、直立性低血压。④长期应用可致胃及十二指肠溃疡,可引起电解质紊乱,出现低血钾,低血钠,低血氯性碱血症。⑤可引起听力障碍,忌与氨基糖苷类抗生素合用。⑥从小量开始,同服氯化钾。⑦糖尿病患者应用后可使血糖增高,故慎用。⑧由于利尿作用迅速、强大,要注意掌握开始剂量,防止过度利尿,引起脱水和电解质不平衡。⑨本品可与磺胺类药物呈交叉过敏反应。大剂量快速注射可出现暂时性听觉障碍。本品可诱发急性痛风发作,可使血糖增高,严重肝功能损害者用本品后可致电解质失调,诱发肝昏迷,使用本品过程中注意 K^+、Na^+、Cl^-、Ca^{2+} 的

监测,长期用药注意补充钾盐。

【剂型】

①片剂:每片 20mg;40mg。②注射剂:每支 20mg(2ml)。

阿佐塞米

【作用用途】

本品为磺胺类髓袢利尿药,其作用类似呋噻米,但降压作用较弱而抗 ADH 作用较强。用于心、肝、肾性水肿。口服吸收差,生物利用度仅 10%,口服 1 小时起效,3 小时达血药浓度峰值,单次给药后作用持续 9 小时。主要在肝脏代谢。临床用于心、肝、肾性水肿。

【用法用量】

口服:每次 40～80mg,每日 1 次,于早餐时服用。

【注意事项】

①对磺脲类或磺胺类药物过敏者对本品也可能过敏。②新生儿及乳儿慎用。③不良反应:少数患者出现头痛,停药可消失;电解质紊乱;口干;脱水等。④应避免与锂剂合用,增加毒性;与血管紧张素转换酶抑制药合用,可致严重的直立性低血压;与洋地黄类药物合用可致中毒;避免与氨基糖苷类抗生素、头孢菌素类抗生素、箭毒类肌肉松弛药合用。⑤本品不宜长期服用。

【剂型】

片剂:每片 80mg。

托拉塞米

【作用用途】

本品为磺胺类髓袢强效利尿药。临床用于多种组织的多种原因所致的中重度水肿;急、慢性心力衰竭;少尿型急、慢性肾衰竭;急性中毒、原发性高血压危象以及 MOSF 等急症的抢救。利尿强度适中,有效性和安全性优于布美他尼和呋噻米。

【用法用量】

静脉滴注:一般初始剂量 10mg,每日 1 次;急性肺水肿、急性肾衰所致水肿,初始剂量 20mg,可根据需要增加剂量。

【注意事项】

①对磺脲类或磺胺类药物过敏者、肾功能衰竭无尿患者,肝昏迷患者,低血压、低血容量、低钾或钠血症患者,严重排尿困难患者禁用。②本品耐受性好,不良反应轻微。常见的不良反应为消化道反应。

【剂型】

注射剂:每支 10mg(1ml);20mg(2ml);50mg(5ml)。

依他尼酸

【作用用途】

本品的利尿作用及机制、电解质丢失情况、作用特点等均与呋噻米类似。口服后吸收迅速,30 分钟内出现作用,约 2 小时血药浓度达最高峰,持续 6～8 小时;静脉注射后 5～10 分钟开始利尿,1～2 小时血药浓度达高峰,持续约 2 小时。临床用于充血性心力衰竭、急性肺水肿、肾性水肿、肝硬化腹水、肝癌腹水、血吸虫病腹水、脑水肿及其他水肿。常用本品钠盐。

【用法用量】

①口服:每次 25～50mg,每日 1～3 次。②静脉注射:偶需注射第二次时,应更换部位,以免发生血栓性静脉炎。临用前,以 5% 葡萄糖注射液或生理水 50ml 稀释后缓慢滴注或静脉注射,所配溶液在 24 小时内用完。3～5 日为一疗程。

【注意事项】

①易引起电解质紊乱,需同时补充氯化钾(每日 3～4g)。②偶见心律失常,有时因大量排尿使体液及电解质过度丧失而突然发生死亡。③静脉注射有发生胃肠出血倾向,偶有肝细胞损害,粒细胞缺乏、皮疹等。

【剂型】

①片剂:每片 25mg;50mg。②注射剂:每支 20mg;25mg;50mg。

布美他尼

【作用用途】

本品为髓袢利尿药,其作用部位、作用机制、电解质丢失和作用特点均与呋噻米、依他尼酸相似,具有高效、速效、短效和低毒的特点。其最大利尿效应与呋噻米相同,但所需剂量仅为呋噻米的 1/50。口服后 30 分钟起效,1～2 小时血药浓度达高峰,作用持续 3～6 小时;静脉注射后约 5 分钟开始利尿,0.5～1 小时达高峰,作用持续 2～3 小时。对近曲小管也有明显作用,还可能有扩张肾血管作用。由于其抑制碳酸酐酶的作用较弱,因而其排钾作用较呋噻米轻。

本品口服吸收迅速且较完全.生物利用度约 80%;血浆蛋白结合率为 95%;主要经肾以原形排出,肾小管分泌在药物消除中占重要地位,24 小时内可排出服用剂量的 65%。血浆 $t_{1/2}$ 为 15 小时。临床上主要作为呋噻米的代用品,用于各种顽固性水肿及急性肺水肿。对急性、慢性肾功能衰竭患者尤为适宜。在某些肾脏病患者用大剂量呋噻米无效时,布美他尼可能有效。

【用法用量】

①口服:每次 0.5～1m,每日 1～3 次。②静脉注射:每次 0.5～1m。③静脉滴注:每次 2～5mg,临用前用 500ml5% 葡萄糖注射液或氯化钠注射液稀释后于 30～60 分钟内滴注完毕。必要时间隔 3～4 小时重复给药,每日总量不超过 10mg。

【注意事项】

①不良反应同呋噻米,如引起低盐综合征、低氯血症、低钾血症、高尿酸血症和高血糖等。但低钾血症的发生率较噻嗪类利尿药、呋噻米为低,长期或大量应用本品者应定期检查电解质。②静脉滴注时不得将本品加入酸性溶液中静脉滴注,以免发生沉淀。③少数患者可有短暂的中性粒细胞降低,血小板减少;偶有恶心、呕吐、男子乳房发育、皮疹等。

【剂型】

①片剂:每片 1mg。②注射剂:每支 0.5mg(2ml)。

汞撒利

【作用用途】

本品为有机汞强效利尿药。作用部位与呋噻米等相似。可抑制髓袢升支髓质部和皮质部对 Cl- 和 Na^+ 的再吸收。利尿作用强大而持久,肌内注射后 1～2 小时显效,6～7 小时达高峰,可持续 12～24 小时。由于过量 Cl⁻ 的排泄，作为保持平衡的离子在体内积蓄，而引起低氯性碱中毒，而在碱性环境中，无机汞离子的解离受到抑制，其利尿作用减弱，故应与成酸的盐（如 NH4Cl）合用或提前 3 日给予，以造成代谢性酸中毒增强汞剂利尿作用。本品主要用于心脏性和肝性水肿。

【用法用量】

肌内注射：每次 100mg，每 4～5 日 1 次。

【注意事项】

①由于汞剂可产生肾脏刺激症状，甚至引起肾小管退化和坏死，故用药前及用药期间，应检查尿常规。肾炎及肾功能不全者忌用。②禁止静脉给药，以避免心肌抑制、血压骤降、心律失常，甚至致死性心室颤动的发生。③不良反应有头痛、发热、流涎、口腔炎、腹泻、出血性大肠炎、皮疹等。③应避免短期内多次应用。大量利尿后，可发生低盐综合征和低氯性碱中毒，除对症处理外，应适当补充钠盐和氯化铵。

【剂型】

注射剂：每毫升含汞撒利 100mg，茶碱 50mg。

二、中效利尿药

氢氯噻嗪

【作用用途】

本品主要抑制髓袢升支皮质部 Na⁺ 和 Cl⁻ 的再吸收，从而促进肾脏对氯化钠的排泄而产生较强的利尿作用。亦能直接抑制血管平滑肌，扩张血管，产生较强的降压作用。还有抗利尿作用，减少尿崩症患者的尿量，但疗效不及脑垂体后叶素。临床适用于各种水肿、各期高血压及尿崩症。

【用法用量】

口服：①治疗水肿，每日 25～75mg，需要时可增至每日 100mg，两次分服，隔日或每周 1～2 次。②治疗心脏性水肿，开始时小剂量，每次 12.5～25mg。③治疗肝硬化腹水，最好与螺内酯合用，以防血钾过低诱发肝昏迷。④治疗高血压，多与其他降压药合用，可减少后者剂量，减少副作用。开始时每日 50～75mg，早晚两次分服。1 周后减为每日 25～50mg 的维持量。

【注意事项】

①肝、肾功能减退者和痛风、糖尿病患者慎用。②长期应用可引起电解质紊乱，出现不良反应立即停药。③反复应用可引起低钾血症，高尿酸血症，高血糖及血中尿素氮升高等。④大剂量久用者，停药时应逐渐减量，否则可导致水钠潴留。⑤少数患者服药后可能产生胃肠道症状，如恶心、呕吐、腹泻、气胀以及皮肤症状，如皮疹、瘙痒、风疹、光敏性皮炎等。还可引起晶尿、血中尿毒、尿酸浓度增高，还能导致潜伏的痛风发作。可引起血糖升高。少数患者曾发生急性胰腺炎，血小板减少，甚至粒细胞缺乏及肝内阻塞型黄疸而致死，应加以注意。

【剂型】

片剂：每片 10mg；25mg；50mg。

环戊甲噻嗪

【作用用途】

本品利尿作用原理同氢氯噻嗪,但利尿效价较氢氯噻嗪高 100 倍,作用维持时间为 24～36 小时。用于各种类型水肿及高血压。

【用法用量】

口服:每次 0.25～0.5mg,每日 1～2 次。

【注意事项】

①肝昏迷或者有肝昏迷趋势的患者禁用。②长期服用者,应同服氯化钾。③本品不良反应与氢氯噻嗪相似,但较轻。

【剂型】

片剂:每片 0.25mg。

苄氟噻嗪

【作用用途】

本品能抑制肾小管髓袢升支皮质部和远曲小管前段对 Na^+ 和 Cl^- 的重吸收而发挥利尿作用。排 Na^+、Cl^- 和利尿作用比氢氯噻嗪强 5～10 倍,持续时间 18～36 小时。用于各型水肿和高血压。

【用法用量】

口服:①利尿,每次 5～15mg,每日 1 次,晨服;维持量,每日 2.5～5mg。②降压,每次2.5～5mg,每日2～3 次;维持量,每日 2.5～5mg。

【注意事项】

①严重肝、肾功能损害者禁用。②妊娠水肿、痛风和糖尿病患者慎用。③副作用较轻,偶有头晕,恶心,腹泻等。

【剂型】

片剂:每片 5mg。

苄噻嗪

【作用用途】

本品为噻嗪类利尿药,药效与其他噻嗪类利尿药相似,利尿作用比氯噻嗪强 10 倍,与氢氯噻嗪相似。作用机制同氢氯噻嗪。临床用于水肿性疾病,原发性高血压,中枢性或肾性尿崩症,肾结石等。

【用法用量】

口服:①水肿性疾病:初始剂量,每日 50～200mg;维持量,每日 50～150mg,剂量超过100mg 应分次服用。每日极量不超过 200mg。②降压:初始剂量,每日 50～200mg;维持量,每日 50mg,每日 2～4 次,每日极量不超过 200mg。

【注意事项】

①本品与磺胺类药物、呋噻米、布美他尼、碳酸酐酶抑制剂等有交叉过敏反应。②肾衰竭患者通常对本品无反应,可应用呋噻米。③治疗高血压时一般与降压药合用。④本品可使抗凝药作用减弱。

【剂型】

片剂:每片 25mg;50mg。

甲氯噻嗪

【作用用途】

本品为噻嗪类利尿药,作用机制同氢氯噻嗪。临床用于水肿性疾病,原发性高血压,中枢性或肾性尿崩症,肾结石等。

【用法用量】

口服:①利尿:每次 2.5～10mg,每日 1 次。②降压:每次 2.5～5mg,每日 1 次。

【注意事项】

①本品与磺胺类药物、呋噻米、布美他尼、碳酸酐酶抑制剂等有交叉过敏反应。②孕妇、哺乳期妇女慎用。

【剂型】

片剂:每片 25mg;50mg。

泊利噻嗪

【作用用途】

本品为噻嗪类利尿药,利尿作用较氢氯噻嗪强 25 倍,作用机制同氢氯噻嗪。临床用于水肿性疾病,原发性高血压,中枢性或肾性尿崩症,肾结石等。

【用法用量】

口服:①水肿性疾病:初始剂量,每次 1～4mg,每日 1 次;维持量,每日 1～2mg。②降压:每次2～4mg。

【注意事项】

本品与磺胺类药物、呋噻米、布美他尼、碳酸酐酶抑制剂等有交叉过敏反应。

【剂型】

片剂:每片 1m;2mg;4mg。

贝美噻嗪

【作用用途】

本品为噻嗪类利尿药,作用机制同氢氯噻嗪。临床用于水肿性疾病,原发性高血压,中枢性或肾性尿崩症,肾结石等。

【用法用量】

口服:每次 25～50mg,每日或隔日 1 次。

【注意事项】

本品与磺胺类药物、呋噻米、布美他尼、碳酸酐酶抑制剂等有交叉过敏反应。

【剂型】

片剂:每片 25mg。

美托拉宗

【作用用途】

本品为噻嗪类利尿药,作用机制同氢氯噻嗪。通过阻断远端肾小管的水钠重吸收,从而增加尿量。临床用于水肿性疾病,高血压等。

【用法用量】

口服:每次 5～20mg,每日 1 次。

【注意事项】

①对本品或磺胺类药物过敏者、肝昏迷前期及肝昏迷患者禁用。②孕妇、哺乳期妇女和儿童慎用。③不良反应与氢氯噻嗪类似,个别出现心悸、胸痛、室颤等。

【剂型】

片剂:每片 2.5mg;5mg;10mg。

三、低效利尿药

螺内酯

【作用用途】

本品为醛固酮的竞争性对抗剂,留钾排钠,利尿作用不强,较缓慢。适用于醛固酮增多的顽固性水肿,如肾病、慢性充血性心力衰竭、肝硬化腹水等。又可用本品来防止低血钾。本品还用于原发性醛固酮增多症和高血压,可作为原发性或继发性高血压的辅助用药,尤其是应用有排钾作用的利尿药时。

【用法用量】

口服:每次 20mg,每日 3～4 次。

【注意事项】

①肾功能障碍、血钾偏高者忌用。②服后可引起精神混乱、运动失调,并可引起低血钠、高钾血症。③本品有留钾作用,在应用过程中切不可盲目使用氯化钾,以免引起钾中毒。④长期大量应用后,男子可出现女性型乳房,性欲减退、阳萎;女子可出现月经不调,更年期后子宫出血,乳房触痛,褐斑,声音变粗,多毛症等。停药后均可消失。

【剂型】

①片剂:每片 20mg。②胶囊剂:每粒 20mg。

氨苯蝶啶

【作用用途】

本品抑制远曲肾小管钠、钾交换,排钠利尿作用较弱,并有排尿酸作用。常与噻嗪类利尿药合用,以提高疗效,防止血钾过低。适用于治疗心力衰竭、肝硬化及慢性肾炎等引起的顽固性水肿或腹水以及对氢氯噻嗪或螺内酯无效病例。

【用法用量】

口服:每次 50～100mg,每日 3 次,每日极量不超过 300mg。

【注意事项】

①严重肝、肾功能衰退者,高钾血症者忌用。②长期大剂量使用或与螺内酯合用,可出现血钾过高现象,停药后消失。③服药后多数出现淡蓝色荧光尿。

【剂型】

片剂:每片 50mg。

乙酰唑胺

【作用用途】

本品为碳酸酐酶抑制剂,由于抑制肾小管上皮细胞中的碳酸酐酶,使肾脏中氢离子的交换减慢,水与重碳酸盐排出增加。而产生利尿作用,排出碱性尿。但本品利尿作用较弱,对伴有水肿的子痫患者有良好的利尿降压作用。临床用于治疗青光眼、脑水肿,减少房水和脑脊液的产生。亦可用于心脏性水肿,但对肾性及肝性水肿无效。

【用法用量】

口服:①治疗心脏性水肿,每次 0.25～0.5g,每日 1 次,早餐后服用药效最佳。②治疗青光眼和脑水肿,每次 0.25g,每日 2～3 次。

【注意事项】

①肝昏迷、肾功能及肾上腺皮质功能严重减退者忌用。②长期应用时需同时服用钾盐,防止血钾过低。③严重不良反应为粒细胞缺乏及肾结石。

【剂型】

片剂:每片 0.25g。

双氯非那胺

【作用用途】

本品作用与乙酰唑胺相似,但较之缓慢而持久。适用于短期治疗各型青光眼(包括开角型、闭角型以及继发性青光眼)。尤其适用于对乙酰唑胺耐药的患者。

【用法用量】

口服:初始剂量每次 100～200mg,每日 2 次;维持量,每次 25～50mg,每日 2～3 次。

【注意事项】

①肾功能和肾上腺皮质功能严重障碍者禁用。②肝、肾功能不全者慎用。③疗程不宜过长,以免引起代谢性酸血症及低血钾。④不良反应有眩晕、厌食、恶心、嗜睡、手足麻木感等。

【剂型】

片剂:每片 25mg。

阿米洛利

【作用用途】

本品为目前排钠留钾利尿药中作用最强的药物,主要在远曲小管及集合管皮质段抑制 N^+-H^+ 和 Na^+-K^+ 交换,非醛固酮的拮抗剂。能增加 Na^+、Cl^- 的排泄和尿酸的排泄,并增强氢氯噻嗪和利尿酸等利尿药的作用并减少钾的丢失。本品无降压作用,一般不单独使用。

【用法用量】

口服:每日 10～20mg,分 2～3 次服。

【注意事项】

与氨苯蝶啶相同。

【剂型】

片剂:每片 2.5mg;5mg。

五苓胶囊

【作用用途】

本品是由中药泽泻、茯苓、猪苓、肉桂、白术组成的复方制剂。本品有调节体液作用,能减少尿蛋白,增强肾衰机体排尿量,有效改善肾功能,调节免疫,抑制肾脏炎症等作用。本品具有温阳化气,利湿行水等功能。用于阳不化气,水湿内停所致的水肿,症见小便不利,水肿腹胀,呕逆泄泻,渴不思饮。本品消除体内水肿效果显著,但不引起机体电解质紊乱。临床适应于急慢性肾小球肾炎、肾盂肾炎、肾病综合征、肾功能不全及各种原因引起的肢体肿胀、关节炎及关节腔积液、胸腔积液、腹水、颅内压增高、脑积水,妇科产后尿潴留,更年期浮肿等。

【用法用量】

口服:每次 3 粒,每日 2 次。

【剂型】

胶囊剂:每粒 0.45g。

第二节 脱水药

甘露醇

【作用用途】

本品 20% 溶液是高渗溶液,能提高血浆渗透压,使组织脱水;扩张肾小球小动脉,增加肾血流量,而不被肾小管重吸收,有利尿作用。用于脑水肿、青光眼、降低颅内压及眼内压,亦用于早期急性肾功能衰竭,防治急性少尿症。

【用法用量】

静脉滴注:每次 1~4.5g/kg 体重。用 20% 溶液 250~500ml(50~100g),以每分钟 10ml 的速度给药。儿童,每次 1g/kg 体重。

【注意事项】

①心功能不全者慎用,有活动性颅内出血者(除开颅手术前外)忌用。②滴速过快有头痛、视物模糊和眩晕。③长期大量应用可发生低钠血症或肾小管损害,出现血尿,停药后迅速消失。

【剂型】

注射剂:每支 10g(50ml);20g(100ml);50g(250ml)。

山梨醇

【作用用途】

本品为甘露醇的异构体,作用与甘露醇相似,在同浓度、同剂量时疗效次于甘露醇。适用于治疗脑水肿及青光眼,亦用于心、肾功能正常的水肿少尿。

【用法用量】

静脉滴注:成人,每次 250～500ml;儿童,每次 1～2g/kg 体重,在 20～30 分钟内滴入。

【注意事项】

①溶解度大,可制成较高浓度溶液。②不良反应有头晕、血尿等。

【剂型】

注射剂:每瓶 62.5g(250ml)。

甘油果糖

【作用用途】

本品为渗透性脱水剂,有降低颅内压及消除水肿的作用,能很好的透过血脑屏障,起到降颅压功效。能改善脑微循环,增加其血流量并提供一定热量。最终代谢产物为二氧化碳和水,对肾影响小,对电解质影响亦不大。作用时间为 6～12 小时,反跳现象少。用于脑血管病、脑外伤、脑肿瘤、颅内炎症及其他原因引起的颅内压增高、脑水肿等。

【用法用量】

静脉滴注:成人,每次 250～500ml,每日 1～2 次。儿童,每日 5～10mg/kg 体重。每500ml 需滴注 2～3 小时,250ml 滴注 1～1.5 小时,根据年龄、症状适当增减。

【注意事项】

①有遗传性果糖不耐受患者禁用。②严重活动性颅内出血患者无手术条件时要慎用。③偶可出现溶血现象。④容器渗漏,药液混浊变色切勿使用。⑤本品含氯化钠0.9%,用时须注意患者食盐摄入量。⑥置凉暗处保存。

【剂型】

注射剂:每瓶 250ml;500ml。每 1000ml 含甘油 100g,果糖 50g,氯化钠 9g。

尿素

【作用用途】

本品为脱水药,作用与山梨醇相同。脱水作用快而强,但维持时间短,经肾小球滤过后约50%从肾小管中再吸收,其高渗液用于脑水肿、脑疝、青光眼等。

【用法用量】

静脉注射或快速静脉滴注:每次 0.5～1g/kg 体重,于 20～30 分钟内滴完。12 小时后可重复给药,一般连用 1～3 日。

【注意事项】

①肾功能不全、严重休克及明显脱水、活动性颅内出血、血内氮质积留过多者忌用。②本品贮存太久或药液温度过低注入后可引起面色潮红、精神兴奋、烦躁不安等。③为避免分解释放出氨,产生毒性,药液须在 24 小时内用完。④药液漏出血管外,可引起局部红肿起泡,可以用 0.25%普鲁卡因局部封闭并加热敷或用如意金黄散或 5%硫酸镁湿敷治疗。

【剂型】

注射剂:每瓶 30g(100ml);60g(250ml)。

第三节 前列腺用药

安尿通

【作用用途】

本品为氨基酸类药物,用于治疗前列腺增生症(即前列腺肥大)。对前列腺增生所引起的尿频、排尿困难及尿潴留等症状有不同程度的改善,对伴有心肺功能不良等的并发症和不宜手术的高龄患者尤为适宜。

【用法用量】

口服:成年人,每次 2 粒,3/d,饭后服用,至症状改善后减为每次 1 粒,3/d。

【剂型】

胶囊剂:每粒含 L-谷氨酸 265mg,L-丙氨酸 100mg,甘氨酸 45mg。

前列康

【作用用途】

本品为抗前列腺增生和前列腺炎药,主要成分为植物花粉,长期服用,无毒副作用,并有强身健体、延缓衰老、消除疲劳、提高机体免疫力的功效。用于前列腺增生、前列腺炎等。

【用法用量】

口服:成年人,每次 3～4 片,3/d。

【剂型】

片剂。

非那雄胺

【作用用途】

本品系合成的 4-氮甾体激素化合物,为一种新的 5α 还原酶特异抑制药,该酶是一种细胞内酶,它能将睾酮代谢成更强有效的雄性激素双氢睾酮。本品对雄激素受体无亲和力。前列腺的生长和此后良性增生取决于前列腺内睾酮转换成双氢睾酮量。口服非那雄胺 24h 内循环中的双氢睾酮浓度明显降低,这是抑制了 5α 还原酶的结果。主要用于治疗良性前列腺增生。

【用法用量】

口服:每次 5mg,1/d,疗程 6 个月。

【注意事项】

偶有性功能减退、阳萎、射精量减少、乳房增大和压痛、口唇肿胀和皮疹。对本品过敏者、孕妇、儿童、哺乳期妇女禁用。

【剂型】

片剂:5mg。

度他雄胺

【作用用途】

本品为选择性 5α 还原酶抑制药,能阻断睾酮转化为双氢睾酮。用于治疗中至重度良性前列腺增生症,可减少急性尿潴留和手术的需求。推荐服用的剂量为 0.5mg/d。每日早餐后30min 服。亦可用于防止脱发(供参考应用)。

尿通片

【作用用途】

本品为复方制剂,临床用于前列腺肥大、前列腺炎、膀胱三角炎、附睾炎、排尿困难、尿频、尿急等。

【用法用量】

口服:每次 2 片,3/d,饭后吞服。

【注意事项】

极少数病人有胃肠不适,减量或继续用药后很快消失。

【剂型】

片剂。每片含有小麦胚芽油、白杨树浸膏、梅笠草伞型酸盐、洋白翁浸膏、木贼浸膏、牛磺胆酸钠、氧化锰等。

护前列

【作用用途】

本品主要有抗炎和增强前列腺、膀胱等部位的血液循环,增加机体抵抗力等作用。临床主要用于前列腺炎、Ⅰ期、Ⅱ期前列腺肥大排尿困难及疼痛;妇女经前期或绝经后期引起的尿频、排尿困难、尿潴留等。

【用法用量】

口服:每次 1~2 片,3/d,饭前服,症状好转后改用维持量,每次 1 片,2/d。服用数月。

【注意事项】

不良反应少见。

【剂型】

片剂:每片含有干锯叶棕浸出物 25mg,干紫锥花浸出物 30mg。

奥生多龙

【作用用途】

本品具有抗雄激素作用,在前列腺直接与雄激素竞争性拮抗而不显示其他激素的作用。用于前列腺肥大。

【用法用量】

肌内注射:轻度,200mg,每周 1 次;中度以上者每周 400mg,分 1~2 次注射,连续用 12 周后,改为每周 200mg。

【注意事项】

可出现注射部位硬结、转氨酶升高、发热、红细胞减少、倦怠、皮疹、心悸、性欲减退等不良反应。

【剂型】

水性悬浊注射剂:200mg。

西发通

【作用用途】

锯叶棕果:能抑制环氧化酶与酯氧化酶的活性,减少白三烯、前列腺素等炎症介质的生成,起抗炎作用。具有肾上腺素拮抗作用和钙阻断作用。一枝黄花:有利尿、消炎作用。七叶树果子:改善受破坏的血管通透性,减轻前列腺充血,使炎症状态中的血浆淋巴屏障正常化,并消炎、消肿。三者联合应用有较好协同作用。临床用于前列腺炎、良性前列腺增生及其所致的尿频、尿急、夜尿、尿失禁、排尿困难、尿淋漓等,也用于膀胱炎及泌尿系统感染的辅助治疗。

【用法用量】

口服:成年人,急症期,每次 2 片,4/d。缓解期,每次 1 片,3/d。饭前温开水送服。

【注意事项】

不良反应少见。

【剂型】

片剂:0.25g(每片含锯叶棕果提取物 1.25mg,一枝黄花提取物 3.75mg,七叶树种子提取物6.25mg)。

依立雄胺

【作用用途】

本品为Ⅱ型甾醇 5α 还原酶的强抑制药。使体内雄性激素双氢睾酮减少,随后前列腺体缩小,使梗阻症状改善。临床用于良性前列腺增生。

【用法用量】

口服:成年人,$60\sim80mg/d$。可根据病情适当增加剂量。

【注意事项】

偶可出现性功能障碍。

【剂型】

片剂:20mg。

酚苄明

【作用用途】

本品为 α 受体阻断药的复方制剂,主要成分为酚苄明。增生的前列腺体组织中纤维平滑肌较多,且增生的纤维中富含 α 受体,外包膜中更多。当受到刺激时即引起腺体和外包膜的收缩及肌张力增高,影响排尿功能。本品可选择性地松弛前列腺平滑肌,缓解尿路梗阻,使排尿通畅。临床用于前列腺增生引起的排尿困难、尿潴留、尿急等。

【用法用量】

口服:成年人,每次 10mg,2/d,症状改善后可改用维持量,10mg/d。

【注意事项】

可有口干、鼻塞、头晕、乏力、个别病人有心悸、期前收缩等。用药后防止直立性低血压。有严重心血管病、脑血管病患者慎用。本品不宜与拟交感胺类、胍乙啶合用。

【剂型】

片剂:10mg。

美帕曲星

【作用用途】

本品口服后不被肠道吸收,在肠道内与肝肠循环中的固醇类物质,如雌性激素、雄性激素和胆固醇等形成复合物,随大便排出体外,阻断了这类物质的重吸收,从而使雌性激素水平下降。血浆雌性激素水平下降后,使雌性激素与雄性激素比值再平衡和雌激素成分的再平衡,减少了对前列腺增生上皮的刺激作用。临床用于前列腺增生。

【用法用量】

口服:成年人,每次1片,3/d。饭后服,连服30~60d为1个疗程。

【注意事项】

有胃肠道反应,如便秘、腹痛、恶心、腹泻、胃部不适、消化不良等。

【剂型】

片剂:5万U。

特拉唑嗪

【作用用途】

本品为 α_1 肾上腺素受体阻断药,可减低外周血管总阻力,使血压下降,同时能维持正常的心排血量。本品还能降低膀胱出口部位的平滑肌张力,解除前列腺增生时由于平滑肌张力引起的排尿困难,使尿流动力学得到改善。对血脂、血糖、血尿酸等物质代谢障碍及男性性功能障碍有改善作用。临床用于轻、中度良性前列腺增生引起的尿频、尿急、夜尿增多、尿量少、急性尿失禁等刺激症状。还可用于慢性、非细菌性前列腺炎等。

【用法用量】

用于良性前列腺增生,口服:成年人,1m/d,逐渐增加剂量5~10mg/d。

【注意事项】

不良反应有头痛、头晕、恶心、心悸、直立性低血压等。偶见便秘、皮肤瘙痒等。孕妇、哺乳期妇女出血者、12岁以下儿童忌用。肠梗阻、胃肠道出血、阻塞性尿道疾病者禁用。

【剂型】

片剂:1mg,2mg,5mg。

阿夫唑嗪

【作用用途】

本品为新的喹那唑啉的衍生物,能选择性、竞争性地拮抗存在于前列腺、前列腺包膜、近端尿道和膀胱底部平滑肌的肾上腺素 α_1 受体、继而降低生殖泌尿道的张力,可改善前列腺增生引起的症状。临床用于轻、中度的前列腺增生,尤其适用于梗阻症状明显的患者。

【用法用量】

口服:成年人,每次2.5mg,3/d。最大剂量10mg/d。65岁以下的患者或正在接受治疗的高血压患者,起始剂量应为2.5mg,2/d。

【注意事项】

不良反应有恶心、头晕、口干、心动过速、胸痛、瘙痒、发热。直立性低血压等。

【剂型】

片剂:2.5mg。

坦洛新

【作用用途】

本品为肾上腺素 α_1 受体阻断药,由于尿道、膀胱颈部及前列腺存在着 α_1 受体,故它对尿道、膀胱颈及前列腺平滑肌就具有选择性作用,从而改善排尿困难症状。临床用于前列腺增生而致排尿困难、夜尿增多者。轻、中度患者及未导致严重排尿障碍者,如已发生严重尿潴留时。应与其他药联合应用。

【用法用量】

口服:成年人,每次 0.2mg,1/d,饭后服。

【注意事项】

不良反应有头晕、恶心、呕吐、血压下降、心跳加快、血清氨基转移酶升高等。有低血压和肾功能不全者禁用。

【剂型】

片剂:0.2g。

舍尼通

【作用用途】

本品有雄激素受体阻滞作用。能舒张膀胱逼尿肌和尿道平滑肌,抑制前列腺上皮细胞的增生,抑制内源性炎症介质的生成。同时本品还有抗炎、抗水肿作用。临床用于良性前列腺增生、慢性、非细胞性前列腺炎等。

【用法用量】

口服:成年人,每次 375mg,2/d。早晚服。

【注意事项】

用药之前应诊断准确方能使用本品。前列腺炎、尿道狭窄、前列腺结石等病症不宜用本品。

【剂型】

片剂:375mg。

非洲臀果木提取物

【作用用途】

本品系自蔷薇科植物非洲臀果木制成的提取物,非洲臀果木系非洲中南部特产的热带植物,其树皮作药用已有数千年历史,用于前列腺增生系将树皮粉制成茶饮用。我国尚未发现此植物资源。法国学者发现野生非洲臀果木提取物能抑制人体成纤维细胞生长,并能抑制表皮生长因子,从而可防止细胞组织的肥大。临床治疗良性前列腺增生的试验系自 1970 年开始,观察结果认为其树皮提取物用于良性前列腺增生引起的排尿困难,效果显著,且无不良反应。目前在欧美诸国家已开发出数十种产品上市(供参考)。

【用法用量】

口服:成年人,胶囊剂每次 1 粒,早晚各 1 粒,饭前服,疗程 6～8 周。

【剂型】

胶囊剂:50mg。

大刺荨麻根提取物

20 世纪 90 年代初德国学者发现野生的大刺荨麻根提取物,用于治疗 BPH,该植物含有多种甾体化合物,具有抑制人体内芳香化酶的作用,可使前列腺组织缩小。其制剂已于 90 年代末正式上市,为袋泡茶型(每袋含大刺荨麻粉末 10g),由浸膏粉末制成的胶囊剂亦已在美国上市(供参考)。

第八章　妇产科用药

第一节　生殖系统炎症用药

一、细菌性阴道病及其用药

（一）病因与临床表现

【病因】

本病是因阴道内产生过氧化氢的乳酸杆菌减少，导致正常菌群失调所致的一种混合感染，主要是厌氧菌居多。可能与多个性伴侣、频繁性交或阴道灌洗使阴道碱性化有关。

【临床表现】

主要表现为阴道分泌物增多，有鱼腥臭味，性交后加重，可伴有轻度外阴瘙痒或灼热感。分泌物呈灰白色，均匀一致，稀薄，常黏附于阴道壁，因黏度较低，分泌物容易从阴道壁拭去，阴道黏膜无充血的炎症表现。

【诊断标准】

下列 4 项中有 3 项阳性即可临床诊断。①匀质、稀薄、白色阴道分泌物，常粘于阴道壁。②阴道 pH＞4.5。③胺臭味试验阳性。④线索细胞阳性。

【预后】

通常在治疗完成后 1～2 周及 4～6 周（或月经后）进行疗效评估。此病易复发，禁忌滥用药物。如不彻底治疗，可造成盆腔炎、子宫内膜炎、不孕和流产等，孕期可并发羊膜绒毛膜炎、胎膜早破、早产和低体重儿。

【一般治疗】

治疗原则为选用抗厌氧菌药物，全身或局部用药，治疗期间禁性生活。性伴侣不作为常规治疗，但反复发作的患者要对性伴侣治疗。孕期患病有可能造成不良结果，所以，孕期需口服用药，但用药前最好取得患者知情同意。

（二）药物治疗要点

选用抗厌氧菌药物以抗厌氧菌药物为主，主要有硝基咪唑类，包括甲硝唑、替硝唑等；其他抗菌药物，如克林霉素。

（三）常用药物

甲硝唑

【其他名称】

灭滴灵、灭滴唑、咪唑尼达、甲硝基羟乙唑

【作用与用途】

为硝基咪唑类药物,除用于抗滴虫和抗阿米巴原虫外,现广泛应用于厌氧菌感染。妇产科主要用于治疗和预防上述厌氧菌局部和系统感染及腹腔、皮肤及软组织等部位的厌氧菌感染及败血症等。

【用法用量】

①抗厌氧菌感染:首剂 15mg/kg,继以 7.5mg/kg 维持,每次最大剂量不超过 1g,每 8～12 小时 1 次,静脉滴注时间在 1 小时以上。疗程 7 日或更长。②阴道滴虫病:每次 0.2g,成年人 1 日 3 次,同时每晚置 200mg 栓剂于阴道内,疗程 7 日,为保证疗效,需男女同治。③细菌性阴道炎:标准疗法为口服甲硝唑 400mg,每日 2 次共 7 日,或 2.0g 单剂量 1 次疗法,必要时 24～48 小时重复给药 1 次。也可使用甲硝唑片 400mg,每晚 1 次,睡前置入阴道,共 7 日;或用 0.75% 甲硝唑水溶液凝胶 5g,每日 2 次置入阴道,共 5 日;也可用含有 1000mg 甲硝唑的阴道海绵每晚置入阴道,共 3 日。④老年性阴道炎:甲硝唑 200mg,放入阴道深部,每日 1 次,7～10 日为 1 个疗程。⑤急性输卵管炎、急性卵巢炎:每日 1.0～2.0g,静脉滴注。

【药代动力学】

口服 250mg、500mg 或 2g 药物后,1～2 小时达血药峰浓度,静脉给药 20 分钟后达血药峰浓度,有效浓度可持续 12 小时。肛栓 0.5g 或 1g 直肠给药后,8～10 小时达血药峰浓度。半衰期为 7～8 小时,血透可有效清除药物及其代谢产物。

【禁忌证】

对本品和其他咪唑类药物有过敏史者;有活动性中枢神经系统疾病和血液病者;妊娠头 3 个月。

【安全用药监护】

1.不良反应

(1)胃肠道反应:上消化道不适症状等。

(2)神经系统症状:如头痛、眩晕,偶有感觉异常、肢体麻木、多发性神经炎等,大剂量可致抽搐。

(3)血液:可逆性粒细胞减少。

(4)过敏反应:皮疹、荨麻疹等。

2.主要相互作用

(1)能加强华法林和其他口服抗凝血药的作用,引起凝血酶原时间延长。

(2)与西咪替丁等减弱肝微粒体酶活性的药物合用,可延长本品的半衰期。

(3)与苯妥英钠、苯巴比妥等诱导肝微粒体酶的药物合用,可加速本品排泄,使血药浓度下降。而苯妥英钠的排泄减慢。

(4)甲氧氯普胺可减轻甲硝唑的胃肠道不良反应。

(5)与庆大霉素、氨苄西林属配伍禁忌(可见溶液浑浊、变黄)。

3.过敏监护 本药与其他咪唑类药物可能存在交叉过敏。

4.特殊人群用药的监护

(1)老年人:肝功能下降的老年患者,需监测血药浓度并调整剂量。

(2)孕妇:具明确指征选用。

(3)哺乳期妇女:若必须用药,应中断授乳,疗程结束后 24～48 小时重新哺乳。

(4)慎用:妊娠 3 个月后;严重肝病患者。

5.药品过量处置 无特效解毒药,可行血透清除,血透患者血清半衰期为 2.6 小时及其他对症支持治疗。

6.用药前后及用药时应当检查或监测的项目 长期用药时应监测血药浓度;重复 1 个疗程之前,应检查白细胞计数及分类。

替硝唑

【其他名称】

比适、滴虫净、第孚、砜硝唑、济得

【作用与用途】

本品为抗厌氧菌和抗原虫感染药。临床用于阴道、尿道或肠道毛滴虫病、梨形鞭毛虫病及妇科、腹腔、手术创口、皮肤和软组织等处的感染。

【用法用量】

1.口服给药 ①厌氧菌感染:口服每次 1g,每日 1 次,首次加倍。一般疗程为 5～6 日,或根据病情决定。②外科预防用药:术前 12 小时顿服 2g。③阴道滴虫病、贾第虫病:单剂 2g 顿服。④非特异性阴道炎:每日 2g,连服 2 日。⑤梨形鞭毛虫病:1 次 2g。

2.静脉滴注 ①厌氧菌感染:每次 0.8g,每日 1 次,静脉缓慢滴注。一般疗程为 5～6 日,或根据病情决定。②外科预防用药:总量为 1.6g,分 1 次或 2 次静滴,第 1 次于手术前 2～4 小时,第二次于手术期间或术后 12～24 小时内滴注。

3.阴道给药 滴虫阴道炎、细菌性阴道炎患者,阴道栓剂:1 次 0.2g,1 日 2 次;阴道泡腾片:将药置于阴道后穹部,每晚 0.2g,连用 7 日。

【药代动力学】

可通过血胎盘屏障,在胎儿及胎盘中可达高浓度。与蛋白结合率为 12%。在肝代谢,静脉给药后 20%～25% 以原型从尿中排出,12% 以代谢产物的形式排出。消除半衰期为 11.6～13.3 小时,平均 12.6 小时。血液透析可快速清除本药。

【禁忌证】

对本品或吡咯类药物有过敏史者;有活动性或器质性中枢神经系统疾病者;有血液病或病史者;哺乳期妇女;妊娠早期;12 岁以下者。

【安全用药监护】

1.不良反应

(1)消化系统:常见恶心、呕吐、腹泻、食欲下降及口腔异味。

(2)神经系统:可出现头痛、疲倦、眩晕、共济失调等。

（3）过敏反应：可出现皮疹、荨麻疹、血管神经性水肿等。

（4）血液系统：可出现中性粒细胞减少。

（5）可出现全身不适、黑尿，需与血尿相鉴别。

2.主要相互作用

（1）与华法林和其他口服抗凝血药的代谢，引起凝血酶原时间延长。

（2）与苯妥英钠、苯巴比妥等诱导肝微粒体酶的药物合用时，可使本品的血药浓度下降，苯妥英钠的排泄减慢。

（3）利福平可加快本品从体内的排泄。

（4）与西咪替丁等抑制肝微粒体酶活性的药物合用，可延长本品的血药半衰期。

（5）患者饮酒后可出现精神症状，故2周内避免服用含有酒精成分的饮品及药物。

3.过敏监护　本药与其他咪唑类药物可能存在交叉过敏。

4.特殊人群用药的监护

（1）老年人：肝功能减退的老年患者，用药时应注意监测血药浓度并调整剂量。

（2）孕妇：妊娠早期禁用本药，妊娠中、晚期权衡利弊使用，FDA安全性分级为C级。

（3）哺乳期妇女：不宜使用。若必须用药，应暂停哺乳，并在治疗结束3日后方可重新哺乳。

（4）慎用：肝功能不全者。

5.药品过量处置　同甲硝唑。

6.用药前后及用药时应当检查或监测的项目　肝功能减退者，用药时应注意监测血药浓度；重复1个疗程之前，应检查白细胞计数及分类。

克林霉素

【其他名称】

林大霉素、氯吉霉素、氯洁霉素、氯林可霉素、氯林霉素

【作用与用途】

对革兰阳性菌有抗菌作用，对厌氧菌具有强大的抗菌活性。妇产科用于女性盆腔及生殖器感染，如子宫内膜炎、非淋球菌性输卵管及卵巢脓肿、盆腔蜂窝织炎、急性尿道炎、急性肾盂肾炎、妇科手术后感染。常需与氨基糖苷类药物联用。

【用法用量】

1.口服给药　①常用剂量：盐酸克林霉素每次0.15～0.3g，1日3～4次。②重症感染：盐酸克林霉素每次可增加至450mg，1日4次。

2.肌内注射　①革兰阳性需氧菌感染：每日600～1200mg，分2～4次。②厌氧菌感染：每日1200～2400mg，分2～4次给药。

3.静脉滴注　同肌内注射。极严重感染一日剂量可增加到4800mg，分3～4次静滴。

4.阴道给药　①阴道乳膏：1日1支（5g：100mg），临睡前用涂药器放置于阴道内，连用7日为1个疗程；②阴道泡腾片：于晚上临睡前清洗外阴后将泡腾片100mg放入阴道后穹处，1日1次，连用7日。

【药代动力学】

口服吸收快而完全,生物利用度约为 90%。吸收后在体内分布广泛,可透过胎盘屏障,也可分泌入乳汁中。成年人消除半衰期为 2.4～3 小时,儿童为 2.5～3.4 小时。肾衰竭及严重肝损害者半衰期延长至 3～5 小时。血液透析和腹膜透析不能有效清除本药。

【禁忌证】

对本品及其他林可霉素类药物过敏者;新生儿。

【安全用药监护】

1.不良反应

(1)常见有恶心、严重胀气、腹痛、腹泻;长期用药时偶可致假膜性肠炎。

(2)少数患者用药后可出现中性粒细胞增多、血小板减少症和粒细胞缺乏。

(3)有报道少数患者用药后可出现肝毒性。

(4)可出现剥脱性皮炎、瘙痒性皮疹、痤疮、药热、面部水肿等。

2.主要相互作用

(1)与庆大霉素合用,对链球菌有协同抗菌作用。

(2)与神经肌肉阻滞药合用,可增强神经肌肉阻滞作用。

(3)与阿片类镇痛药同用时,可导致呼吸抑制延长或引起呼吸肌麻痹(呼吸暂停)的可能。

(4)与氯霉素、红霉素等同用时,有相互拮抗作用。

(5)与氨苄西林、新生霉素、卡那霉素、苯妥英钠、巴比妥盐酸盐、氨茶碱、葡萄糖酸钙、硫酸镁等药物有配伍禁忌。

3.过敏监护 克林霉素与林可霉素类药有交叉过敏。

4.特殊人群用药的监护

(1)老年人:易发生假膜性肠炎和艰难梭状芽孢杆菌引起的腹泻,用药时需密切观察。

(2)肾功能不全者:无尿及重度肾功能损害者的剂量应减至正常剂量的 1/2。

(3)肝功能不全者:中度以上肝功能损害者,应避免使用本药,如确有指征使用时应减量。

(4)慎用:孕妇及哺乳期妇女;胃肠疾病者,特别是有溃疡性结肠炎、局限性肠炎或抗生素相关性结肠炎者;严重肝、肾功能障碍者。

5.药品过量处置 严重腹泻需补充液体、电解质和蛋白质。必要时应口服万古霉素、甲硝唑、杆菌肽或考来烯胺(消胆胺);对于过敏反应,可给予肾上腺素、吸氧和保持气道通畅。

6.用药前后及用药时应当检查或监测的项目 疗程长者,需定期检查肝、肾功能和血常规;严重肾功能减退和(或)严重肝功能减退伴严重代谢异常者,大剂量用药时需进行血药浓度监测。

二、滴虫阴道炎及其用药

(一)病因与临床表现

【病因】

由阴道毛滴虫引起。阴道毛滴虫适宜在温度 25～40℃、pH5.2～6.6 的潮湿环境中生长,在 pH5 以下或 pH7.5 以上的环境中则不生长。可经性交直接传播,也可间接传播,如公共浴池、浴盆、游泳池、坐便器等。

【临床表现】

主要症状是阴道分泌物增多及外阴瘙痒,也可有灼热、疼痛、性交痛等。合并尿路感染者有尿频、尿急、尿痛。典型分泌物为稀薄脓性、黄绿色、泡沫状、有臭味。阴道壁黏膜充血,严重者有散在出血点,形成草莓样宫颈。

【诊断标准】

若在阴道分泌物中找到滴虫即可确诊。最简便的方法是生理盐水悬滴法,取分泌物前 24~48 小时避免性交、阴道灌洗及局部用药。对于可疑者可行分泌物培养。

【预后】

性伴侣同治均可治愈。

【一般治疗】

因滴虫阴道炎可同时有尿道炎、尿道旁腺、前庭大腺感染,要治愈此病,需全身及局部同时用药,为避免重复感染,内裤及毛巾应煮沸 5~10 分钟,治疗期间禁性生活,性伴侣应同时治疗。孕期患病有可能造成不良结果,所以孕期需口服用药。但用药前最好取得患者知情同意。甲硝唑能通过乳汁排泄,对哺乳期用药,用药期间及用药后 24 小时之内不宜哺乳,最好局部用药。

(二)药物治疗要点

主要治疗药物为甲硝唑、替硝唑等。

(三)常用药物

甲硝唑

【其他名称】

灭滴灵、灭滴唑、咪唑尼达、甲硝基羟乙唑

【作用与用途】

为硝基咪唑类药物,除用于抗滴虫和抗阿米巴原虫外,现广泛应用于厌氧菌感染。妇产科主要用于治疗和预防上述厌氧菌局部和系统感染及腹腔、皮肤及软组织等部位的厌氧菌感染及败血症等。

【用法用量】

①抗厌氧菌感染:首剂 15mg/kg,继以 7.5mg/kg 维持,每次最大剂量不超过 1g,每 8~12 小时 1 次,静脉滴注时间在 1 小时以上。疗程 7 日或更长。②阴道滴虫病:每次 0.2g,成年人 1 日 3 次,同时每晚置 200mg 栓剂于阴道内,疗程 7 日,为保证疗效,需男女同治。③细菌性阴道炎:标准疗法为口服甲硝唑 400mg,每日 2 次共 7 日,或 2.0g 单剂量 1 次疗法,必要时 24~48 小时重复给药 1 次。也可使用甲硝唑片 400mg,每晚 1 次,睡前置入阴道,共 7 日;或用 0.75％甲硝唑水溶液凝胶 5g,每日 2 次置入阴道,共 5 日;也可用含有 1000mg 甲硝唑的阴道海绵每晚置入阴道,共 3 日。④老年性阴道炎:甲硝唑 200mg,放入阴道深部,每日 1 次,7~10 日为 1 个疗程。⑤急性输卵管炎、急性卵巢炎:每日 1.0~2.0g,静脉滴注。

【药代动力学】

口服 250mg、500mg 或 2g 药物后,1～2 小时达血药峰浓度,静脉给药 20 分钟后达血药峰浓度,有效浓度可持续 12 小时。肛栓 0.5g 或 1g 直肠给药后,8～10 小时达血药峰浓度。半衰期为 7～8 小时,血透可有效清除药物及其代谢产物。

【禁忌证】

对本品和其他咪唑类药物有过敏史者;有活动性中枢神经系统疾病和血液病者;妊娠头 3 个月。

【安全用药监护】

1.不良反应

(1)胃肠道反应:上消化道不适症状等。

(2)神经系统症状:如头痛、眩晕,偶有感觉异常、肢体麻木、多发性神经炎等,大剂量可致抽搐。

(3)血液:可逆性粒细胞减少。

(4)过敏反应:皮疹、荨麻疹等。

2.主要相互作用

(1)能加强华法林和其他口服抗凝血药的作用,引起凝血酶原时间延长。

(2)与西咪替丁等减弱肝微粒体酶活性的药物合用,可延长本品的半衰期。

(3)与苯妥英钠、苯巴比妥等诱导肝微粒体酶的药物合用,可加速本品排泄,使血药浓度下降。而苯妥英钠的排泄减慢。

(4)甲氧氯普胺可减轻甲硝唑的胃肠道不良反应。

(5)与庆大霉素、氨苄西林属配伍禁忌(可见溶液浑浊、变黄)。

3.过敏监护 本药与其他咪唑类药物可能存在交叉过敏。

4.特殊人群用药的监护

(1)老年人:肝功能下降的老年患者,需监测血药浓度并调整剂量。

(2)孕妇:具明确指征选用。

(3)哺乳期妇女:若必须用药,应中断授乳,疗程结束后 24～48 小时重新哺乳。

(4)慎用:妊娠 3 个月后;严重肝病患者。

5.药品过量处置 无特效解毒药,可行血透清除,血透患者血清半衰期为 2.6 小时及其他对症支持治疗。

6.用药前后及用药时应当检查或监测的项目 长期用药时应监测血药浓度;重复 1 个疗程之前,应检查白细胞计数及分类。

替硝唑

【其他名称】

比适、滴虫净、第孚、砜硝唑、济得

【作用与用途】

本品为抗厌氧菌和抗原虫感染药。临床用于阴道、尿道或肠道毛滴虫病、梨形鞭毛虫病及妇科、腹腔、手术创口、皮肤和软组织等处的感染。

【用法用量】

1.口服给药　①厌氧菌感染:口服每次 1g,每日 1 次,首次加倍。一般疗程为 5～6 日,或根据病情决定。②外科预防用药:术前 12 小时顿服 2g。③阴道滴虫病、贾第虫病:单剂 2g 顿服。④非特异性阴道炎:每日 2g,连服 2 日。⑤梨形鞭毛虫病:1 次 2g。

2.静脉滴注　①厌氧菌感染:每次 0.8g,每日 1 次,静脉缓慢滴注。一般疗程为 5～6 日,或根据病情决定。②外科预防用药:总量为 1.6g,分 1 次或 2 次静滴,第 1 次于手术前 2～4 小时,第二次于手术期间或术后 12～24 小时内滴注。

3.阴道给药　滴虫阴道炎、细菌性阴道炎患者,阴道栓剂:1 次 0.2g,1 日 2 次;阴道泡腾片:将药置于阴道后穹部,每晚 0.2g,连用 7 日。

【药代动力学】

可通过血胎盘屏障,在胎儿及胎盘中可达高浓度。与蛋白结合率为 12%。在肝代谢,静脉给药后20%～25%以原型从尿中排出,12%以代谢产物的形式排出。消除半衰期为 11.6～13.3 小时,平均 12.6 小时。血液透析可快速清除本药。

【禁忌证】

对本品或吡咯类药物有过敏史者;有活动性或器质性中枢神经系统疾病者;有血液病或病史者;哺乳期妇女;妊娠早期;12 岁以下者。

【安全用药监护】

1.不良反应

(1)消化系统:常见恶心、呕吐、腹泻、食欲下降及口腔异味。

(2)神经系统:可出现头痛、疲倦、眩晕、共济失调等。

(3)过敏反应:可出现皮疹、荨麻疹、血管神经性水肿等。

(4)血液系统:可出现中性粒细胞减少。

(5)可出现全身不适、黑尿,需与血尿相鉴别。

2.主要相互作用

(1)与华法林和其他口服抗凝血药的代谢,引起凝血酶原时间延长。

(2)与苯妥英钠、苯巴比妥等诱导肝微粒体酶的药物合用时,可使本品的血药浓度下降,苯妥英钠的排泄减慢。

(3)利福平可加快本品从体内的排泄。

(4)与西咪替丁等抑制肝微粒体酶活性的药物合用,可延长本品的血药半衰期。

(5)患者饮酒后可出现精神症状,故 2 周内避免服用含有酒精成分的饮品及药物。

3.过敏监护　本药与其他咪唑类药物可能存在交叉过敏。

4.特殊人群用药的监护

(1)老年人:肝功能减退的老年患者,用药时应注意监测血药浓度并调整剂量。

(2)孕妇:妊娠早期禁用本药,妊娠中、晚期权衡利弊使用,FDA 安全性分级为 C 级。

(3)哺乳期妇女:不宜使用。若必须用药,应暂停哺乳,并在治疗结束 3 日后方可重新哺乳。

(4)慎用:肝功能不全者。

5.药品过量处置 同甲硝唑。

6.用药前后及用药时应当检查或监测的项目 肝功能减退者,用药时应注意监测血药浓度;重复1个疗程之前,应检查白细胞计数及分类。

三、宫颈炎及其用药

(一)病因与临床表现

【病因】

主要见于感染性流产、产褥期感染、宫颈损伤和阴道异物并发的感染。近年来性传播疾病的增加,宫颈管黏膜炎已成为常见疾病。性传播的病原体为淋球菌、沙眼衣原体、单纯疱疹病毒和生殖支原体;内源性病原体主要与引起细菌性阴道病的病原体相同。

【临床表现】

主要表现为阴道分泌物增多,呈黏液脓性,阴道分泌物刺激引起外阴瘙痒及灼热感,还可出现经间期出血、性交后出血等症状,若合并尿路感染,可出现尿频、尿急、尿痛。检查时可见宫颈充血、水肿、黏膜外翻、质脆,容易出血。

【诊断标准】

根据病史及妇科检查可做出初步诊断,用棉拭子擦拭宫颈管行分泌物检查,中性粒细胞＞30个/高倍视野,阴道分泌物湿片检查白细胞＞10个/高倍视野。进一步查找病原体。

【预后】

若宫颈管黏膜炎未得到及时有效治疗,可引起上生殖道炎症,炎症不易彻底消除,易复发。

【一般治疗】

急性期注意休息,忌阴道冲洗和房事,保持外阴和阴道的清洁。主要根据病原体选择抗生素治疗。合并细菌性阴道病患者,同时治疗细菌性阴道病,否则将导致持续性宫颈炎。

【宫颈炎症相关疾病】

①宫颈糜烂样改变:如为感染可行抗感染治疗,处理同宫颈炎。须行宫颈脱落细胞学检查,以排除宫颈上皮内瘤变及早期宫颈癌;如为生理性、无症状,无需处理。②宫颈息肉:摘除后送病理,以排除子宫颈管恶性肿瘤。③宫颈腺囊肿和宫颈肥大:无症状无需处理。

(二)药物治疗要点

1.淋病性宫颈炎 应用头孢曲松钠、头孢克肟、大观霉素等。

2.衣原体性宫颈炎 多西环素、阿奇霉素、红霉素、氧氟沙星、氧氟沙星等。

(三)常用药物

头孢克肟

【其他名称】

阿帕奇、安的克妥、安的克威、安捷仕、奥德宁

【作用与用途】

为口服用第三代头孢菌素。妇产科主要用于敏感菌所致泌尿系统、胆道、呼吸道系统等感染治疗。

【用法用量】

口服给药。①一般用量:1 次 50～100mg,一日 2 次。可根据年龄、体重、症状进行适当增减;严重感染时,可增加至 1 次 200mg,一日 2 次。②单纯性淋病:宜用 400mg 单剂疗法。③化脓性链球菌感染:1 日 400mg,可单次或分 2 次服用。疗程至少 10 日。

【药代动力学】

口服本药的绝对生物利用度为 40％～50％,血清蛋白结合率约为 65％,半衰期为 3～4 小时,肾功能不全者半衰期延长。药物主要经肾排泄。血液透析或腹膜透析不能有效清除本药。

【禁忌证】

对本药或其他头孢菌素类药过敏者。

【安全用药监护】

1.不良反应

(1)呼吸系统:少见间质性肺炎和肺嗜酸性粒细胞浸润症。

(2)泌尿生殖系统:少见尿素氮升高和急性肾功能不全。

(3)神经系统:少见头痛、头晕。

(4)肝:常见肝酶升高,少见黄疸。

(5)胃肠道:常见腹泻、胃部不适,少见胸部灼热感、菌群失调、假膜性肠炎等。

(6)血液:常见嗜酸性粒细胞增多,少见粒细胞减少、血小板减少、溶血性贫血、白细胞减少。

(7)过敏反应:常见皮疹、荨麻疹、红斑,少见瘙痒、发热、水肿、呼吸困难、全身潮红、血管神经性水肿及过敏性休克。

2.主要相互作用

(1)与丙磺舒、阿司匹林合用,可使本药血药浓度升高。

(2)与卡马西平合用,可使卡马西平的血药浓度升高。

(3)与其他头孢菌素、强利尿药、多黏菌素类、万古霉素、氨基糖苷类等药物合用,可增加肾毒性。

(4)与抗凝血药合用,可延长凝血酶原时间。

3.过敏监护

(1)交叉过敏:对一种头孢菌素类药过敏者对其他头孢菌素类药也可能过敏;对青霉素类、青霉素衍生物或青霉胺过敏者也可能对头孢菌素类药过敏。

(2)用药前须详细询问患者对头孢菌素类、青霉素类及其他药物的过敏史。

4.特殊人群用药的监护

(1)老年人:血药峰浓度和 AUC 可较年轻人分别高 26％和 20％。

(2)儿童:6 个月以下儿童使用本药的安全性和有效性尚未确定。

(3)孕妇:须权衡利弊后用药。FDA 安全性分级为 B 级。

(4)妊娠期妇女:使用时应暂停哺乳。

(5)肾功能不全者:需根据肌酐清除率调整用药剂量。

(6)慎用:对青霉素类抗生素过敏者;本人或直系亲属系过敏性体质者;肾功能不全者;经

口给药困难或非经口摄取营养者及恶病质患者(因可能出现维生素 K 缺乏);假膜性肠炎患者。

5.药品过量处置　本药无特效解毒药,药物过量时可采取洗胃等治疗措施。对急性过敏症状,按常规给予抗组胺药、皮质激素、肾上腺素或其他加压胺、吸氧及保持气道畅通(包括气管插管)。对假膜性肠炎(中至重度)患者,应补充液体、电解质和蛋白质,必要时可给予口服甲硝唑、杆菌肽、考来烯胺或万古霉素。有临床指征时可使用抗惊厥药。

6.用药前后及用药时应当检查或监测的项目　用药过程中应定期进行肾功能和血液检查。

氧氟沙星

【其他名称】

安福乐、安利、昂迪尔、奥复欣、奥卫特

【作用与用途】

为第三代喹诺酮类抗菌药,妇产科主要用于敏感菌所致感染及泌尿道、肠道等感染,也可用于支原体和衣原体感染。

【用法用量】

1.口服给药　①下呼吸道感染:1 次 300mg,1 日 2 次,疗程为 7～14 日。②急性单纯性下尿路感染:1 次 200mg,1 日 2 次,疗程 5～7 日。缓释片:1 次 400mg,一日 1 次,疗程根据患者的病情酌情使用,建议3～7 日。③复杂性尿路感染:1 次 200mg,1 日 2 次,疗程为 10～14 日。缓释片:1 次 400mg,一日 1 次,疗程为 10 日。④衣原体宫颈炎或尿道炎:1 次 300mg,一日 2 次,疗程为 7～14 日。⑤单纯性淋病:单次口服 400mg。

2.静脉滴注　常用量同口服。

3.阴道给药　将栓剂送入阴道深部,保留 5～10 分钟。每日早、晚各 1 次,一次 1 枚。

【药代动力学】

口服 200mg、300mg 和 400mg 后,1 小时左右达血药峰浓度,多次给药后约 3 日达稳态血药浓度。生物利用度为 95％～100％。蛋白结合率为 20％～25％。本药可通过胎盘屏障,也可经乳汁分泌。消除半衰期为 4.7～7 小时。

【禁忌证】

对氟喹诺酮类药物过敏者;孕妇;18 岁以下患者。

【安全用药监护】

1.不良反应　见左氧氟沙星。

2.主要相互作用

(1)与丙磺舒合用,可因本药血药浓度升高而产生毒性。

(2)与茶碱类药物合用,可出现茶碱中毒症状。

(3)与咖啡因合用,可产生中枢神经系统毒性。

(4)与降压药、巴比妥类麻醉药合用,可引起血压突然下降。

(5)与苯酮酸类药物、丙酸类解热镇痛药合用,偶有引起痉挛的报道。

3.过敏监护、毒性监护

(1)交叉过敏:本药与其他喹诺酮类药之间可能存在交叉过敏。

(2)喹诺酮类药物可增加肌腱炎和肌腱断裂的风险,60 岁以上老人、使用类固醇药物及肾、心脏、肺移植的患者,其风险进一步增加。

4.特殊人群用药的监护

(1)老年人:减量给药。

(2)儿童:可致儿童关节病变。18 岁以下患者不宜使用。

(3)孕妇:禁用。FDA 安全性分级为 C 级。

(4)哺乳期妇女:本药可分泌入乳汁,全身用药时,应暂停哺乳。

(5)慎用:患中枢神经系统疾病者、脑动脉硬化者;严重肾功能不全者;严重肝功能减退者。

(6)肾功能不全:血清肌酐清除率为 10～50ml/min,按常规剂量每日给药 1 次;血清肌酐清除率<10ml/min,按常规剂量的 50%,每日给药 1 次。

(7)肝功能不全:重度肝功能不全时,每日最大剂量不得超过 400mg。

5.药品过量处置 对于急性药物过量的患者,应密切观察并给予支持疗法,并持续补液,血液透析或腹膜透析只能清除少量本药(<10%)。

6.用药前后及用药时应当检查或监测的项目 大肠埃希菌对氟喹诺酮类药物耐药者多见,应在用药前留取尿培养标本,参考细菌药敏试验结果调整用药。

四、盆腔炎性疾病及其用药

(一)病因与临床表现

【病因】

盆腔炎性疾病指女性上生殖道及其周围组织的一组感染性疾病。主要包括子宫内膜炎、输卵管炎、输卵管卵巢脓肿、盆腔腹膜炎,最常见的是输卵管炎。严重者可发展为弥漫性腹膜炎、败血症、感染性休克,甚至危及生命。

病原体有外源性及内源性两种,外源性主要为性传播疾病的病原体,常见的有淋病奈瑟菌、沙眼衣原体,主要沿生殖道黏膜上行蔓延致盆腔炎;内源性病原体包括需氧菌及厌氧菌,临床以混合感染多见,经淋巴系统蔓延,是产褥感染、流产后、宫腔内手术操作后感染的主要途径;结核杆菌感染以血循环传播为主要途径;阑尾炎可直接蔓延引起右侧输卵管炎。

【临床表现】

可因炎症轻重及范围大小而有不同的临床表现。常见症状为下腹痛、发热、阴道分泌物增多。腹痛为持续性,活动或性交后加重。严重者形成腹膜炎、盆腔脓肿时则出现寒战、高热、恶心、呕吐、腹胀、腹泻等。妇科检查时可见阴道分泌物增多,尤其是自宫颈管处流出脓性分泌物,穹窿触痛,子宫、附件压痛,可触及不活动、压痛的包块等。

【诊断标准】

妇科检查时有宫颈举痛或子宫压痛或附件区压痛症状,即可诊断。根据上述症状、体征可判断轻重及范围。阴道分泌物可查致病菌;子宫内膜活检证实子宫内膜炎,阴道超声或磁共振成像显示输卵管增粗、积液,盆腔积液、输卵管卵巢囊肿等。

【一般治疗】

主要为抗生素药物治疗,以支持疗法、理疗、中药治疗为辅,必要时手术治疗。抗生素的治疗原则为经验性、广谱、及时及个体化,药敏试验更确切。48 小时之内确诊及时用药将明显降低后遗症。

【预后】

若未得到及时正确的治疗,可能会发生一系列后遗症。如输卵管增粗、粘连、阻塞,输卵管积脓、积水,输卵管卵巢囊肿,盆腔结缔组织增厚等,导致不孕、异位妊娠、慢性盆腔痛、反复发作。

(二)药物治疗要点

(1)头孢菌素类药物:如头孢西丁钠、头孢呋辛钠、头孢噻肟钠、头孢曲松钠等与克林霉素或甲硝唑联合方案。

(2)克林霉素与庆大霉素联合方案。

(3)氧氟沙星或左氧氟沙星与甲硝唑联合方案。

(三)常用药物

头孢西丁钠

【其他名称】

美福仙、头孢甲氧霉素、头孢甲氧噻吩、头霉噻吩、先锋美吩

【作用与用途】

为头霉素类抗生素。对革兰阴性杆菌产生的 β-内酰胺酶稳定,对大多数革兰阳性球菌和革兰阴性杆菌具有抗菌活性,对耐甲氧西林葡萄球菌、肠球菌属、铜绿假单胞菌及多数肠杆菌属无抗菌活性。妇产科用于治疗敏感菌所致的上下呼吸道、泌尿生殖系统、腹腔、盆腔等感染及败血症等。

【用法用量】

1.**静脉滴注** ①常用量:1 次 1～2g,每 6～8 小时 1 次。②单纯感染:每 6～8 小时 1g,1 日总量 3～4g。③中、重度感染:每 4 小时 1g 或每 6～8 小时 2g,1 日总量 6～8g。④严重感染:每 4 小时 2g 或每 6 小时 3g,1 日总量 12g。⑤预防术后感染:外科手术,术前 1～1.5 小时 2g,以后每 6 小时 1g,直至用药后 24 小时。

2.**静脉注射** 用量同静脉滴注。

3.**肌内注射** 轻度感染时每 6～8 小时 1g,1 日总量 3～4g。

【药代动力学】

健康成年人肌内注射 1g,30 分钟后达血药峰浓度,约为 24μg/ml。静脉注射 1g,5 分钟后血药浓度约为 110μg/ml,4 小时后血药浓度降至 1μg/ml。表观分布容积为 0.13L/kg。血清蛋白结合率约为 70%。肌内注射,半衰期为 41～59 分钟;静脉注射,半衰期约为 64.8 分钟。给药 24 小时后,80%～90% 药物以原型随尿液排泄,血液透析可清除 85% 的给药量。

【禁忌证】

对本药或其他头孢菌素类药物过敏者;有青霉素过敏性休克史者。

【安全用药监护】

1.不良反应

(1)过敏反应:可见皮疹、瘙痒、红斑、药物热等过敏反应症状。罕见过敏性休克。

(2)肝:少数患者用药后可出现肝功能异常。

(3)神经系统:偶有致头晕、眩晕的报道。

(4)胃肠道:可见恶心、呕吐、食欲减退、腹痛、腹泻、便秘等胃肠道症状。

(5)血液:少数患者用药后可出现血红蛋白降低,血小板、白细胞及中性粒细胞减少,嗜酸性粒细胞增多等。

(6)泌尿生殖系统:少数患者用药后可出现尿素氮、肌酐一过性升高。

(7)其他:长期大剂量使用本药可发生二重感染。还可能引起维生素 K、B 族维生素缺乏。

2.主要相互作用

(1)与丙磺舒合用可升高本药的血药浓度及延长半衰期。

(2)与氨基糖苷类药、强利尿药、抗肿瘤药合用,可增加肾毒性。

(3)与多数头孢菌素合用,可致抗菌疗效减弱。

(4)与阿米卡星、氨曲南、红霉素、非格司亭、庆大霉素、氢化可的松、卡那霉素、甲硝唑、新霉素、奈替米星、去甲肾上腺素等药物呈配伍禁忌。

3.过敏监护　注意交叉过敏。对一种头孢菌素类药过敏者对其他头孢菌素类药也可能过敏;对青霉素类、青霉素衍生物或青霉胺过敏者也可能对头孢菌素类药过敏。

4.特殊人群用药的监护

(1)老年人:不能排除老年个体具有较高的敏感性。

(2)儿童:3 个月以内婴儿不宜使用本药。

(3)孕妇:孕妇慎用。FDA 安全性分级为 B 级。

(4)哺乳期妇女:应权衡利弊后用药。

(5)肾功能不全时剂量:首次剂量为 1~2g,此后按其肌酐清除率(Ccr)制订给药方案。

(6)慎用:对青霉素过敏者;过敏体质者;肝、肾功能不全者;有胃肠道疾病史者,尤其是有结肠炎病史者。

5.药品过量处置

(1)对于急性过敏症状,可给予抗组胺药、皮质激素、肾上腺素或其他加压胺类药物,同时给予吸氧并保持气道通畅(包括气管插管)。

(2)对于中至重度抗生素相关性假膜性肠炎者,需要补充液体、电解质和蛋白;必要时还需要口服甲硝唑、地衣杆菌素、考来烯胺或万古霉素;但对于严重的水样腹泻,不宜使用能减少肠蠕动的止泻药。

(3)有神经系统症状时可使用抗惊厥药。

(4)必要时也可采用血液透析清除血液中药物。

头孢呋辛钠

【其他名称】

安可欣、明可欣、奥-先、澳舒、特力欣

【作用与用途】

第二代头孢菌素类。对革兰阳性菌的作用则与第一代头孢菌素相近或稍弱,对金黄色葡萄球菌的抗菌作用较头孢唑林差,耐甲氧西林葡萄球菌属无效。铜绿假单胞菌、难辨梭菌,弯曲杆菌属和脆弱类杆菌耐药。妇产科用于泌尿系、下呼吸道等敏感菌感染及败血症患者。

【用法用量】

1.口服给药　①轻至中度感染:每次 250mg,每日 2 次。②重症感染:每次可增加至 500mg,每日 2 次。疗程一般为 7 日。③单纯性尿路感染:每次 125mg;每日 2 次。④单纯性淋病:每次 1.0g,每日 2 次。

2.肌内注射　①轻至中度感染:每次 750～1500mg,一日 3 次。②严重感染:可按每次 1500mg,1 日 4 次。③脑膜炎:每日剂量不宜超过 9g。

3.静脉给药　同肌内注射。

【药代动力学】

餐后口服 250mg 和 500mg,达峰时间分别为 2.5 小时和 3 小时。蛋白结合率约为 50%。消除半衰期为 1.2～1.6 小时。肌内注射 0.75g,达峰时间平均为 45 分钟;静脉注射 0.75g 和 1.5g 后 15 分钟的血药浓度分别达约 50μg/ml 和 100μg/ml,并分别维持 5.3 小时和 8 小时或更长时间。静脉注射或肌内注射给药的半衰期约为 80 分钟,新生儿和肾功能不全者半衰期可延长。血液透析或腹膜透析可降低本药的血清浓度。

【禁忌证】

对本品及其他头孢菌素类药过敏者、有青霉素过敏性休克史者禁用。

【安全用药监护】

1.不良反应

(1)恶心、呕吐和腹泻等胃肠道反应多见。

(2)可见皮疹、发热等过敏反应,偶见过敏性休克症状。

(3)偶致肝、肾毒性(肝、肾功能异常),头痛,低血压,心动过速等症状。

2.主要相互作用

(1)与氨基糖苷类抗生素、呋塞米等强利尿药合用时可增加肾毒性。

(2)与丙磺舒合用,可延长头孢呋辛血浆半衰期,提高本品的血药浓度。

(3)与硫酸阿米卡星、庆大霉素、卡那霉素、新霉素、盐酸四环素、盐酸土霉素、乳糖酸红霉素、林可霉素、氯化钙、葡萄糖酸钙、抗组胺药、去甲肾上腺素、间羟胺等有配伍禁忌。

3.过敏监护

(1)交叉过敏:对一种头孢菌素或头霉素过敏者对其他头孢菌素或头霉素也可能过敏;对青霉素类、青霉素衍生物或青霉胺过敏者也可能对头孢菌素或头霉素过敏。

(2)有青霉素过敏史的患者,使用时须进行皮试,皮试阳性反应者不可使用。

4.特殊人群用药的监护

(1)肾功能不全时剂量:按患者的肌酐清除率制订给药方案。

(2)慎用:孕妇,哺乳期妇女,高度过敏性体质、年老、体弱患者、有胃肠道疾病病史者,特别是溃疡性结肠炎、局限性肠炎或抗生素相关性结肠炎者,严重肝、肾功能障碍者慎用。

5.用药过量处置　同头孢西丁钠。

6.用药前后及用药时应当检查或监测的项目　长期用药时应常规监测肝、肾功能和血象，特别是接受高剂量的重症患者。

头孢噻肟钠

【其他名称】

安得治、氨噻肟头孢、氨噻肟头孢菌素、氨噻肟头孢菌素钠、贝福隆

【作用与用途】

第三代注射用头孢菌素。有强大的抗阴性杆菌作用。妇产科用于革兰阴性杆菌所致的严重感染及敏感菌所致的急性子宫颈炎、急性盆腔炎、淋病、尿路感染、手术后预防感染及败血症等。

【用法用量】

1.肌内注射　①单纯性感染:推荐剂量为1g,每12小时1次。②中至重度感染:推荐剂量为1~2g,每8小时1次。③淋病:淋球菌性尿道炎/宫颈炎以及女性的直肠淋病时推荐单剂0.5g。④预防手术后感染:推荐在手术前30~90分钟给予单剂1g肌注。

2.静脉给药　①单纯性感染:同肌内注射。②中至重度感染:同肌内注射。③严重感染:推荐剂量为2g,每6~8小时1次。每日最高用量为12g。④播散性淋球菌感染:推荐剂量为1g,每8小时1次。⑤预防手术后感染:同肌内注射。

【药代动力学】

肌内注射0.5g或1g,0.5小时达血药峰浓度。5分钟内静脉注射1g或2g,即刻血药峰浓度分别为102mg/L和215mg/L。30分钟内静脉滴注1g后的即刻血药浓度为41mg/L。蛋白结合率为30%~50%。肌内注射和静脉注射的半衰期分别为0.92~1.35小时和0.84~1.25小时。肾功能不全者半衰期可延长为14.6小时,血液透析后可减至1.69小时;老年人的半衰期为2~2.5小时。血液透析能将约62.3%的药物自体内清除。

【禁忌证】

对本药或其他头孢菌素类药物过敏者;有青霉素过敏性休克或即刻反应史者。

【安全用药监护】

1.不良反应

(1)过敏反应:可见皮疹、荨麻疹、瘙痒、药物热等。

(2)胃肠道:可出现食欲缺乏、恶心、呕吐、腹泻等。

(3)肝:肝酶可增高。

(4)泌尿系统:一过性血尿素氮和肌酸酐增高。

(5)血液:可见凝血酶原时间延长。少见白细胞减少、血小板减少或嗜酸性粒细胞增多。

(6)神经:偶见静脉炎、头痛、麻木、呼吸困难和面部潮红。

(7)长期用药偶见念珠菌病、维生素K、B族维生素缺乏等。

2.药物相互作用

(1)与庆大霉素或妥布霉素合用,对铜绿假单胞菌有协同抗菌作用。

(2)与阿米卡星合用,对大肠埃希菌、肺炎克雷伯杆菌和铜绿假单胞菌有协同抗菌作用。

(3)与氨基糖苷类、其他头孢菌素或强利尿药同用,可能增加肾毒性。

(4)与丙磺舒同用,提高本药的血药浓度及延长血浆半衰期。

3.过敏监护

(1)交叉过敏:病人对一种头孢菌素或头霉素过敏者对其他头孢菌素或头霉素也可能过敏。病人对青霉素类、青霉素衍生物或青霉胺过敏者也可能对头孢菌素或头霉素过敏。

(2)有青霉素过敏史的患者,使用前须进行皮试。如遇过敏性休克反应,可按青霉素过敏性休克处理方法处理。

4.特殊人群用药的监护

(1)老年人:应根据肾功能适当减量。

(2)妊娠期妇女:应限用于有确切适应证的患者,权衡利弊后使用。

(3)哺乳期妇女:用药时宜暂停哺乳。

(4)肾功能不全者:严重肾功能减退患者应用本药时须根据肌酐清除率调整剂量。

(5)慎用:青霉素类药过敏者;严重肝、肾功能不全者;有慢性胃肠道疾病史者;特别是溃疡性结肠炎,克罗恩病或假膜性肠炎者;过敏体质者。

5.药品过量处理 同头孢西丁钠。

6.用药前后及用药时应当检查或监测的项目 长期用药时应定期检查肝、肾功能及血、尿常规;有显著肝、肾功能损害和(或)胆道梗阻患者用药时应进行血药浓度监测。

硫酸庆大霉素

【其他名称】

宝乐、迪康、艮他霉素、艮太霉素、杰力泰

【作用与用途】

适用于治疗敏感革兰阴性杆菌所致的严重感染,如败血症、下呼吸道感染、肠道感染、盆腔感染、腹腔感染、皮肤软组织感染、复杂性尿路感染等。治疗腹腔感染及盆腔感染时应与抗厌氧菌药物合用,临床上多采用庆大霉素与其他抗菌药联合应用。

【用法用量】

肌内注射或稀释后静脉滴注,1 次 80mg(8 万 U),或按体重 1 次 1~1.7mg/kg,每 8 小时 1 次;或 1 次 5mg/kg,每 24 小时 1 次。疗程为 7~14 日。

【药代动力学】

0.5~1 小时达到血药峰浓度(C_{max})。血药消除半衰期($t_{1/2}\beta$)为 2~3 小时,肾功能减退者可显著延长。其蛋白结合率低。在体内不 50%,以原型经肾小球滤过随尿排出,给药后 24 小时内排出给药量的 50%~93%。血液透析与腹膜透析可从血液中清除相当药量,使半衰期显著缩短。

【禁忌证】

对本品或其他氨基糖苷类过敏者禁用。

【安全用药监护】

1.不良反应

(1)用药过程中可能引起听力减退、耳鸣或耳部饱满感等耳毒性反应,影响前庭功能时可发生步履不稳、眩晕。也可能发生血尿、排尿次数显著减少或尿量减少、食欲缺乏、极度口渴等肾毒性反应。发生率较低者有因神经肌肉阻滞或肾毒性引起的呼吸困难、嗜睡、软弱无力等。偶有皮疹、恶心、呕吐、肝功能减退、白细胞减少、粒细胞减少、贫血、低血压等。

(2)少数患者停药后可发生听力减退、耳鸣或耳部饱满感等耳毒性症状,应引起注意。

(3)全身给药合并鞘内注射可能引起腿部抽搐、皮疹、发热和全身痉挛等。

2.主要相互作用

(1)与青霉素联用可能对粪球菌及其变种,如屎球菌、坚忍球菌具有协同抗菌作用。

(2)与足量羧苄西林联用对铜绿假单胞菌的某些敏感菌株具有协同抗菌作用。

(3)与其他氨基糖苷类合用或先后连续局部或全身应用,可能增加其产生耳毒性、肾毒性及神经肌肉阻滞作用的可能性。

(4)与碳酸氢钠、氨茶碱等碱性药联用,可增强抗菌作用,但同时也可能加重毒性反应。

(5)与卷曲霉素、顺铂、依他尼酸、呋塞米或万古霉素等合用,或先后连续局部或全身应用,可能增加耳毒性与肾毒性。

(6)与两性霉素 B、头孢噻吩、头孢唑林、右旋糖酐同用可加重肾毒性。

(7)与多黏菌素类注射剂合用或先后连续局部或全身应用,可增加肾毒性和神经肌肉阻滞作用。

(8)与神经肌肉阻滞剂或具有此作用的药物合用,可加重神经肌肉阻滞作用,导致肌肉软弱、呼吸抑制等症状。

3.基因检测、过敏监护、毒性监护

(1)氨基糖苷类抗生素的耳毒性可能与线粒体 12SrRNA 基因变异有关。携带有线粒体基因 1555A＞G 突变(最频发的突变)的个体对氨基糖苷类抗生素高度敏感。应用单次剂量即可导致携带此突变个体的重度听力损失,且不可逆转,并由母系成员向其后代传递。此外,在致聋方面还可以自发起作用,患者在没有使用氨基糖苷类抗生素的情况下也会致聋,早期筛查可以指导早期干预,以达到预防和降低药物性耳聋发生的目的。

(2)交叉过敏:对一种氨基糖苷类过敏的患者可能对其他氨基糖苷类药物也过敏。

(3)肾功能损害或肾功能正常的长期、大剂量用药者可发生神经毒性和肾毒性。

(4)用药期间需监测:肾功能、第 8 对脑神经功能、血药浓度、尿液、血尿素氮、血清肌酸酐、肌酐清除率、系列听力图,一旦出现毒性应调整剂量,或进行血液透析以降低血药浓度。

4.特殊人群用药的监护

(1)老年人:应采用较小治疗量。老年患者应用本品后较易产生各种毒性反应,应尽可能在疗程中监测血药浓度。

(2)儿童:在儿科中应慎用,尤其早产儿及新生儿。

(3)孕妇:有引起胎儿听力损害的可能,用前应充分权衡利弊。FDA 安全性分级为 D 级。

(4)哺乳期妇女:宜暂停哺乳。

(5)慎用:脱水患者;第 8 对脑神经损害患者;重症肌无力或帕金森病患者;肾功能损害患者;接受肌肉松弛药治疗的患者。

(6)肾功能不全者:肌酐清除率为 10～50ml/min 时,每 12 小时 1 次,一次为正常剂量的

30%～70%；肌酐清除率低于 10ml/min 时，每 24～48 小时给予正常剂量的 20%～30%。也可根据患者肌酐清除率调整用量。

5.药品过量处置 本品无特异性拮抗药，过量或引起毒性反应时，主要用对症疗法和支持疗法，同时补充大量水分。血液透析或腹膜透析有助于从血中清除庆大霉素。

6.用药前后及用药时应当检查或监测的项目 听力或听电图检查；尿常规和肾功能测定；血药浓度监测，不能测定血药浓度时，应根据测得的肌酐清除率调整剂量。

第二节 妇科肿瘤用药

一、宫颈癌及其用药

（一）病因与临床表现

【病因】

高危型人乳头状病毒（HPV）持续性感染时引起宫颈癌的基本因素，其他高危因素还与性生活紊乱、过早性生活、早年分娩、密产、多产、经济条件低下、种族和地理环境有关。另外，高危男子与宫颈癌发病相关，凡配偶有阴茎癌、前列腺癌或其前妻患宫颈癌均为高危男子。吸烟可使机体免疫力下降，有促癌可能。40 岁以后好发，发病率随年龄增长而显著上升。有}85% 为鳞状上皮细胞癌，腺癌仅占 15%～20%。

【临床表现】

①阴道出血：早期表现为接触性出血，以后则断续有不规则出血。晚期癌肿侵蚀大血管可引起大量出血。一般外生型癌出血较早，内生型癌出血较晚。②阴道分泌物增多：初期可能为浆液、黏液性白带。晚期，癌组织坏死，继发感染，白带变混浊，呈米汤样或脓样，带血，具有恶臭。③疼痛为晚期症状：癌肿浸润宫旁组织，累及盆腔、闭孔神经、骶神经时，可引起严重的持续性腰骶部及坐骨神经痛。盆腔病变广泛，静脉和淋巴回流受阻碍，可致下肢肿胀和疼痛。④妇科检查：早期可无明显病灶或为轻度宫颈糜烂，随病情发展出现不同体征，外生型者宫颈可见息肉状、菜花状赘生物，常伴感染，质脆易出血；内生型表现为宫颈肥大、质硬、颈管膨大；晚期癌组织坏死脱落形成溃疡或空洞伴恶臭。三合诊检查可扪及宫旁组织增厚、结节状、质硬或形成冰冻骨盆。

【诊断标准】

根据病史及临床表现，通过"三阶梯"（脱落细胞学—阴道镜—组织病理）诊断程序，或对宫颈肿物直接进行活检即可明确诊断。

【宫颈癌分期】

采用 2009 年国际妇产科联盟（FIGO）的临床分期标准。

宫颈癌的 FIGO 临床分期（2009 年）

Ⅰ期 癌灶局限于子宫颈（包括累及宫体）

I_A   肉眼未见病灶,仅在显微镜下可见浸润癌

Ⅰ_{A1}   间质浸润深度≤3mm,宽度≤7mm

Ⅰ_{A2}   间质浸润深度>3~5mm,水平扩散≤7mm

Ⅰ_B   肉眼可见癌灶局限于宫颈,或显微镜下可见病变>Ⅰ_{A2}

Ⅰ_{B1}   肉眼可见癌灶最大直径≤4cm

Ⅰ_{B2}   肉眼可见癌灶最大直径>4cm

Ⅱ期   癌灶已超出宫颈,但未达盆壁。癌累及阴道,但未达阴道下 1/3

Ⅱ_A   无宫旁浸润

Ⅱ_{A1}   肉眼可见病灶最大径线≤4cm

Ⅱ_{A2}   肉眼可见病灶最大径线>4cm

Ⅱ_B   有宫旁浸润

Ⅲ期   癌肿扩散至盆壁和(或)累及阴道下 1/3,导致肾盂积水或无能肾

Ⅲ_A   癌累及阴道下 1/3,但未达盆壁

Ⅲ_B   癌已达盆壁,或有肾盂积水或肾无功能者

Ⅳ_A期   癌播散超出真骨盆或癌浸润膀胱黏膜或直肠黏膜

Ⅳ_B期   远处转移

【预后】

与肿瘤临床期别、病理类型及治疗方法密切相关。早期时手术与放疗效果相近;淋巴结无转移者,预后好;晚期病例死亡原因主要有尿毒症、出血、感染、恶病质等。

【治疗原则】

①手术治疗:适用于Ⅰ_A~Ⅱ_A期,无严重内、外科并发症,无手术禁忌证,并需要根据全身情况能耐受手术者。Ⅰ_{A1}:全子宫切除术;要求保留生育功能行宫颈锥切术;Ⅰ_{A2}~Ⅱ_A期:根治性子宫切除术及盆腔淋巴结清扫术,年轻患者卵巢正常者应予保留;术中冰冻切片检查髂总淋巴结有转移者行主动脉旁淋巴清扫或取样。②放射治疗:适用于Ⅱ_B期晚期、Ⅲ期、Ⅳ期患者,无法手术的患者。③手术及放疗联合治疗:病灶大先放疗,缩小病灶后手术。

(二)药物治疗要点

主要用于宫颈癌灶>4cm 的手术前化疗;与放疗同步化疗;不能耐受放疗的晚期或复发转移的患者姑息治疗。

常用药物有顺铂、卡铂、紫杉醇、吉西他滨等;常用联合化疗方案有顺铂+紫杉醇、卡铂+紫杉醇、博来霉素+异环磷酰胺+顺铂等;用药途径有静脉或动脉灌注化疗。

(三)常用药物

卡铂

【其他名称】

碳铂、卡波铂、铂尔定、伯尔定、顺羧酸铂

【作用与用途】

本品为周期非特异性抗癌药,破坏 DNA 抑制肿瘤的生长。主要用于卵巢癌、小细胞肺癌、非小细胞肺癌、头颈部鳞癌、食管癌、精原细胞瘤、膀胱癌、间皮瘤的治疗。

【用法用量】

静脉滴注：1 次 200～400mg/m²，每 3～4 周 1 次，2～4 次为 1 个疗程。也可 1 次 50mg/m²，一日 1 次，连用 5 日，间隔 4 周重复。

【药代动力学】

本品口服无效，在体内与血浆蛋白结合较少，呈二室开放模型，主要经肾排泄。在人血浆中半衰期较长，$t_{1/2}$ 为 29 小时。

【禁忌证】

有明显骨髓抑制和肝肾功能不全者；对顺铂或其他含铂化合物过敏者；对甘露醇过敏者。

【安全用药监护】

1.不良反应

(1)骨髓抑制为剂量限制毒性，有蓄积作用。

(2)过敏反应(皮疹或瘙痒，偶见喘咳)，发生于用药后几分钟之内。

(3)指或趾麻木或麻刺感；高频率的听觉丧失。

(4)恶心及呕吐、便秘或腹泻、食欲缺乏、脱发及头晕。

2.药物相互作用

(1)尽量避免与可能损害肾功能的药物，如氨基糖苷类抗生素同时使用。

(2)与其他抗癌药联合应用时，应注意适当降低剂量。

3.特殊人群用药的监护

(1)老年人：慎用。

(2)孕妇：禁用。

(3)哺乳期妇女：停止哺乳，或哺乳时中断治疗。

(4)慎用：水痘及带状疱疹患者或其他感染者；肾功能不全者。

4.用药前后及用药时应当检查或监测的项目　用药期间应随访检查听力、神经功能；应每周检查血象及肝肾功能测定；65 岁以上的患者最好定期做神经系统检查。

紫杉醇

【其他名称】

安素泰、力扑素、泰素、天地泰、紫素

【作用与用途】

本品是新型抗微管药物。用于卵巢癌和乳腺癌及 NSCLC 的一线和二线治疗；也可用于头颈癌、食管癌、精原细胞瘤、复发非霍奇金金淋巴瘤的治疗。

【用法用量】

单药剂量为 135～200mg/m²，在 G⁻CSF 支持下，剂量可达 250mg/m²。联合用药剂量为 135～175mg/m²，3～4 周重复使用。

【药代动力学】

在肝代谢，随胆汁进入肠道，经粪便排出体外(＞90%)。经肾清除只占总清除的 1%～8%。

【禁忌证】

对本品或其他用聚氧乙烯蓖麻油配制的药物过敏者;白细胞低于 $1.5 \times 10^9/L$ 严重骨髓抑制者;孕妇和哺乳期妇女。

【安全用药监护】

1.不良反应

(1)过敏反应:发生率为 39%,严重过敏反应发生率为 2%。多数为Ⅰ型变态反应,表现为支气管痉挛性呼吸困难,荨麻疹和低血压。

(2)骨髓抑制:为主要剂量限制性毒性,表现为中性粒细胞减少,血小板降低少见。

(3)神经毒性:周围神经病变发生率为 62%,最常见的表现为轻度麻木和感觉异常,严重的神经毒性发生率为 6%。

(4)心血管毒性:可有低血压和无症状的短时间心动过缓。

(5)胃肠道反应:恶心,呕吐,腹泻和黏膜炎。

(6)肝毒性:为 ALT、AST 和 AKP 升高。

(7)脱发:发生率为 80%。

2.主要相互作用

(1)顺铂可使本药的清除率降低约 1/3,若使用顺铂后再给本药,产生更为严重的骨髓抑制。

(2)与多柔比星合用,可降低多柔比星的清除率,加重中性粒细胞减少和口腔炎。

(3)与表柔比星合用,可加重本药毒性。

(4)酮康唑可抑制本药的代谢。

3.过敏监护

(1)为预防有可能发生的过敏反应,紫杉醇治疗前应用地塞米松、苯海拉明和 H_2 受体拮抗药进行预处理。发生严重过敏反应的患者不得再次用药。

(2)本品滴注开始 1 小时内,每 15 分钟测血压、心率和呼吸 1 次,注意过敏反应。给药期间应注意有无过敏反应及生命特征的变化。

4.特殊人群用药的监护

(1)孕妇:禁用。

(2)哺乳妇女:禁用。

(3)慎用:有心脏传导功能异常者;低血压或心动过缓者;有周围神经病变者。

5.用药前后及用药时应当检查或监测的项目　用药期间应定期检查白细胞及血小板计数、肝肾功能、心电图等。

盐酸吉西他滨

【其他名称】

健择、泽菲、吉西他滨、誉捷

【作用与用途】

可用于治疗局部晚期或已转移的非小细胞肺癌,局部晚期或已转移的胰腺癌,近期资料说明本品可用于子宫颈癌、卵巢癌、乳腺癌等实体瘤的姑息性治疗。

【用法用量】

1000mg/m² 静脉滴注 30 分钟,每周 1 次,连续 3 周,随后休息 1 周,每 4 周重复 1 次。依据病人的毒性反应相应减少剂量。

【药代动力学】

静脉给药,分布快而广。$t_{1/2}$ 为 0.5～1.5 小时,几乎不与血浆蛋白结合。尿中排泄,5～11 小时清除完毕,每周用药 1 次,无蓄积。

【禁忌证】

对本药过敏者;孕妇及哺乳期妇女。

【安全用药监护】

1.不良反应

(1)骨髓抑制:贫血、白细胞降低、血小板减少。

(2)胃肠道反应:恶心、呕吐常见,但多不严重,且易被抗呕吐药物控制。

(3)肝损害:常见肝功能异常,但通常较轻,非进行性损害,一般不需停药。

(4)泌尿系统毒性:常见轻度蛋白尿及血尿,若有微血管病性溶血性贫血的表现,应立即停药,肾功能仍不好转则应给予透析治疗。

(5)过敏反应:皮疹常见但多不严重,常伴瘙痒。滴注过程中可发生支气管痉挛。

2.主要相互作用 与华法林合用,可引起患者国际标准比率(INR)增加。

3.毒性监护 滴注药物时间延长和增加用药频率可增加药物的毒性。

4.特殊人群用药的监护

(1)儿童:不推荐 18 岁以下的儿童使用。

(2)孕妇:避免使用。

(3)哺乳期妇女:避免使用。

(4)慎用:肝、肾功能不全者;骨髓抑制者;有心血管疾病史者。

5.用药前后及用药时应当检查或监测的项目 每次使用吉西他滨前,必须对患者进行血液学检查,包括白细胞分类和血小板计数;应定期检查肝、肾功能。

异环磷酰胺

【其他名称】

和乐生、匹服平、异磷酰胺、宜佛斯酰胺

【作用与用途】

属细胞周期非特异性药物。适用于睾丸癌、卵巢癌、乳腺癌、肉瘤、恶性淋巴瘤和肺癌等。

【用法用量】

用灭菌注射用水溶解再用 0.9％氯化钠注射液 500～1000ml 进一步稀释后缓慢静脉滴注,持续至少 30 分钟以上。①单药治疗:静脉注射按体表面积每次 1.2～2.5g/m²,连续 5 日为 1 个疗程。②联合用药:静脉注射按体表面积每次 1.2～2.0g/m²,连续 5 日为 1 个疗程。下 1 个疗程应间隔 3～4 周或在血液毒性恢复后(血小板 $10×10^9$/L,白细胞 $3×10^9$/L)再给药。最大剂量为 18g/m²。

【药代动力学】

进入体内后被广泛代谢,主要通过肝激活,产生活性代谢产物,仅少量通过血-脑屏障,脑脊液中药物浓度为血药浓度的 20％。高剂量时存在代谢饱和现象。蛋白结合率不足 20％。

【禁忌证】

严重骨髓抑制患者;对本品过敏者;双侧输尿管阻塞者;妊娠及哺乳期妇女。

【安全用药监护】

1.不良反应

(1)泌尿系统:常并发泌尿系统的毒副作用,特别是出血性膀胱炎,建议给予本药前要做尿常规分析。

(2)造血系统:异环磷酰胺与其他化疗药合用,常出现严重的骨髓抑制,因此建议密切监测血液学的指标。

(3)中枢神经系统:嗜睡、精神错乱、幻觉,有些情况下出现昏迷。发生这些症状时停止用药。这些症状是可逆的,可采取对症的支持疗法直至完全消失。

2.主要相互作用

(1)同时使用顺铂,可增加患者的骨髓抑制、神经毒性和肾毒性。

(2)同时使用抗凝血药物,可能导致出血危险。

(3)同时使用降血糖药,可增强降血糖作用。

(4)与其他细胞毒药物联合应用时,应酌情减量。

3.毒性监护　为预防膀胱毒性,应大量摄入水,每日经口服或静脉内输入 2000ml 液体。同时使用预防出血性膀胱炎保护药,如美司钠。通常美司钠用量为异环磷酰胺每日总量的 20％。

4.特殊人群用药的监护

(1)儿童:儿童长期用药可引起范科尼综合征。

(2)孕妇:禁用。

(3)哺乳期妇女:禁用。

(4)慎用:肝肾功能受损者;骨髓功能受损者,如白细胞减少,粒细胞减少;广泛的骨髓癌转移;先做了放射治疗,或以前用了其他细胞毒药物治疗的;低蛋白血症;育龄期妇女。

5.用药前后及用药时应当检查或监测的项目　用药期间应检查血常规、尿常规及肝、肾功能。

二、子宫肌瘤及其用药

(一)病因与临床表现

【病因】

确切病因尚不清楚,雌、孕激素增高,特别是子宫雌激素受体增加是发病的重要因素之一,遗传学研究提示 25％～50％存在细胞遗传学的异常,分子生物学研究提示肌瘤是由单克隆或不同克隆细胞形成。多见于 30～50 岁,根据肌瘤所在子宫体肌壁的部位不同分为壁间、浆膜下、黏膜下及阔韧带内肌瘤。临床症状取决于肌瘤生长的部位。子宫肌瘤是导致子宫切除的主要原因之一。

【临床表现】

①小肌瘤及浆膜下肌瘤多无症状,常于妇科检查时发现。②常见症状有月经过多、经期延长、周期缩短,白带增多,如为黏膜下肌瘤,常表现为不规则阴道出血。③下腹包块。④肌瘤增大压迫膀胱或直肠产生压迫症状,或浆膜下肌瘤蒂扭转、黏膜下肌瘤刺激子宫收缩或子宫肌瘤变性产生疼痛。⑤妇科检查发现子宫均匀增大或外形不规则,呈单个或多个结节状突出,表面光滑、质硬,突出至阴道的黏膜下肌瘤呈圆形、肉红色或暗红色肿物,表面可有坏死、破溃、出血。

【诊断标准】

根据病史及查体,诊断并不难,B超可协助明确诊断。但此病需与以下疾病鉴别:妊娠子宫、卵巢肿瘤、子宫恶性肿瘤、子宫肌腺瘤、子宫肥大症。

【预后】

子宫肌瘤本身属于良性肿瘤,均可治愈,但要注意其变性,即玻璃样变、囊性变、红色样变、肉瘤样变。绝经后肌瘤增长较快要警惕恶变。

【治疗原则】

根据患者年龄、生育要求、肌瘤大小、有无症状及肌瘤增长的速度等决定治疗方案。

1.随访观察　肌瘤不大、无症状者,可定期复查,尤其近绝经期患者,肌瘤多于绝经后萎缩。

2.手术治疗　适用于子宫＞10周;月经过多继发贫血;有膀胱、直肠压迫症状或肌瘤生长较快;非手术治疗失败;不孕或反复流产排除其他原因。手术可经阴道、经腹部或宫腔镜及腹腔镜下手术。

(1)肌瘤剥除术:适用于35岁以下、未婚或未生育或需要保留生育功能的患者;

(2)子宫切除术:症状明显,不要求保留生育功能,或疑有恶变。术中应仔细检查子宫肌瘤标本(剖开检查),如有可疑,应送冷冻切片,依具体情况决定是否保留双侧附件。术前宫颈细胞学排除宫颈恶性疾病。

(二)药物治疗要点

用于肌瘤较小、症状轻,近绝经期或全身情况不能耐受手术者。①甲基睾素5mg,舌下含服,每日2次;丙酸睾酮25mg/d,肌内注射,每周2次。以上两药一般应用3~6个月为1个疗程,每月总量不超过300mg。②米非司酮12.5mg,每日1次口服。③促性腺激素释放激素类似物,每月皮下1次肌内注射,或术前辅助治疗3~6个月。

(三)常用药物

甲睾酮

【其他名称】

甲基睾丸酮、甲基睾酮、甲基-17β-羟基-雄甾-4-烯-3-酮

【作用与用途】

雄性激素类药物。临床用于男性性腺功能减退症、无睾症及隐睾征;妇科疾病,如月经过

多、子宫肌瘤、子宫内膜异位症、老年骨质疏松及小儿再生障碍性贫血。

【用法用量】

口服通常1次10mg,每日2次,舌下含用1次5mg,每日2次。月经过多或子宫肌瘤:每次舌下含服5~10mg,每日2次,每月剂量不可超过300mg。子宫内膜异位症:每次舌下含服5~10mg,每日2次,连用3~6个月。

【药代动力学】

经胃肠道及口腔黏膜吸收较完全,$t_{1/2}$为2.5~3.5小时。口服经肝代谢失活,以舌下含服为宜,剂量可减半。舌下含用的疗效比口服高2倍。

【禁忌证】

对本药过敏者;肝、肾功能不全者;前列腺增生、前列腺癌患者;孕妇及哺乳期妇女。

【安全用药监护】

1.不良反应

(1)长期大剂量应用易致胆汁淤积性肝炎,出现黄疸和肝功能障碍。

(2)舌下给药可致口腔炎,表现为疼痛、流涎等症状。

(3)可引起女性男性化、水肿、肝损害、头晕、痤疮。

2.主要相互作用

(1)与肾上腺皮质激素,尤其是盐皮质激素合用时,可增加水肿的危险性。

(2)与合用促肾上腺皮质激素或糖皮质激素合用,可加速痤疮的产生。

(3)与双香豆素类或茚满二酮衍生物合用时要减少用量。

(4)与口服降糖药和胰岛素合用时,密切注意低血糖的发生,必要时应调整降糖药物和胰岛素用量。

(5)与环孢霉素A合用时,增加肾毒性。

3.过敏监护、毒性监护

(1)有过敏反应者应停药。

(2)本药可减少甲状腺结合球蛋白,使甲状腺激素作用增强。

4.特殊人群用药的监护

(1)老年人:应用本药能增加患前列腺增生及前列腺癌的危险。

(2)儿童:长期应用,可严重影响生长发育。

(3)孕妇:禁用。

(4)哺乳期妇女:禁用。

(5)慎用:心功能不全者;高血压患者。

5.用药前后及用药时应当检查或监测的项目　女性用药需监测其可能出现的男性化征象;用药期间应定期检查肝功能。

丙酸睾酮

【其他名称】

丙酸睾丸素、丙睾、睾酮丙酸酯

【作用与用途】

雄激素类药,用于原发性或继发性男性性功能减低;男性青春期发育迟缓;绝经后女性晚期乳腺癌姑息性治疗。

【用法用量】

深部肌内注射。功能性子宫出血:配合黄体酮使用每次 25～50mg,每日 1 次,共 3～4 次。月经过多或子宫肌瘤:一次 25～50mg,一周 2 次。

【药代动力学】

本品 98％与血浆蛋白结合,大部分在肝内代谢转化成活性较弱的雄酮及无活性的 5β-雄酮,并与葡萄糖醛酸或硫酸结合,由尿排出。

【禁忌证】

有过敏反应者;肝、肾功能不全者;孕妇及前列腺癌患者;男性乳房疾病患者。

【安全用药监护】

1.不良反应

(1)注射部位可出现疼痛、硬结、感染及荨麻疹、皮疹。

(2)大剂量可致女性男性化,男性睾丸萎缩,精子减少。

(3)水肿、黄疸、肝功能异常。

2.主要相互作用

(1)与口服抗凝血药合用,可增强口服抗凝血药的作用,甚至可引起出血。

(2)与胰岛素合用,对蛋白同化有协同作用。

3.特殊人群用药的监护

(1)老年人:慎用。

(2)儿童:慎用。

(3)孕妇:禁用。

(4)哺乳期妇女:禁用。

(5)慎用:心脏病患者。

4.用药前后及用药时应当检查或监测的项目　定期检查前列腺、血清睾酮水平;定期检查肝功能;青春期前儿童应用时,应每隔 6 个月测 1 次骨龄。

米非司酮

【其他名称】

含珠停、息百虑、息隐碧韵、弗乃尔、米那司酮

【作用与用途】

为受体水平抗孕激素药,具有终止早孕、抗着床、诱导月经及促进宫颈成熟等作用,与孕酮竞争受体而达到拮抗孕酮的作用。

【用法用量】

停经≤49 日的健康早孕妇女,空腹或进食 2 小时后,口服 25～50mg 米非司酮片一日 2 次,连服 2～3 日,总量 150mg,每次服药后禁食 2 小时,第 3～4 日清晨于阴道后穹窿放置卡前列甲酯栓 1 枚(1mg),或使用其他同类前列腺素药物。卧床休息 1～2 小时,门诊观察 6 小时。

注意用药后出血情况,有无妊娠产物和副反应。

【药代动力学】

本品口服生物利用度70%。血浆蛋白结合率98%,经1.5小时血浓度达峰值,作用维持12小时,消除$t_{1/2}$为18小时。

【禁忌证】

对本品过敏者;心、肝、肾疾病患者及肾上腺皮质功能不全者;有使用前列腺素类药物者;带宫内节育器妊娠和怀疑宫外孕者;凝血功能障碍或进行抗凝血治疗者;遗传性卟啉病患者;未确诊的附件包块患者;孕妇或可能怀孕的妇女及哺乳期妇女。

【安全用药监护】

1.不良反应

(1)心血管系统:可引起低血压、心动过速和呼吸急促。

(2)内分泌系统:表现为恶心、极度虚弱、不适、肌痛、关节痛、头痛。

(3)泌尿生殖系统:大量阴道出血和子宫收缩痛,某些患者可能需即时输血和行刮宫术。

(4)过敏反应:可出现荨麻疹和瘙痒等过敏反应。

2.主要相互作用

(1)与酮康唑、伊曲康唑、红霉素等合用可减弱肝药酶活性,升高本药的血药水平。

(2)与利福平、肾上腺皮质激素、某些抗惊厥药合用可诱导肝药酶活性,降低本药血药浓度。

3.毒性监护

(1)本药可致罕见但严重甚至致命的感染和出血,长期大量出血可能是不全流产或其他并发症的症状。

(2)用本品和前列腺素序惯用药抗早孕时,少数妇女发生不全流产,能引起大量出血。

4.特殊人群用药的监护

(1)孕妇:禁用(用于终止妊娠或预防意外妊娠除外)。

(2)哺乳期妇女:禁用。

(3)慎用:严重贫血者;胰岛素依赖型糖尿病患者;大量吸烟者或每日吸烟超过10支的35岁以上妇女。

5.用药前后及用药时应当检查或监测的项目　服药后8～15日应随访,确定流产效果,必要时可做B超或血绒毛膜促性腺激素(HCG)检查。

三、子宫内膜癌及其用药

(一)病因与临床表现

【病因】

病因不十分清楚,可能与下列因素有关,雌激素依赖型:长期持续的雌激素刺激,而无孕激素拮抗,使子宫内膜增生,甚至癌变。临床上多见于无排卵性功血、多囊卵巢综合征、颗粒细胞瘤、卵泡膜细胞瘤;绝经后长期的激素替代治疗及乳癌患者长期服用三苯氧胺。其他因素还有肥胖、高血压、糖尿病、不孕、不育或绝经延迟等。有家族倾向。非雌激素依赖型:发病与雌激素无明确关系,多见于老年体瘦的妇女。子宫内膜腺癌最常见。

【临床表现】

①阴道出血:主要表现为绝经后阴道出血,量一般不多,未绝经者可表现为月经增多、经期延长或月经紊乱。②阴道不正常排液:可为浆液性或血性分泌物。③下腹疼痛及其他症状:下腹疼痛可由宫腔积脓或积液引起,晚期则因癌肿压迫神经所致,晚期可致贫血、消瘦等。④妇检时早期可无异常,中晚期可有子宫体增大,合并宫腔积液时可有触痛,宫口可有癌组织脱出,触之易出血。癌灶侵犯周围组织时,子宫固定或在盆腔触及不规则肿物。

【诊断标准】

根据病史、查体及超声检查可做出初步诊断,分段诊刮,早期可在宫腔镜下子宫内膜活检,组织病理可明确诊断。此病需与绝经过渡期功血、老年性阴道炎、子宫内膜炎合并宫腔积脓、子宫黏膜下肌瘤或子宫内膜息肉伴感染、子宫颈管癌、子宫肉瘤及输卵管癌等鉴别。

【预后】

随着宫腔镜的应用,子宫内膜癌早期诊断率明显提高,早期干预,预后好。影响预后的因素主要有:癌瘤生物学恶性程度及病变范围,包括病理类型、组织学分级、肌层浸润深度、淋巴转移及子宫外病灶等;患者全身状况;治疗方案选择。雌激素依赖型,肿瘤分化好,预后好;非雌激素依赖型,肿瘤恶性度高,分化差,预后不良。

【子宫内膜癌的分期】

子宫内膜癌手术-病理分期(FIGO,2009 年)

Ⅰ期　癌灶局限于子宫体

Ⅰ$_A$　无或<1/2 肌层浸润

Ⅰ$_B$　≥1/2 肌层浸润

Ⅱ期　肿瘤累及宫颈间质,未超出子宫

Ⅲ期　癌肿局部扩散

Ⅲ$_A$　肿瘤累及子宫浆膜和(或)附件

Ⅲ$_B$　肿瘤累及阴道和(或)宫旁受累

Ⅲ$_C$　盆腔和(或)腹主动脉旁淋巴结转移

Ⅲ$_{C1}$　盆腔淋巴结转移

Ⅲ$_{C2}$　腹主动脉旁淋巴结转移

Ⅳ期　膀胱和(或)直肠转移,和(或)远处转移

Ⅳ$_A$　膀胱和(或)直肠转移

Ⅳ$_B$　远处转移,包括腹腔内转移和(或)腹股沟淋巴转移

【治疗原则】

1.手术治疗　Ⅰ期行筋膜外全子宫切除及双附件切除术,具备下列情况之一者行盆腔及腹主动脉旁淋巴结清扫或取样。

(1)可疑的腹主动脉旁及髂总淋巴结及增大的盆腔淋巴结。

(2)特殊类型,如乳头状浆液性腺癌、透明细胞癌、鳞状细胞癌、未分化癌等。

(3)子宫内膜样腺癌 G_3。

(4)肌层浸润≥1/2。

(5)癌灶累及宫腔面积超过 1/2 或有子宫峡部浸润。子宫内膜浆液性乳头状癌恶性高,早期淋巴转移及盆腹腔转移,其临床Ⅰ期与卵巢癌相同,除分期探查、切除子宫及双侧附件、清扫腹膜后淋巴结外,并应切除大网膜及阑尾。Ⅱ期应行全子宫或广泛子宫切除及双侧附件切除术,同时行盆腔及腹主动脉旁淋巴结切除。Ⅲ和Ⅳ期的行肿瘤减灭术。

2.放射治疗　多用于术前或术后放疗,是治疗子宫内膜癌有效方法之一。放疗结束后 1～2 周进行手术。

(二)药物治疗要点

1.孕激素治疗　子宫内膜癌大多含有雌、孕激素受体。孕激素受体(PR)阳性者对孕激素治疗有效率可达 80%,多用于晚期或复发患者。

(1)醋酸甲羟孕酮 200～400mg/次,口服,每日 1 次,连服 3 个月后评定疗效。

(2)己酸孕酮 500mg/次,肌内注射,每周 2 次,连用 3 个月。长期使用有水肿、药物性肝炎等副作用,停药后可恢复。

2.化学治疗　多用于晚期或复发的患者,为综合治疗措施之一。化疗方案,如环磷酰胺、多柔比星、顺铂联合化疗。特殊病理类型者,如子宫乳头浆液性腺癌术后应给予化疗,方案同卵巢癌。

3.抗雌激素制剂治疗　适应证与孕激素相同,常用他莫昔芬(TAM)20～40mg,每日 1 次。可选用 TAM 2 周后再用孕激素治疗或与孕激素同时用。

(三)常用药物

己酸孕酮

【其他名称】

长效黄体酮、己酸羟孕酮、羟孕酮己酮酯

【作用与用途】

通过对下丘脑-垂体的反馈机制抑制卵巢排卵。本品可用于治疗习惯性流产、月经不调、子宫内膜异位症、功能性子宫出血等。

【用法用量】

深部肌内注射一次 0.25～0.5g,一周 1～2 次。

【药代动力学】

肌内注射后在局部沉积贮存,缓慢释放,发挥长效作用,维持时间 1～2 周或以上。大鼠肌内注射后体内半衰期为 10 日左右。

【禁忌证】

患急慢性肝炎、肾炎造成严重肝肾损害者;心血管疾病和高血压;糖尿病;哮喘病;癫痫;偏头痛;未明确诊断的阴道出血者;有血栓病史者以及有过敏史者;甲状腺功能亢进患者;精神病或抑郁症患者;高脂血症患者;子宫肌瘤患者;乳房肿块患者;孕妇及哺乳期妇女。

【安全用药监护】

1.不良反应

(1)少数病人在用药后有恶心、呕吐、头晕、乏力、乳胀、疲乏等反应,一般均轻,不须处理。

(2)使用过程中,如乳房有肿块出现,应即停止;如发现过敏反应,不可再做注射。

2.特殊人群用药的监护

(1)孕妇:禁用。

(2)哺乳期妇女:禁用。

(3)慎用:子宫肌瘤、高血压患者。

3.用药前后及用药时应当检查或监测的项目　用药期间定期体检,包括乳腺、肝功能、血压和宫颈刮片的检查。

环磷酰胺

【其他名称】

安道生、癌得星、环磷氮芥

【作用与用途】

临床用于恶性淋巴瘤、多发性骨髓瘤、白血病、乳腺癌、卵巢癌、宫颈癌、前列腺癌、结肠癌、支气管癌、肺癌等有一定疗效。也可用于类风湿关节炎、儿童肾病综合征以及自身免疫疾病的治疗。

【用法用量】

①静脉注射。单药治疗:一次 $500\sim1000mg/m^2$,加生理盐水 $20\sim30ml$,静脉冲入,1 周 1 次,连用 2 次,休息 $1\sim2$ 周重复给药。联合用药:1 次 $500\sim600mg/m^2$,1 周 1 次,连用 2 次,$3\sim4$ 周为 1 个疗程。②口服给药:抗肿瘤 1 日 $2\sim4mg/kg$,连用 $10\sim14$ 日,休息 $1\sim2$ 周重复给药。

【药代动力学】

口服后吸收完全,迅速分布到全身,少量可通过血-脑屏障。环磷酰胺本身不与白蛋白结合,其代谢物约 50% 与蛋白结合。静注后血浆 $t_{1/2}$ 为 $4\sim6.5$ 小时,$50\%\sim70\%$ 在 48 小时内通过肾排泄。

【禁忌证】

对本品过敏者;妊娠及哺乳期妇女。

【安全用药监护】

1.不良反应

(1)骨髓抑制:常见白细胞减少。

(2)胃肠道反应:食欲缺乏、恶心、呕吐。

(3)泌尿道反应:可致出血性膀胱炎,表现为膀胱刺激症状、少尿、血尿及蛋白尿。

(4)其他反应尚包括脱发、口腔炎、中毒性肝炎、皮肤色素沉着、月经紊乱、无精子或精子减少及肺纤维化等。

2.主要相互作用

(1)与抗痛风药,如别嘌醇、秋水仙碱、丙磺舒等同用时,应调整抗痛风药物的剂量。

（2）可延长可卡因的作用并增加毒性。

（3）大剂量巴比妥类、皮质激素类药物可影响环磷酰胺的代谢,同时应用可增加环磷酰胺的急性毒性。

（4）与多柔比星同用时,可增加心脏毒性,多柔比星的总剂量按体表面积应不超过400mg/m²。

3.毒性监护

（1）常规剂量不产生心脏毒性,但当高剂量时可产生心肌坏死,偶可发生肺纤维化。

（2）为预防肾毒性,患者用药时需大量饮水,必要时静脉补液,以保证足够的液体输入量和尿量,也可给予尿路保护药。

（3）为预防白血病及淋巴瘤患者出现尿酸性肾病,可大量补液、碱化尿液和（或）给予别嘌醇。

4.特殊人群用药的监护

（1）孕妇:禁用（特别在妊娠早期）。

（2）哺乳期妇女:从乳汁中排出,在开始治疗时必须终止哺乳。

（3）慎用:肝、肾功能不全者骨髓抑制者;有痛风病史、泌尿系结石史或肾功损害者;肝功不良者。

5.用药前后及用药时应当检查或监测的项目　用药期间须定期检查血象、尿常规、肝肾功能。

他莫昔芬

【其他名称】

三苯氧胺、枸橼酸三苯氧胺、特茉芬、昔芬、枸橼酸他莫昔芬

【作用与用途】

非固醇类抗雌激素药物。治疗女性复发转移乳腺癌、用作乳腺癌手术后转移的辅助治疗,预防复发。

【用法用量】

每次 10mg 口服,每日 2 次,也可每次 20mg,每日 2 次。

【药代动力学】

口服吸收迅速。口服 20mg 后 6～7.5 小时在血中达最高浓度,$t_{1/2}$ 为 7～14 小时,其排泄较慢,主要从粪便排泄约占 4/5,尿中排泄较少约 1/5。

【禁忌证】

有眼底疾病者;妊娠及哺乳期妇女。

【安全用药监护】

1.不良反应

（1）胃肠道反应:食欲缺乏、恶心、呕吐、腹泻。

（2）生殖系统:月经失调、闭经、阴道出血、外阴瘙痒、子宫内膜增生、内膜息肉和内膜癌。

（3）皮肤:颜面潮红、皮疹、脱发。

（4）偶见肝功能异常、白细胞和血小板减少、精神错乱、肺栓塞、血栓、无力、嗜睡。

2.主要相互作用

(1)雌激素可影响本品治疗效果,不宜与雌激素药物合用。

(2)抗酸药、西咪替丁、雷尼替丁等在胃内改变 pH,对胃有刺激作用。

(3)与抗凝血药合用,可增强抗凝血药作用。

(4)与丝裂霉素合用可使发生溶血性血尿综合征的危险增加。

(5)与别嘌醇合用可加重本药肝毒性。

3.毒性监护

(1)本药可导致患原位管癌和高危乳腺癌的妇女出现严重或致命性的子宫恶性肿瘤、脑卒中及肺栓塞,此类患者用药时需权衡利弊。

(2)本药可促进排卵,有导致怀孕的可能,故患有乳腺癌的未绝经妇女不宜使用本药。若绝经前必须使用本药,应同时服用抗促性腺激素药物。

4.特殊人群用药的监护

(1)孕妇:禁用。

(2)哺乳期妇女:禁用。

(3)慎用:有肝功能异常者;白细胞、血小板减少者应慎用。

5.用药前后及用药时应当检查或监测的项目　治疗期间应定期检查血常规、血钙浓度;大剂量长期服用者应定期做眼科检查。

四、子宫肉瘤及其用药

(一)病因与临床表现

【病因】

病因不明,有学者指出与有盆腔放疗史、雌激素的长期刺激有关,有待进一步探讨。子宫肉瘤较少见,占子宫恶性肿瘤的 2%～4%,占生殖道恶性肿瘤的 1%,组织成分繁杂,主要有 3 种类型:子宫平滑肌肉瘤、内膜间质肉瘤、混合性苗勒管肿瘤。多见于 40～60 岁的妇女。

【临床表现】

①症状。早期症状不明显,随着病情发展可出现下列表现:阴道不规则出血;下腹疼痛;腹部包块;压迫症状及其他:可有膀胱或直肠受压出现尿频、尿急、尿潴留、大便困难等症状。晚期患者全身消瘦、贫血、低热或出现肺、脑转移相应症状。②体征。子宫增大,外形不规则。宫颈口有息肉或肌瘤样肿块,呈紫红色,极易出血。继发感染后有坏死及脓性分泌物。晚期肉瘤可累及盆侧壁,形成冰冻骨盆。

【诊断标准】

根据症状及查体,可疑子宫肉瘤的患者,可行阴道超声、CT、MRI 等辅助检查,分段诊刮,组织病理可明确诊断。此病须与恶性潜能未定型平滑肌瘤、上皮样平滑肌瘤、黏液样平滑肌瘤等鉴别。

【预后】

恶性度高,复发率高,预后差,5 年生存率为 20%～30%。

【子宫肉瘤的分期】

1.子宫平滑肌肉瘤

子宫平滑肌肉瘤的分期(FIGO,2009)

Ⅰ期　肿瘤局限于子宫

Ⅰ$_A$期　≤5cm

Ⅰ$_B$期　>5cm

Ⅱ期　肿瘤扩散至盆腔

Ⅱ$_A$期　附件受累

Ⅱ$_B$期　扩散至其他盆腔组织

Ⅲ期　肿瘤扩散至腹腔(不单是突向腹腔)

Ⅲ$_A$期　1处受累

Ⅲ$_B$期　1处以上受累

Ⅲ$_C$期　盆腔和(或)腹主动脉旁淋巴结转移

Ⅳ期　膀胱和(或)直肠转移,或远处转移

Ⅳ$_A$期　膀胱和(或)直肠转移

Ⅳ$_B$期　远处转移

2.子宫内膜间质肉瘤

子宫内膜间质肉瘤的分期

Ⅰ期　肿瘤局限于子宫

Ⅰ$_A$期　肿瘤局限在子宫内膜或宫颈管,无肌层浸润

Ⅰ$_B$期　≤1/2肌层浸润

Ⅰ$_C$期　>1/2肌层浸润

Ⅱ期　同子宫平滑肌肉瘤

Ⅲ期　同子宫平滑肌肉瘤

Ⅳ期　同子宫平滑肌肉瘤

3.癌肉瘤　按照子宫内膜癌分期。

【治疗原则】

治疗原则以手术为主,辅以放疗和化疗。①手术治疗:Ⅰ期行全子宫、双侧附件切除术及盆腔淋巴结切除或活检。宫颈肉瘤、子宫肉瘤Ⅱ期、癌肉瘤应行广泛子宫切除及盆腔淋巴结清扫术,必要时行腹主动脉旁淋巴结切除或活检。根据病理结果,术后加用化疗或放疗。②放射治疗:恶性中胚叶混合瘤和高度恶性子宫内膜间质肉瘤对放疗较敏感。

(二)药物治疗要点

1.化学治疗　目前对肉瘤化疗效果较好的药物有顺铂、多柔比星、异环磷酰胺等,常用三药联合方案。

2.内分泌治疗　低度恶性子宫内膜间质肉瘤含雌孕激素受体,孕激素治疗有一定效果,常用醋酸甲羟孕酮或甲地孕酮,以大剂量、高效为宜。

（三）常用药物

顺铂

【其他名称】

顺氯氨铂、顺式铂、金顺、氯氨铂、锡铂

【作用与用途】

属周期非特异性药。用于卵巢癌、前列腺癌、睾丸癌、肺癌、鼻咽癌、食管癌、恶性淋巴瘤、乳腺癌、头颈部鳞癌、甲状腺癌及成骨肉瘤等多种实体肿瘤均能显示疗效。

【用法用量】

常用剂量 10～20mg/d,溶于 200～300ml 生理盐水中,静脉滴注避光 2 小时内滴完,每个疗程为 200～400mg,在用量达到 100～200mg 后,需间隔 1～2 周。总用量达 200mg 时,多数病人呈现主客观缓解。

【药代动力学】

本品主要由肾排泄,通过肾小球过滤或部分由肾小管分泌,用药后 96 小时内 25％～45％由尿排出。极少通过血-脑屏障。

【禁忌证】

肾功能损害;严重骨髓抑制;对本品有过敏史者及孕妇。

【安全用药监护】

1.不良反应

(1)骨髓抑制:主要表现为白细胞减少,多发生于剂量超过每日 $100mg/m^2$ 时。

(2)胃肠道反应:常见,如食欲缺乏、恶心、呕吐、腹泻等。

(3)肾毒性:是最常见又严重的毒性反应,也是剂量限制毒性,重复用药可加剧肾毒性。

(4)神经毒性:与总量有关,大剂量及反复用药时明显,损伤耳 Corti 器的毛细胞,引起高频失听,在一些患者表现为头昏、耳鸣、耳聋、高频听力丧失;少数人表现为球后神经炎、感觉异常、味觉丧失。

(5)过敏反应:在用药后数分钟可出现颜面水肿、喘气、心动过速、低血压、非特异性丘疹类麻疹。

(6)电解质紊乱:低血镁较为常见,低血钙亦较常见,两者同时出现时则发生手足抽搐。

(7)少数患者出现心电图 ST-T 改变,肝功能损害。

2.药物相互作用

(1)与氨基糖苷类抗生素、两性霉素 B 或头孢噻吩等合用,有肾毒性叠加作用。

(2)与丙磺舒合用,可致高尿酸血症。

(3)与氯霉素或其呋喃苯胺酸或利尿酸钠合用,增加耳毒性。

(4)与抗组胺药合用,可掩盖本品所致的耳鸣、眩晕等症状。

3.毒性监护

(1)在运用较大剂量($80～120mg/m^2$)时,必须同时进行水化和利尿。

(2)为减轻毒副作用,用药期间尚应多饮水;用药前宜选用各类止吐药;同时备用肾上腺素、皮质激素、抗组胺药,以便急救使用。

（3）本药相关的蓄积肾毒性较严重,其他主要的剂量相关的毒性为骨髓抑制、恶心和呕吐。

（4）耳毒性在儿童中更为显著,如耳鸣和(或)高频听力丧失,偶见耳聋。

4.特殊人群用药的监护

（1）孕妇:禁用。

（2）哺乳期妇女:禁用。

（3）慎用:有肾病史者;造血功能不全者;非本药引起的外周神经炎患者;曾接受过其他化疗或放疗者;听神经功能障碍患者。

5.用药前后及用药时应当检查或监测的项目　治疗前后、治疗期间和每1个疗程之前,应做如下检查:肝功能及尿酸、血常规及血小板计数、血钙,以及听神经功能、神经系统功能等检查。

多柔比星

【其他名称】

阿霉素,14-羟基柔红霉素,14-羟基正定霉素,阿得里亚霉素,阿霉素-威力,多索柔比星,羟基红比霉素,羟基柔红霉素,威力阿霉素,亚德里亚霉素,亚法里亚霉素。

【作用与用途】

属细胞周期非特异性药物.适用于用于治疗急性白血病(淋巴细胞性和粒细胞性)、恶性淋巴瘤、乳腺癌、肺癌、卵巢癌、绒毛膜上皮癌、睾丸癌、胃癌、肝癌等。

【用法用量】

临用前加氯化钠注射液溶解,浓度一般为 2mg/ml。缓慢静脉或动脉注射。①单药治疗:一次 50～60mg,每 3～4 周 1 次或每周 20～30mg,连用 3 周,停用 2～3 周后重复。②联合用药:40mg/m² ,每 3 周 1 次或 25mg/m² ,每周 1 次,连用 2 周,3 周重复。总剂量按体重面积不宜超过 400mg/m² 。

【药代动力学】

进入体内后迅速分布于心、肾、肝、脾、肺组织中,但不能透过血脑屏障。主要在肝内代谢,经胆汁排泄,50%以原形排出、23%以具活性的阿霉素代谢物阿霉醇排出,在 6 小时内仅5%～10%从尿液中排泄。阿霉素的清除曲线是多相的,其三相半衰期($t_{1/2}$)分别为 0.5、3 小时和40～50 小时。

【禁忌证】

曾用其他抗肿瘤药物或放射治疗已引起骨髓抑制的患者;心肺功能失代偿者、严重心脏病患者;周围血象中白细胞低于 $3.5×10^9/L$ 或血小板低于 $50×10^9/L$ 患者;明显感染或发热、恶病质、失水、电解质或酸碱平衡失调者;胃肠道梗阻、明显黄疸或肝功能损害患者;水痘或带状疱疹患者;孕妇及哺乳期妇女。

【安全用药监护】

1.不良反应

（1）骨髓抑制:表现为白细胞和血小板减少,约 60%～80%病人均可出现。

（2）心脏毒性:有 6%～30%病人可出现一过性心电图改变,表现为室上性心动过速,室性期外收缩及 ST-T 改变,与剂量和给药方案无关,一般不影响药物的使用。

(3)脱发:发生率在90%以上,一般停药1~2个月可恢复生长。

(4)消化道反应:有恶心,少有呕吐。有的病人可有口腔粘膜红斑、溃疡及食管炎、胃炎。

(5)局部反应:如注射处药物外溢可引起组织溃疡和坏死。药物浓度过高引起静脉炎。

2.主要相互作用

(1)与骨髓抑制剂联合应用时,应酌情减量。

(2)与任何可能导致肝脏损害的药物同用,可增加本药肝毒性。

(3)与阿糖胞苷同用可导致坏死性结肠炎。

(4)与肝素、头孢菌素等混和应用易产生沉淀。

3.毒性监护　若皮肤或眼部不慎接触本药,应立即用大量清水、肥皂水或碳酸氢钠溶液冲洗;注射时若药液渗出血管外,应尽量抽出局部渗出药,并立即局部注射50~100mg氢化可的松;治疗期间应嘱患者多饮水,以减少高尿酸血症的可能。

4.特殊人群用药的监护

(1)儿童:2岁以下幼儿慎用。

(2)孕妇:禁用。

(3)哺乳期妇女:禁用。

(4)慎用:心脏病患者、肝损伤患者及老年患者慎用。

5.用药前后及用药时应当检查或监测的项目　用药期间应严格检查血象、肝功能及心电图。

第三节　分娩期并发症用药

一、羊水栓塞及其用药

(一)病因与临床表现

羊水栓塞是指在分娩过程中羊水进入母体血循环后引起的肺栓塞、休克、弥散性血管内凝血(DIC)、肾衰竭等一系列病理改变,是极严重的分娩并发症。

【病因】

①羊膜腔内压力过高:特别是第二产程宫缩时,或缩宫素应用不当,形成强直性宫缩。②血窦开放:前置胎盘、胎盘早剥、胎盘边缘血窦破裂及宫颈裂伤后,剖宫产及钳刮术时羊水可通过血窦进入母体血循环。③高危因素:高龄初产、经产妇、急产、胎膜早破、子宫收缩过强、前置胎盘、子宫破裂、剖宫产等是羊水栓塞的诱发因素。

【临床表现】

羊水栓塞起病急、来势凶险。在极短时间内可因心肺功能衰竭、休克而使患者死亡。典型的临床经过分三个阶段:①心肺功能衰竭和休克期:产妇突然发生寒战、呛咳、气急、烦躁不安,继而出现发绀、呼吸困难、心率加快、血压下降等休克状态。有的无先兆,仅惊叫一声后,血压迅速下降,数分钟死亡。②DIC引起的出血:全身广泛性出血,血液不凝。③急性肾衰竭:尿少-无尿-尿毒症征象。

【诊断标准】

1.临床表现及病史　凡在病史中存在羊水栓塞诱发因素,出现上述症状者,应首先考虑为羊水栓塞。

2.辅助检查

(1)血涂片中可见羊水有形物质。

(2)胸部 X 线检查可见双肺出现弥散性点状浸润影。

(3)心功能检查、心电图、心脏彩超可见右心房、右心室扩大。

(4)尸检可见肺水肿、肺泡出血并可见羊水有形物质;心脏内血液不凝固。

【预后】

预后极差,死亡率高,部分患者呈植物状态。

【一般治疗】

①一旦确诊,立即抢救。主要原则为改善低氧血症、抗过敏和抗休克,防治 DIC 及肾衰竭,预防感染。②改善低氧血症:保持呼吸道通畅,面罩加压吸氧,必要时气管插管给氧,如症状严重者行气管切开。

(二)药物治疗要点

解除肺动脉高压

(1)在改善缺氧的同时,迅速抗过敏:氢化可的松 200mg 加入 5％葡萄糖液 100ml 快速静滴,再用300～800mg 加入 5％葡萄糖液 250～500ml 静脉滴注,每日量可达 500～1000mg;也可用地塞米松 20mg 加入 25％葡萄糖液中静脉推注后再加 20mg 于 5％～10％葡萄糖液中静脉滴注。

(2)解痉药物:①阿托品 1mg 加入 10％葡萄糖 10ml,每 15～30 分钟 1 次。②氨茶碱 250～500mg 加入 25％葡萄糖 20ml 缓慢静推。③酚妥拉明 5～10mg,加入 5％葡萄糖液 500ml 静脉滴注以每分钟 0.3mg 速度静脉滴注。

(3)抗休克:①补充血容量:低分子右旋糖酐 500ml 静脉滴注(每日量不超过 1000ml);并应补充新鲜血液和血浆。②适当应用升压药物:多巴胺 10～20mg 加于 10％葡萄糖液 250ml 静滴。以 20 滴/分开始,根据血压情况调整剂量。③纠正酸中毒:5％碳酸氢钠 250ml 静滴,并同时纠正电解质紊乱。

(4)预防纠正心力衰竭:当心率＞120 次/分时,毛花苷 C 0.2～0.4mg＋10％葡萄糖溶液 20ml 静脉缓慢注射或入壶,必要时 4～6 小时重复给药。

(5)防治 DIC:①肝素钠:用于羊水栓塞早期血液高凝血状态时,多在发病后短期内使用,或病因未消除时用。一般首次剂量 25～50mg(1mg＝125U)加于生理盐水或 5％葡萄糖溶液 100ml 静脉滴注 1 小时,4～6 小时后再将 50mg＋5％葡萄糖溶液 250ml 缓慢静滴。肝素钠 24 小时总量可达 100～200mg。用药过程中可用试管法测定凝血时间,控制在 20～25 分钟。肝素过量可用鱼精蛋白对抗,1mg 鱼精蛋白对抗肝素 100U。②补充凝血因子:输新鲜血、血浆及纤维蛋白原等。③抗纤溶药物:处于纤溶亢进时用氨基己酸4～6g 加生理盐水或 5％葡萄糖液 100ml 静脉滴注。补充纤维蛋白原每次 2～4g,使血纤维蛋白原浓度达1.5g/L为好。

（6）预防肾衰竭:血容量补足后尿量仍少,呋塞米 20～40mg 静注,或 20％甘露醇 250ml 快速静滴。

（7）预防感染:选用肾毒性小的广谱抗生素预防感染,如青霉素、头孢菌素等。

（三）常用药物

阿托品

【其他名称】

阿托平

【作用与用途】

用于抢救感染中毒性休克、内脏绞痛、麻醉前给药减少支气管黏液分泌、抗心律失常等。

【用法用量】

1.口服给药　每次 0.3～0.6mg,1 日 3 次。极量,每次 1mg,1 日3mg。

2.静脉注射　每次 0.3～0.5mg,1 日 0.5～3mg;极量,每次 2mg。

（1）抗心律失常:1 次 0.5～1mg,按需可每 1～2 小时 1 次,最大用量为 2mg。

（2）抗休克,改善微循环:1 次 0.02～0.05mg/kg,用 10％葡萄糖注射液稀释后注射。

3.肌内注射　见静脉注射项。

4.皮下注射　见静脉注射项。

【药代动力学】

口服迅速吸收,1 小时后达药峰浓度。注射用药 15～20 分钟后即达药峰浓度。吸收后广泛分布于全身组织,血浆蛋白结合率为 50％。部分在肝代谢,约 80％经尿排出,其中约 1/3 为原型。

【禁忌证】

心脏病;反流性食管炎;青光眼患者;溃疡性结肠炎患者;前列腺肥大引起的尿路感染及尿路阻塞性疾病。

【安全用药监护】

1.不良反应　便秘、出汗减少、口鼻咽喉干燥、视物模糊、皮肤潮红、排尿困难、胃肠动力低下、胃-食管反流、心动过速、心悸、各种心律失常、过敏性皮疹或疱疹、大量可引起中毒反应。

2.药物相互作用

（1）与其他抗胆碱药也起相加作用。

（2）可增加地高辛、维生素 B_2 的吸收。减少左旋多巴吸收。

（3）在本品存在的情况下,舌下含化硝酸甘油、戊四硝酯、硝酸异山梨酯的作用减弱。

（4）与异烟肼合用,本品抗胆碱作用增强。

（5）与碱化尿的药物合用时,阿托品排泄延迟,作用时间和(或)毒性增加。

3.毒性监护

（1）中毒的临床表现:口渴、瞳孔扩大及反应迟钝、面潮红、黏膜干燥、心动过速、精神错乱、定向力障碍、不安、激动、幻听、共济失调、挖鼻耳,抓拳皱眉、反射亢进、肌张力增大、忧虑、恐怖或妄想、嗜睡、中毒性谵妄、头晕、口吃、体温＞37.7℃、视力减弱、逆行性健忘。可出现循环衰竭及死亡。

(2)中毒解救:用量超过 5mg 时,即产生中毒,口服中毒者可洗胃、导泻,以清除未吸收的本品。兴奋过于强烈时用短效巴比妥类或水合氯醛。呼吸抑制时用尼可刹米。另外可皮下注射新斯的明 0.5～1mg,每 15 分钟 1 次,直至瞳孔缩小、症状缓解为止。

4.特殊人群用药的监护

(1)老年人:易发生抗 M 胆碱样不良反应,也易诱发青光眼,一经发现立即停药;夏天慎用。

(2)儿童:应用时要严密观察。

(3)孕妇:静脉注射可使胎儿心动过速。

(4)哺乳期妇女:可分泌人乳汁,并有抑制泌乳的作用。

(5)慎用:脑损害者,尤其是儿童。

右旋糖酐-40

【其他名称】

低分子右旋糖酐

【作用与用途】

用于各种休克,还可早期预防因休克引起的弥散性血管内凝血;体外循环时代替部分血液;血栓性疾病;肢体再植和血管外科手术。

【用法用量】

静脉滴注:每次 250～500ml,每日用量不超过 20ml/kg。抗休克时滴注速度为每分钟 20～40ml,在给药初期的 15～30 分钟滴入 500ml。对冠心病和脑血栓患者应缓慢静滴,通常每日或隔日 1 次,7～14 次为 1 个疗程。

【药代动力学】

在体内停留时间较短,静滴后,立即开始从血流中消除,用药后 1 小时内经肾排出 50%,24 小时排出 70%。半衰期约 3 小时。

【禁忌证】

充血性心力衰竭者。

【安全用药监护】

1.不良反应 少数病人用药后可出现皮肤瘙痒、荨麻疹、红色丘疹等皮肤过敏反应,也有引起哮喘发作。极少发生过敏性休克。偶见发热反应。用量过大可致出血。

2.药物相互作用

(1)与卡那霉素、庆大霉素和巴龙霉素合用可增加其肾毒性。

(2)含盐右旋糖酐不能与促肾上腺皮质素、氢化可的松、琥珀酸钠等混合使。

(3)不宜与双嘧达莫、维生素 C、维生素 K、维生素 B_{12} 在同一溶液中混合给药。

3.过敏监护 如出现过敏反应,应立即停药,首次使用时,输注速度宜慢,并且严密观察 5～10 分钟。

碳酸氢钠

【其他名称】

小苏打、重曹、重碳酸钠

【作用与用途】

用于代谢性酸中毒、碱化尿液、真菌性阴道炎、胃酸过多及十二指肠溃疡。

【用法用量】

①口服给药。制酸:每次 0.25～2g,一日 3 次。碱化尿液:口服首次 4g,以后每 4 小时 1～2g。代谢性酸中毒:每次 0.5～2g,一日 3 次。②静脉滴注。代谢性酸中毒:所需剂量按下式计算:补碱量(mmol)＝正常的 CO_2CP－实际测得的 CO_2CP(mmol)×0.25×体重(kg),除非体内丢失碳酸氢盐,一般先给计算剂量的 1/3～1/2,4～8 小时滴注完毕。心肺复苏抢救:首次 1mmol/kg,以后根据血气分析结果调整用量。每 1g 碳酸氢钠相当于 12mmol 碳酸氢根。碱化尿液:2～5mmol/kg,4～8 小时滴注完毕。③阴道冲洗或坐浴。4％溶液,每晚 1 次,每次 500～1000ml,连用 7 日。

【禁忌证】

限钠疾病;用药两周以上无效或复发者。

【安全用药监护】

1.不良反应

(1)剂量偏大或存在肾功能不全时可出现心律失常、水肿、精神症状、肌肉疼痛或抽搐、呼吸减慢、口内异味、异常疲倦等。

(2)长期应用时可引起尿频、尿急、持续性头痛、食欲缺乏、恶心、呕吐等。

(3)口服时可引起呃逆、嗳气等。并刺激溃疡面。

2.药物相互作用

(1)与肾上腺皮质激素、促肾上腺皮质激素、雄激素合用时,易发生高钠血症和水肿。

(2)与排钾利尿药合用,增加发生低氯性碱中毒的危险性。

(3)可使氨基糖苷类药物药效增强。

(4)与口服四环素、铁剂、抗毒蕈碱药伍用时,后者的吸收减少。

(5)不宜与胃蛋白酶合剂、维生素 C 等酸性药物合用。

3.毒性监护　短时期大量静脉输注可致严重碱中毒、低钾血症和低钙血症。当用量超过每分钟 10ml 高渗溶液时,可导致高钠血症、脑脊液压力下降甚至颅内出血,此在新生儿及 2 岁以下小儿更易发生。

4.特殊人群用药的监护

(1)儿童:对 6 岁以下小儿不用作制酸药。

(2)慎用:少尿或无尿、钠潴留并有水肿时、高血压、孕妇、阑尾炎或有类似症状而未确诊者、消化道出血原因不明者。

5.用药前后及用药时应当检查或监测的项目　用药期间定期检查动脉血气分析、血清碳酸氢根离子浓度测定、肾功能、尿 pH。

肝素钠

【其他名称】

标准肝素、肝素、海普林、美得喜、普通肝素钠

【作用与用途】

用于预防血栓形成和栓塞;弥散性血管内凝血(DIC),尤其在高凝阶段;体外抗凝剂。

【用法用量】

①皮下注射:每次 5000~10000U,深部皮下注射。以后每 8 小时注射 8000~10000U;每天总量为 30000~40000U。②静脉注射:一次 5000~10000U,每 4~6 小时 1 次,用氯化钠注射液稀释后应用。③静脉滴注:每日 20000~40000U,加至氯化钠注射液 1000ml 中持续滴注。静脉滴注前应先静脉注射 5000U 作为初次剂量。

【药代动力学】

皮下、肌内或静脉注射,吸收良好。在肝内代谢静注后半衰期为 1~6 小时,平均 1.5 小时。代谢产物一般为尿肝素,经肾排泄,大量静注给药则 50% 可以原型排出。

【禁忌证】

不能控制的活动性出血;有出血性疾病及凝血机制障碍;外伤或术后渗血;先兆流产;亚急性感染性心内膜炎;胃或十二指肠溃疡;严重肝肾功能不全;黄疸;重症高血压;活动性结核;内脏肿瘤。

【安全用药监护】

1.不良反应

(1)自发性出血倾向是肝素过量使用的最主要危险。

(2)偶可发生过敏反应,表现为发热、皮疹、哮喘、心前区紧迫感等。过量可使心脏停搏。

(3)肌注可引起局部血肿,静注可致短暂血小板减少症。

(4)长期使用有时反可形成血栓。

2.药物相互作用

(1)甲巯咪唑、丙硫氧嘧啶等与本品有协同作用。

(2)与下列药物合用可加重出血危险:香豆素及其衍生物、阿司匹林及非甾体消炎镇痛药、双嘧达莫、右旋糖酐、肾上腺皮质激素、促肾上腺皮质激素、依他尼酸、组织纤溶酶原激活物、尿激酶、链激酶等。

3.过敏监护　对肝素反应过敏者应提高警惕,遇有过敏体质者,特别对猪肉、牛肉或其他动物蛋白过敏者,可先给予 6~8mg 作为测试量,如半小时后无特殊反应,才可给予全量。

4.特殊人群用药的监护

(1)老年人:尤其是老年女性应减少用量,加强随访。

(2)慎用:有过敏性疾病及哮喘病史、口腔手术等易致出血的操作、已口服足量的抗凝血药者、月经量过多者、孕妇。

5.药品过量处置　轻微过量,停用即可;严重过量应用硫酸鱼精蛋白缓慢静注予以中和,1mg 鱼精蛋白能中和 100U 肝素。

6.用药前后及用药时应当检查或监测的项目　使用前宜测定全血凝固时间(试管法),一

期法测凝血酶原时间。治疗期间应测定全血凝固时间(试管法)、血细胞比容、大便隐血试验、尿隐血试验及血小板计数等。

人纤维蛋白原

【其他名称】

人血纤维蛋白原

【作用与用途】

适用于原发性低纤维蛋白原血症、继发性纤维蛋白原缺乏而造成的凝血障碍,以及肺、胰、子宫或前列腺恶性肿瘤、急性白血病等。

【用法用量】

静脉滴注:一般首剂给予 1~2g,如需要可继续给药。大出血时需立即给予 4~8g,用25~30℃注射用水溶解本品,配制成 1~2％溶液滴注,速度为每分钟 40~60 滴。

【药代动力学】

半衰期为 3~5 日。

【禁忌证】

血栓性静脉炎患者;动脉血栓形成者;心肌梗死患者;心功能不全者。

【安全用药监护】

①不良反应:仅少数病人出现过敏反应、发热或发绀、心动过速。反复多次输注可产生抗纤维蛋白原抗体,少数人可形成血栓。可能传播病毒性肝炎。快速过量输入可发生血管内凝血。②特殊用药人群的监护:慎用于婴幼儿及无尿者。

氨基己酸

【其他名称】

6-氨基己酸、ε-氨基己酸

【作用与用途】

①用于纤溶性出血。术中早期或术前用药,可减少手术中渗血,并减少输血量。②亦用于肺出血、肝硬化出血及上消化道出血。③对于链激酶或尿激酶过量时,是一种特异性解毒药。

【用法用量】

①静脉滴注:初始量为 4~6g,以 5％~10％葡萄糖或生理盐水 100ml 稀释,15~30 分钟滴完;维持量为每小时 1g,1 日量不超过 20g,可连用 3~4 日。②口服给药:每次 2g,一日 3 或 4 次,依病情服用 7~10 日或更久。

【药代动力学】

口服吸收迅速完全,2 小时内可达血浆峰的浓度,生物利用度为 80％。在体内维持时间短,经肝代谢,大部分以原型由肾排泄。半衰期为 1.5 小时。

【禁忌证】

弥散性血管内凝血(DIC);有血栓形成的危险且未使用肝素治疗者。

【安全用药监护】

1.不良反应

(1)可有胃肠道功能紊乱、头晕、耳鸣、头痛、鼻和结膜充血。

(2)在大剂量长期给药后,可能导致肌肉损害,还可能发生肾衰竭。

(3)如静脉快速给药,可能导致低血压、心动过缓和心律失常。

2.药物相互作用

(1)服用避孕药或雌激素的妇女,应用本品可增加血栓形成的倾向。

(2)同时给予高度激活的凝血酶原复合物和抗纤维蛋白溶解剂,有增加血栓形成的危险。

3.特殊人群用药的监护　有心功能、肝功能或肾功能不全者、有血栓形成倾向或过去有栓塞性血管病者慎用。

甘露醇

【其他名称】

甘露糖醇、己六醇、木蜜醇

【作用与用途】

用于组织脱水;降低眼内压;渗透性利尿;作为辅助性利尿措施治疗肾病综合征、肝硬化腹水,尤其是当伴有低蛋白血症时。对某些药物过量或毒物中毒,可促进上述物质的排泄,防止肾毒性。

【用法用量】

静脉滴注:①利尿:一般为 20％溶液 250ml 静脉滴注,并调整剂量使尿量维持在每小时30～50ml。②治疗脑水肿、颅内高压和青光眼:1.5～2g/kg,配制为 15％～25％浓度,并于30～60 分钟静脉滴注。每日可给 3 次,当病人衰弱时,剂量应减小至 0.5g/kg。③预防急性肾小管坏死:先给予 12.5～25g,10 分钟内静脉滴注,若无特殊情况,再给 50g 于 1 小时内静脉滴注,若尿量能维持在每小时 50ml 以上,则可继续应用 5％溶液静滴;若无效则立即停药。④治疗药物、毒物中毒:50g 以 20％溶液静滴,调整剂量使尿量维持在每小时 100～500ml。

【药代动力学】

静脉注射后迅速进入细胞外液而不进入细胞内。利尿作用于静注后 0.5～1 小时出现,维持 3 小时,半衰期为 100 分钟。80％经肾排出。

【禁忌证】

已确诊为急性肾小管坏死的无尿患者(包括对试用甘露醇无反应者);严重失水者;颅内活动性出血者,但颅内手术时除外;急性肺水肿者,或严重肺淤血者。

【安全用药监护】

1.不良反应

(1)水和电解质紊乱最为常见。快速大量静注可导致心力衰竭、稀释性低钠血症,偶可致高钾血症。

(2)寒战、排尿困难、血栓性静脉炎、头晕、视物模糊、高渗引起口渴。

(3)漏出血管外可发生局部组织肿胀,甚至组织坏死。

(4)过敏引起皮疹、荨麻疹、呼吸困难、过敏性休克。

(5)渗透性肾病,见于大剂量快速静脉滴注时。出现尿量减少,甚至急性肾衰竭。常见于老年肾血流量减少及低钠、脱水患者。

2.药物相互作用

(1)可增加利尿药及碳酸酐酶抑制剂的利尿和降眼内压作用,与这些药物合用时应调整剂量。

(2)可增加洋地黄毒性作用,与低钾血症有关。

(3)可防止两性霉素 B 的肾损害作用。

3.特殊人群用药的监护

(1)老年人:较易出现肾损害。

(2)慎用:明显心肺功能损害者、高钾血症或低钠血症者、低血容量患者、严重肾功能不全者、对甘露醇不能耐受者。

4.用药前后及用药时应当检查或监测的项目 用药期间定期检查血压、肾功能、血电解质浓度,尤其是 Na^+ 和 K^+、尿量。

二、产后出血及其用药

(一)病因与临床表现

产后出血指胎儿娩出后 24 小时内,阴道出血量达到或超过 500ml 者。一般多发生在产后 2 小时内。

【病因】

1.子宫收缩乏力 是最常见的原因。

(1)全身因素:产妇精神极度紧张;临产后过多使用镇静药、麻醉药、宫缩抑制药;合并慢性疾病、体质虚弱者。

(2)子宫因素:子宫肌纤维发育不良;过度伸展;子宫手术史;产次过多、过频等。

(3)产科因素:产程过长,产妇体力耗竭;缩宫素应用不当;产科并发症如前置胎盘、胎盘早剥、妊娠高血压综合征,合并贫血、宫腔感染等。

2.胎盘因素

(1)胎盘滞留。

(2)胎盘粘连。

(3)胎盘植入。

(4)胎盘胎膜残留。

3.软产道裂伤 阴道、宫颈裂伤。

4.凝血功能障碍 与产科有关的并发症如羊水栓塞、妊高征、胎盘早剥等;产妇合并血液病如原发性血小板减少、再障等。

【临床表现】

①阴道多量出血:收集阴道出血量,记录。②休克症状:出现烦躁,皮肤苍白、湿冷,脉搏细速、脉压缩小时,产妇处于休克早期。

【诊断标准】

根据症状、体征很容易诊断,进一步明确出血原因、部位。辅助检查:血常规、凝血四项等。

【预后】

根据出血原因的不同,处理的方法不同,预后也不同。必要时切除子宫,甚至并发 DIC、休克死亡。

【一般治疗】

1.子宫收缩乏力

(1)开放两组以上静脉。

(2)监测血压、脉搏,防治休克.排空膀胱,以促进子宫收缩,必要时留置尿管。

(3)按摩子宫,刺激子宫收缩。

(4)压迫法:宫腔填塞纱条压迫止血,24 小时后取出,取出前静脉滴注缩宫素,并给予抗生素预防感染。

(5)手术止血:"8"字缝合,髂内动脉、子宫动脉结扎,B-Lynch 缝合。

2.胎盘因素

(1)胎儿娩出后,阴道出血多,应尽快娩出胎盘。

(2)胎儿娩出半小时胎盘仍未排出时,应重新消毒外阴,更换消毒手套,徒手伸入宫腔,探查此时胎盘与子宫壁的关系,明确胎盘滞留的原因,然后剥离胎盘并取出。如有胎盘粘连,剥离时部分残留,应及时清宫,必要时在超声引导下钳刮。

(3)剥离胎盘时感到胎盘与宫壁不能分开,应考虑胎盘植入可能,如果出血不多,可保守治疗,同时应用子宫收缩药,口服米非司酮,等待二次清宫;但有大出血及感染风险,无生育要求,可行子宫次全切除术。术后送病理检查以确诊。

3.软产道损伤　在排除胎盘因素后,应认真检查宫颈、阴道及会阴。如有裂伤应彻底止血,按解剖层次逐层缝合裂伤。宫颈裂伤<1cm 且无活动性出血不需缝合;若裂伤>1cm 且有活动性出血应缝合。缝合第一针应超过裂口顶端 0.5cm,常用间断缝合。

4.凝血功能障碍

(1)仔细询问病史,孕妇有无凝血障碍性疾病,如果有,则应在产前配血、血浆,产程中及产后密切观察凝血功能,及时补充凝血物质。

(2)补充血容量:输入大量新鲜全血、悬浮红细胞及冰冻血浆。

(3)纠正酸中毒:5％碳酸氢钠 125ml。

(4)补充凝血因子。

(5)抗凝血药物的使用:肝素 25μg＋生理盐水 100ml。

(二)药物治疗要点

1.宫缩药

(1)缩宫素:20U 缩宫素子宫肌层注射,或 20U 缩宫素加入 5％葡萄糖液 500ml 静脉滴注;阴道或直肠应用卡孕栓 1mg,米索前列醇 400～600μg 含服或直肠阴道给药。

(2)垂体后叶素:垂体后叶素 6U＋生理盐水 20ml 宫体注射,或垂体后叶素 6U＋生理盐水 500ml 缓慢静脉滴注(高血压禁忌)。

(3)卡前列素氨丁三醇注射液:卡前列素氨丁三醇注射液 250μg 子宫体肌注,15～20 分钟可重复使用,最大剂量 8 支,即 2000μg/(2～4)小时。

2.米非司酮　仅适于胎盘轻度植入,出血不多者。

3.酌情应用抗生素

(三)常用药物

缩宫素

【作用与用途】

①产前:可以用于诱发宫缩(引产)或增强宫缩(催产)。②产后:主要用于第三产程,胎儿娩出后以防出血。亦可促使排乳。

【用法用量】

1.静脉滴注

(1)引产或催产:每次 2.5～5U,用氯化钠注射液稀释至每 1ml 中含有 0.01U。开始时每分钟不超过0.001～0.002U,每 15～30 分钟增加 0.001～0.002U,至达到宫缩与正常分娩期相似,最快每分钟不超过0.02U,通常为每分钟 0.002～0.005U。

(2)产后出血:每分钟静脉滴注 0.02～0.04U,胎盘排出后可肌内注射 5～10U。

2.肌内注射

(1)子宫出血:每次 5～10U。极量,每次 20U。

(2)产后出血:参见静脉滴注项。

(3)不全流产:立即注射 10U,必要时 30 分钟后重复,亦可静脉滴注给药。

【药代动力学】

肌内注射在 3～5 分钟起效,作用持续 30～60 分钟;静脉滴注立即起效,15～60 分钟子宫收缩的频率与强度逐渐增加,20 分钟后,其效应渐减退。半衰期为 1～6 分钟。经肝、肾代谢,经肾排泄,极少量是原型物。

【禁忌证】

对本品过敏;分娩时明显的头盆不称、脐带先露或脱垂;完全性前置胎盘、前置血管;胎儿窘迫;宫缩过强;需要立即手术的产科急症或子宫收缩乏力长期用药无效者。

【安全用药监护】

1.不良反应

(1)母体可出现过敏、心率增快、恶心、呕吐、室性期前收缩。药物过量或药物过敏可导致妊娠子宫高张性、痉挛性、强直性收缩甚或子宫破裂。

(2)胎儿可由于宫缩过强引起宫内缺氧、窒息,甚至死亡。

(3)骶管阻滞时用催产素,可发生严重的高血压,甚至脑血管破裂。

2.药物相互作用

(1)环丙烷等碳氢化物吸入全麻时,使用催产素可导致产妇出现低血压,窦性心动过缓或房室节律失常。

(2)与其他宫缩药同时用,可使子宫张力过高,产生子宫破裂或宫颈撕裂。

3.特殊人群用药的监护

(1)肾功能不全、心脏病或高血压患者:用量要减小。

(2)慎用:用高渗盐水终止妊娠的流产、胎盘早剥、严重的妊娠高血压综合征、心脏病、临界性头盆不称、多胎经产、子宫过大、曾有宫腔内感染史、受过损伤的难产史、子宫或宫颈曾经手术治疗、宫颈癌、部分性前置胎盘、早产、胎头未衔接、胎位或胎儿的先露部位不正常,孕妇年龄已超过 35 岁者。

4.用药前后及用药时应当检查或监测的项目　用药时需检查及监护子宫收缩的频率、持续时间及强度。孕妇脉搏及血压。胎儿心率。静止期间子宫肌张力。胎儿成熟度。骨盆大小及胎先露下降情况。出入液量的平衡。

卡前列甲酯栓

【其他名称】

卡孕栓、卡波前列素甲酯栓、卡波前列甲酯栓

【作用与用途】

用于终止早期或中期妊娠;扩张宫颈;预防和治疗宫缩迟缓所引起的产后出血。

【用法用量】

阴道给药。①中期引产:置于阴道后穹处。每次 1mg,2～3 小时重复 1mg,直至流产(平均用量约为 6mg)。②抗早孕:将卡前列甲酯 5mg,放入阴道后穹处。③产后出血:将卡前列甲酯栓 1 枚(0.5～1mg)放入阴道,贴附于阴道前壁上 1/3 处,约 2 分钟。④扩宫颈:于负压吸宫前放 1 粒阴道栓(0.5mg)。

【药代动力学】

栓剂给药直接到达作用部位,部分通过阴道黏膜吸收进入循环系统,血药浓度低,给药后 6～9 小时主要由尿中排出。

【禁忌证】

胎膜已破时;足月引产者。

【安全用药监护】

①不良反应:常见胃肠反应。少数孕妇宫缩强,宫口扩张不良,可导致宫颈阴道部破裂伤。②药物相互作用:同时使用宫缩药,可使宫缩过强或张力过大,使子宫破裂或宫颈撕裂。③特殊用药人群的监护:慎用于贫血史、哮喘史、活动性肺病、癫痫病史、心血管病史、高血压史、宫颈硬化、子宫纤维瘤、子宫手术史、宫颈炎、阴道炎、糖尿病史、青光眼、肝肾病史。

米索前列醇

【其他名称】

米索、米索普特

【作用与用途】

单独使用可治疗胃、十二指肠溃疡病,也可预防与治疗非甾体抗炎药引起的出血性消化道溃疡。与抗孕激素药物米非司酮序贯应用,用于终止早期妊娠。

【用法用量】

口服给药。抗早孕:采用米非司酮150mg,分次服用或 1 次口服 200mg,服药前后应禁食 2 小时。服用米非司酮36～48 小时后,再空腹顿服米索前列醇 $600\mu g$。治疗胃溃疡和十二指肠溃疡:每次 $200\mu g$,1 日 4 次,于餐前和睡前口服。疗程4～8 周。

【药代动力学】

口服后吸收迅速,1.5 小时即可完全吸收,15 分钟达药峰浓度。血浆蛋白结合率为 80%～90%。消除半衰期为 20～40 分钟,代谢物呈双相性消除。从尿中排出约 75%,自粪便排出约 15%。

【禁忌证】

对前列腺素类过敏者;孕妇;哺乳期妇女;青光眼;哮喘;过敏性结肠炎;有心、肝、肾或肾上腺皮质功能不全者。

【安全用药监护】

①不良反应:主要为稀便或腹泻。其他可有轻微短暂的恶心、呕吐、头痛、眩晕、乏力、腹部不适、面部潮红、发热和手掌瘙痒。②药物相互作用:与抗酸药合用时会加强本品的腹泻、腹痛等不良反应。③特殊用药人群的监护:慎用于低血压者、脑血管或冠状动脉病变的患者。

垂体后叶素

【其他名称】

垂体素、脑垂体后叶素

【作用与用途】

可用于产后出血、产后复旧不全、促进宫缩、引产、肺出血、食管及胃底静脉曲张破裂出血和尿崩症等。

【用法用量】

①肌内注射:每次 5～10U。产后出血,必须在胎儿和胎盘均已娩出后再注射 10U。②静脉注射:紧急情况下,5～10U 加在 5% 葡萄糖液 20ml 中,缓慢推注。③静脉滴注:每次 5～10U。加入 5% 葡萄糖液 500ml 内缓慢滴入,每日给药次数酌情决定,每次极量为 20U。

【药代动力学】

注射给药吸收良好,但作用时间较短,3～5 分钟开始起效,可维持 20～30 分钟。不与血浆蛋白结合,其循环半衰期为 5 分钟,在肝和肾中分解。

【禁忌证】

伴有妊娠高血压综合征;高血压;冠状动脉疾病;心力衰竭;肺源性心脏病;对本品过敏者;凡有骨盆不称、胎位不正、产道阻碍及剖宫产史者。

【安全用药监护】

①不良反应:可引起血压升高、尿量减少、心绞痛、胃肠平滑肌兴奋、恶心、面色苍白、出汗、心悸、胸闷、腹痛、便急、也可有过敏反应、血管神经性水肿、荨麻疹、支气管哮喘等。②药物相互作用:与麦角合用可延长本品的作用时间。③用药前后及用药时应当检查或监测的项目:给药时应监测患者的血压。

卡前列素氨丁三醇注射液

【其他名称】

欣母沛、卡前列素

【作用与用途】

临床用于抗早孕,也可用于扩宫颈、中期妊娠引产及产后出血。

【用法用量】

①终止中期妊娠:起始剂量为 1ml(含相当于 $250\mu g$ 卡前列素),依子宫反应,间隔 1.5～3.5小时重复 1 次。必要时可增至 $500\mu g$(2ml),但总剂量不得超过 12mg,且不建议连续使用超过 2 天以上。②难治性产后子宫出血:起始剂量为 $250\mu g$(1ml),做深部肌内注射,间隔约 90 分钟给药,必要时可缩短间隔时间,但不得少于 15 分钟,总剂量不得超过 2mg(8 次剂量)。

【药代动力学】

肌内注射后 20～30 分钟达血药峰浓度,其后迅速下降。可分布于全身组织。在羊水中的消除半衰期为 27～31 小时。少量药物以原型随尿排出。

【禁忌证】

过敏体质或有本药过敏史者;心、肝、肾、肾上腺皮质功能不全;带宫内节育器妊娠或怀疑宫外孕者;急性盆腔炎;严重哮喘;青光眼;胃肠功能紊乱;癫痫;高血压;镰状细胞贫血患者。

【安全用药监护】

1.不良反应　恶心、呕吐、腹痛、腹泻、血压升高、乳房压痛、支气管痉挛、头痛、寒战、面部潮红、肌肉疼痛、肺水肿、呃逆、白细胞增多、颤抖等。

2.药物相互作用

(1)与丙酸睾酮素、孕三烯酮等合用可提高抗早孕成功率。

(2)大剂量与棉酚合用有协同性抑制生精作用,而小剂量与棉酚合用可降低棉酚的抑精作用。

(3)右旋糖酐可抑制本药引起的过敏反应。

3.特殊人群用药的监护　慎用:低血压患者、贫血患者、黄疸患者、糖尿病患者、有子宫手术史者、哮喘患者。

4.用药前后及用药时应当检查或监测的项目　用药期间应监测白细胞计数。用药后 8～15 日必须复查,以确定是否完全流产,必要时配合 B 超检查及血人绒促性素(HCG)测定。

第四节　产褥期疾病用药

一、产褥感染及其用药

(一)病因与临床表现

产褥感染是指产褥期内生殖道受病原体侵袭而引起局部或全身的感染。患病率为 6%。是导致产妇死亡原因之一。

【病因】

1.诱因　产妇营养不良、孕期贫血、孕晚期性生活、阴道炎、宫颈炎、胎膜早破、产科手术操作、产程延长、产前产后出血过多等,机体抵抗力下降,均可导致产褥感染。

2.病原体种类

(1)需氧菌:链球菌,以β溶血性链球菌致病性最强;杆菌,以大肠埃希菌、克雷伯菌属、变形杆菌属多见;葡萄球菌,以金黄色葡萄球菌和表皮葡萄球菌多见。

(2)厌氧菌:球菌,以消化球菌和消化链球菌多见;杆菌,以脆弱类杆菌常见,易形成化脓性血栓性静脉炎和器官脓肿;梭状芽胞杆菌,主要是产气荚膜杆菌,可引起溶血、急性肾衰竭、气性坏疽而死亡。

(3)支原体与衣原体:溶脲支原体和人型支原体,沙眼衣原体。

【临床表现】

①急性外阴、阴道、宫颈炎:分娩时会阴部损伤或手术产导致感染。局部伤口疼痛、红肿、发硬、裂开,脓液流出,压痛明显,可有低热。②急性子宫内膜炎、子宫肌炎:阴道内有脓性分泌物且有臭味,子宫复旧不良,腹部有压痛,可有高热、头痛、白细胞增高等感染症状。③急性盆腔结缔组织炎、急性输卵管炎:表现寒战、高热、腹胀、下腹痛,白细胞持续升高,中性粒细胞明显增多,核左移。④急性盆腔腹膜炎及弥漫性腹膜炎:全身中毒症状,如高热、恶心、呕吐、腹胀,检查时下腹部有明显压痛、反跳痛。⑤血栓静脉炎:多由厌氧性链球菌引起,常由盆腔内静脉向下扩散可形成下肢深静脉炎,病变单侧居多,产后1～2周多见,表现为寒战、高热,症状可持续数周或反复发作。当下肢血栓静脉炎影响静脉回流时,出现下肢水肿、疼痛,皮温升高,皮肤发白,习称"股白肿"。⑥脓毒血症及败血症:表现为持续高热、寒战、全身中毒症状,可并发感染性休克、危及生命。

【预后】

此病重在预防,消除诱因,及时、有效应用抗生素,可改善预后。

【诊断标准】

①病史询问:排除引起产褥病率的其他疾病。②全身及局部检查:仔细检查腹部、盆腔及会阴伤口,确定感染的部位和严重程度。③辅助检查:B型超声、彩色多普勒超声、CT、磁共振等检测手段,能够对感染形成的炎性包块、脓肿做出定位及定性诊断。血常规白细胞计数升高、血清C反应蛋白(速率散射浊度法)>8mg/L,有助于早期诊断感染。④确定病原体:病原体的鉴定对产褥感染的诊断与治疗非常重要。方法有:病原体培养、分泌物涂片检查、病原体抗原和特异抗体检测。

【一般治疗】

①支持疗法:加强营养,增强全身抵抗力,纠正水、电解质失衡。②切开引流:会阴切口或腹部切口感染,及时行切开引流术;盆腔脓肿可经腹或后穹切开引流,半卧位以利于引流。抗感染的同时,宫腔残留物应适时清除。

(二)药物治疗要点

(1)抗生素的应用:按药敏试验选用广谱高效抗生素,中毒严重者,短期加用肾上腺皮质激素,如地塞米松、氢化可的松等。

(2)对血栓静脉炎,在应用大量抗生素的同时,可加用肝素钠、尿激酶,还可同时服用阿司匹林肠溶片、双嘧达莫片等。

（三）常用药物

尿激酶

【其他名称】

嘉泰、洛欣、尿活素、雅激酶

【作用与用途】

主要用于急性心肌梗死、急性脑血栓形成和脑血管栓塞、急性广泛性肺栓塞、肢体周围动静脉血栓、中央视网膜动静脉血栓及其他新鲜血栓闭塞性疾病。

【用法用量】

1.静脉注射　急性脑血栓和脑栓塞、外周动静脉血栓：一日 2 万～4 万 U，分 1～2 次给药。疗程为 7～10 日，剂量可根据病情增减。

2.静脉滴注

(1)急性脑血栓和脑栓塞、外周动静脉血栓：一日 2 万～4 万 U，分 1～2 次给药。疗程为 7～10 日，可根据病情增减剂量。

(2)急性心肌梗死：一日 50 万～150 万 U，于 30～60 分钟均匀滴入。

(3)肺栓塞：首剂 4000U/kg，于 30～45 分钟滴注完，继以 4000U/(kg·h)静脉泵入，持续 24～48 小时。

(4)深静脉血栓：首剂 4000U/kg，于 30～45 分钟滴入，继以 4000U/(kg·h)，维持溶栓 48～72 小时。

【药代动力学】

本药静脉注射后，纤溶酶的活性迅速上升，15 分钟达高峰，6 小时后仍继续升高。凝血因子 I 降至约 1000mg/L，24 小时后方缓慢回升至正常。体内半衰期约为 20 分钟，肝功能受损者其半衰期有所延长。

【禁忌证】

14 日内有活动性出血、手术、活体组织检查、心肺复苏，不能实施压迫的血管穿刺及外伤者；出血性疾病或有出血倾向、进展性疾病患者；有出血性脑卒中病史者；细菌性心内膜炎、左房室瓣病变伴房颤且高度怀疑左心腔内有血栓者；有难以控制的高血压或不能排除主动脉夹层动脉瘤者；对扩容和血管加压药无反应的休克患者；糖尿病合并视网膜病变；低纤维蛋白原血症患者；意识障碍者；严重的肝肾功能障碍者。

【安全用药监护】

1.不良反应

(1)轻度出血可见皮肤、黏膜、肉眼及显微镜下血尿、血痰、小量咯血、呕血等；严重出血可见大量咯血、消化道大出血、腹膜后出血及颅内、脊髓、纵隔内、心包出血等。

(2)可见头痛、恶心、呕吐、食欲缺乏、疲倦、丙氨酸氨基转移酶(ALT)升高、血细胞比容中度降低等。

(3)少见：发热；未完全溶解的栓子脱落；过敏反应；偶见过敏性休克。

(4)其他：冠状动脉血栓在快速溶栓时可产生再灌注综合征或室性心律失常；已溶栓部位可再出现血栓。

2.主要相互作用

(1)与肝素合用,可抑制本药的活性,如需联用,两者应间隔2～3小时。

(2)本药大剂量与口服抗凝血药合用,可能加重出血的危险,故两者不宜联用。

3.特殊人群用药的监护　慎用:大于70岁者、哺乳期妇女、凝血障碍者慎用本药;FDA安全性分级为B级。

4.用药前后及用药时应当检查或监测的项目　用药前应测定优球蛋白溶解时间、部分凝血活酶时间、凝血酶时间、凝血酶原时间、出血时间、血小板计数、血红蛋白、血细胞比容等;用药期间需监测凝血及溶栓情况。

阿司匹林

【其他名称】

安可、春巴米尔、拜阿司匹灵、力爽、乙酰水杨酸

【作用与用途】

抗血栓药。对血小板聚集有抑制作用,可防止血栓形成,临床用于预防一过性脑缺血发生、心肌梗死、心房颤动、人工心脏瓣膜、动静脉瘘或其他手术后的血栓形成。也可用于不稳定型心绞痛。

【用法用量】

口服。一日75～160mg,每日1次。

【药代动力学】

$t_{1/2}$为15～20分钟,$t_{1/2}$长短取决于剂量的大小和尿pH,一次服小剂量时为2～3小时;大剂量时可达20小时以上;反复用药时可达5～18小时。一次服药后1～2小时达血药峰值。

【禁忌证】

对本药过敏者,或有其他NSAIDs过敏史者;消化性溃疡病患者、活动性溃疡病患者及其他原因引起的消化道出血者;先天性或后天性血凝异常者;哮喘患者;鼻息肉综合征患者;出血体质或出血倾向者;严重肝、肾功能不全者;孕妇;哺乳期妇女。

【安全用药监护】

1.不良反应

(1)较常见的有恶心、呕吐、上腹部不适或疼痛等胃肠道反应,停药后多可消失。长期或大剂量服用可有胃肠道出血或溃疡。

(2)出现可逆性耳鸣、听力下降。

(3)过敏反应:表现为哮喘、荨麻疹、血管神经性水肿或休克。

(4)肝、肾功能损害,与剂量大小有关,损害均是可逆性的,停药后可恢复。但有引起肾乳头坏死的报道。

2.主要相互作用

(1)本品不宜与抗凝血药及溶栓药同用。

(2)抗酸药如碳酸氢钠等可增加本品自尿中的排泄,使血药浓度下降。

(3)本品与糖皮质激素同用,可增加胃肠道不良反应。

(4)本品可加强口服降糖药及甲氨蝶呤的作用,不应同用。

3.过敏监护　对本品过敏时也可能对另一种水杨酸类药或另一种非甾体类的非甾体抗炎药过敏。

4.特殊人群用药的监护

(1)老年人:易出现毒性反应,长期使用本药可发生肺水肿。

(2)儿童:12 岁以下儿童用药应谨慎。

(3)孕妇:在妊娠的最后 2 周用药,可增加胎儿出血或新生儿出血的危险。妊娠晚期长期用药可能使胎儿动脉导管收缩或早期闭锁,导致新生儿持续性肺动脉高压及心力衰竭。FDA安全性分级为 C 级,妊娠晚期足量给药时为 D 级。

(4)哺乳期妇女:长期大剂量用药可能对婴儿产生不良反应。

(5)慎用:对所有类型镇痛药、抗炎药和抗风湿药过敏、有其他过敏性反应的患者;花粉性鼻炎、鼻出血或慢性呼吸道感染患者;葡萄糖-6-磷酸脱氢酶缺陷者;痛风患者;心、肝、肾功能不全者;高血压患者;慢性或复发性胃或十二指肠病变患者;溶血性贫血者;月经过多者。

5.药品过量处置　重度可出现血尿、抽搐、幻觉、重症精神错乱、呼吸困难及无名热等;儿童患者精神及呼吸障碍更明显。停药,对症处理。

6.用药前后及用药时应当检查或监测的项目　长期大量用药时应定期检查血细胞比容、肝功能及血清水杨酸含量;监测凝血指标和定期检查肝功能。

双嘧达莫

【其他名称】

凯乐迪、潘生丁、升达、双嘧哌胺醇

【作用与用途】

主要用于抗血小板聚集,用于预防血栓形成。

【用法用量】

口服。1 次 25~50mg,1 日 3 次,饭前服。

【药代动力学】

口服吸收迅速,平均达峰浓度时间约 75 分钟,血浆半衰期为 2~3 小时。与血浆蛋白结合率高。在肝内代谢,与葡萄糖醛酸结合,从胆汁排泄。

【禁忌证】

对本药过敏者和休克患者。

【安全用药监护】

1.不良反应

(1)常见头痛、头晕、眩晕、恶心、呕吐、腹部不适、腹泻、面部潮红、皮疹、荨麻疹、瘙痒;偶有肝功能异常;罕见心绞痛、肝功能不全。

(2)其他。长期大量用药可致出血倾向;用于治疗缺血性心脏病时,可能发生"冠状动脉窃血",导致症状恶化;有幼儿使用本药后出现严重过敏反应。

2.主要相互作用

(1)与阿司匹林合用,有协同作用,本药应减量。

(2)与肝素、香豆素类药、头孢孟多、头孢替坦、普卡霉素或丙戊酸等合用,可加重低凝血酶原血症,或进一步抑制血小板聚集,引起出血。

3.特殊人群用药的监护

(1)儿童:12岁以下儿童用药的安全性和有效性尚未确立。

(2)孕妇:FDA安全性分级为B级。

(3)哺乳期妇女:慎用。

(4)慎用:低血压患者;有出血倾向者;冠心病患者。

4.药品过量处置　如果发生低血压,必要时可用升压药。急性中毒症状在啮齿动物有共济失调、运动减少和腹泻,在狗中有呕吐、共济失调和抑郁。双嘧达莫与血浆蛋白高度结合,透析可能无益。

二、产褥中暑及其用药

(一)病因与临床表现

产褥中暑是指在产褥期因高温环境中体内余热不能及时散发,引起中枢性体温调节功能障碍的急性热病,表现为高热,水电解质紊乱,循环衰竭和神经系统功能损害等。本病起病急骤,发展迅速,处理不当可遗留严重的后遗症,甚至死亡。

【病因】

①外界气温＞35℃、湿度＞70％时,机体靠汗液蒸发散热困难。②居住条件差,通风不良且无降温设备。③产妇分娩过程中体力消耗大、失血过多,产后出汗过多又摄盐不足。④产褥感染患者发热时,更容易中暑。

【临床表现】

①发病急骤,前驱症状常有口渴、多汗、恶心、头晕、头痛、胸闷及心慌、乏力等。②轻度中暑,除上述症状外,可有体温上升、脉搏呼吸增快、面色潮红、出汗停止、皮肤干热、痱子布满全身。③重度中暑时,体温继续升高,可达41～42℃,呈稽留热,可出现昏迷、谵妄、抽搐、呕吐、腹泻、呼吸急促、脉细速、血压下降、面色苍白、瞳孔缩小、瞳孔对光反射和膝反射减弱或消失等危急证候。

【诊断标准】

①病史:有引起本病的原因及诱因。②出现上述症状、体征。③实验室检查:血、尿常规,生化等检查。

【预后】

此病重在预防,救治及时预后良好。

【一般治疗】

1.立即改变高温和不通气环境,迅速降温。迅速降低体温是抢救成功的关键。

(1)将产妇移至凉爽通风处,脱去产妇过多衣着。

(2)鼓励多饮冷开水、冷绿豆汤、十滴水、仁丹、口服补液盐等;若患者出现呕吐、腹泻,可给予藿香正气丸。

(3)乙醇擦浴颈部、腋下、腹股沟、腘窝处。

2.保持呼吸道通畅,及时给氧;患者意识不清时留置导尿,并记录24小时出入量。

3.及时纠正水、电解质紊乱及酸中毒,积极防治休克。

(二)药物治疗要点

1.药物降温 物理降温效果不佳时可行药物降温。

(1)氯丙嗪25～50mg加入0.9%氯化钠或5%葡萄糖液500ml中静脉滴注,1～2小时滴完,必要时6小时重复。

(2)冬眠Ⅰ号(哌替啶100mg、氯丙嗪50mg,异丙嗪50mg)全量或半量加入5%葡萄糖液250ml中静脉滴注。适用于高热昏迷的危重患者。使用药物降温时需监测血压、心率、呼吸等,血压过低不能使用氯丙嗪,可用氢化可的松100～200mg加入5%葡萄糖液500ml中静脉滴注。

2.纠正水、电解质紊乱及酸中毒,预防休克

(1)周围循环衰竭者应补液,如血浆及晶体液等,液量控制在2000～3000ml,滴速16～30滴/分。

(2)5%碳酸氢钠纠正酸中毒。

(3)脑水肿抽搐者:20%甘露醇或25%山梨醇250ml,快速静脉滴注。地西泮10mg肌注,或用10%水合氯醛10～20ml,保留灌肠,25%硫酸镁解痉。

(4)呼吸衰竭者可给予呼吸兴奋药:尼可刹米、洛贝林等交替使用。

(5)心力衰竭者可给予毛花苷丙0.2～0.4mg缓慢静注,必要时4～6小时重复。

(6)应用广谱抗生素预防感染。

(三)常用药物

氯丙嗪注射液

【其他名称】

阿米那金、冬眠灵、可乐静、氯普马嗪

【作用与用途】

①对兴奋躁动、幻觉妄想、思维障碍及行为紊乱等阳性症状有较好的疗效。用于精神分裂症、躁狂症或其他精神病性障碍。②止呕,各种原因所致的呕吐或顽固性呃逆。

【用法用量】

①肌内注射:1次25～50mg,1日2次,待患者合作后改为口服。②静脉滴注:从小剂量开始,25～50mg稀释于500ml葡萄糖氯化钠注射液中缓慢静脉滴注,一日1次,每隔1～2日缓慢增加25～50mg,治疗剂量一日100～200mg。不宜静脉推注。

【药代动力学】

注射给药生物利用度比口服高3～4倍,血浆蛋白结合率在90%以上,易于透过血-脑屏障,颅内药物浓度高4～5倍。在肝脏代谢,主要以代谢物形式从尿和粪便中排出。

【禁忌证】

基底神经节病变、帕金森病、帕金森综合征、骨髓抑制、青光眼、昏迷及对吩噻嗪类药过敏者。

【安全用药监护】

1.不良反应

(1)有口干、上腹部不适、乏力、心悸、便秘、视物不清、粒细胞减少、直立性低血压等。

(2)偶见泌乳、乳房肿大、肥胖、闭经、男性性功能减退等。

(3)可发生过敏反应,常见的有皮疹、接触性皮炎、剥脱性皮炎、粒细胞减少、哮喘、紫癜等,应立即停药。

(4)偶见胆汁淤积性黄疸、肝功能损害等。

(5)可发生帕金森病和锥体外系症状。

(6)可见心电图 Q-T 间期延长和 T 波异常。

(7)偶见恶性神经安定综合征。

(8)静注时可发生血栓性静脉炎,肌注部位易产生硬块。

2.主要相互作用

(1)与抗高血压药合用易致直立性低血压。

(2)与阿托品类药物合用,不良反应加强。

(3)抗酸剂可以降低本品的吸收,苯巴比妥可加快其排泄。

(4)与单胺氧化酶抑制药及三环类抗抑郁药合用时,不良反应加重。

3.过敏监护　交叉过敏:对其他吩噻嗪类药物过敏者,对本品也可能过敏。

4.特殊人群用药的监护

(1)老年人:慎用。

(2)儿童:慎用。

(3)孕妇:慎用。

(4)哺乳期妇女:停止哺乳。

(5)慎用:患有心血管疾病(如心力衰竭、心肌梗死、传导异常)。

5.药品过量处置　静脉注射高渗葡萄糖注射液,促进利尿,排泄毒物,但输液不宜过多,以防心力衰竭和肺水肿。依病情给予对症治疗及支持疗法。

6.用药前后及用药时应当检查或监测的项目　白细胞计数;肝功能测定;尿胆红素测定;持续用药 1.5 年以上者应进行眼科检查。

异丙嗪

【其他名称】

非那根、非那更、抗胺、抗胺荨、盐酸异丙嗪

【作用与用途】

用于皮肤黏膜的过敏;晕动病;镇静、催眠;恶心、呕吐的治疗;术后疼痛等。

【用法用量】

①抗过敏:1 次 12.5mg,每日 4 次,饭后及睡前服用,必要时睡前 25mg。②止吐:开始时 1 次 25mg,必要时可每 4～6 小时服 12.5～25mg。③抗眩晕:1 次 25mg,必要时每日 2 次。④镇静催眠:1 次 25～50mg,必要时增倍。

【药代动力学】

肌注给药后起效时间为 20 分钟,静注后为 3～5 分钟,抗组胺作用一般持续时间为 6～12 小时,镇静作用可持续 2～8 小时。主要在肝内代谢。

【禁忌证】

早产儿、新生儿,驾驶员、机械操作者、运动员应禁用。

【安全用药监护】

1.不良反应

(1)较常见的有嗜睡;较少见的有视力模糊或色盲(轻度)、头晕目眩、口鼻咽干燥、耳鸣、皮疹、胃痛或胃部不适感、反应迟钝(儿童多见)、晕倒感(低血压)、恶心或呕吐[进行外科手术和(或)并用其他药物时],甚至出现黄疸。

(2)增加皮肤对光的敏感性,多噩梦,易兴奋,易激动,幻觉,中毒性谵妄,儿童易发生锥体外系反应。上述反应发生率不高。

(3)心血管的不良反应很少见,可见血压增高,偶见血压轻度降低。白细胞减少、粒细胞减少症及再生不良性贫血则属少见。

2.主要相互作用

(1)乙醇或其他中枢神经抑制药,特别是麻醉药、巴比妥类、单胺氧化酶抑制药或三环类抗抑郁药与本品同用时,可增强本药和这些药物的效应。

(2)胆碱类药物,尤其是阿托品类药和异丙嗪同用时后者的抗毒蕈碱样效应增强。

(3)苄铵、异喹胍或胍乙啶等降压药与异丙嗪同用时,前者的降压效应增强。肾上腺素与异丙嗪同用时,肾上腺素的 α 作用可被阻断,而使 β 作用占优势。

(4)铂、巴龙霉素及其他氨基糖苷类抗生素、水杨酸制剂和万古霉素等耳毒性药与异丙嗪同用时,其耳毒性症状可被掩盖。

3.过敏监护 交叉过敏,已知对吩噻类药高度过敏的病人,也对本品过敏。

4.特殊人群用药的监护

(1)老年人:用本药易发生头晕、呆滞、精神错乱和低血压、锥体外系症状等。

(2)儿童:小于 3 个月的小儿不宜应用本品。一般的抗组胺药对婴儿特别是新生儿和早产儿有较大的危险性。

(3)孕妇:可诱发婴儿的黄疸和锥体外系症状。在临产前 1～2 周应停用此药。

(4)慎用:心血管疾病;高血压;前列腺肥大;青光眼;幽门或十二指肠梗阻;肝肾功能不全和有癫痫史者慎用。

5.药品过量处置 解救时可对症注射地西泮和毒扁豆碱。必要时给予吸氧和静脉输液。

山梨醇

【其他名称】

D-山梨醇、多羟基六碳糖、花椒醇、蔷薇醇、清凉茶醇

【作用与用途】

用于颅脑外伤、脑水肿、急性肾衰竭、青光眼及急性少尿性肾衰竭的预防。

【用法用量】

静滴:1 次 25％溶液 250～500ml,为消除脑水肿,每隔 6～12 小时重复注射 1 次。

【药代动力学】

利尿作用于静注后 0.5～1 小时出现,维持 3 小时。本药 $t_{1/2}$ 为 100 分钟,当存在急性肾衰竭时可延长至 6 小时。肾功能正常时,静脉注射山梨醇100g,3 小时内 80％经肾排出。

【禁忌证】

急、慢性肾功能不全禁用;有活动性颅内血出血者禁用。

【安全用药监护】

1.不良反应

(1)水和电解质紊乱。

(2)寒战、发热;头晕、视物模糊;排尿困难。

(3)血栓性静脉炎。

(4)山梨醇外渗可致组织水肿、皮肤坏死。

(5)过敏引起皮疹、荨麻疹、呼吸困难、过敏性休克。

(6)高渗引起口渴。

(7)渗透性肾病。渗透性肾病常见于老年肾血流量减少及低钠、脱水患者。

2.主要相互作用

(1)可增加洋地黄毒性作用,与低钾血症有关。

(2)增加利尿药及碳酸酐酶抑制药的利尿和降眼内压作用,与这些药物合并时应调整剂量。

3.特殊人群用药的监护

(1)老年人:随年龄增长,发生肾损害的机会增多。

(2)慎用:心功能不全、脱水所致尿少者。

水合氯醛

【其他名称】

水化氯醛、含水氯醛

【作用与用途】

①治疗失眠,适用于入睡困难的患者,连续服用超过 2 周则无效。②麻醉前、手术前和睡眠脑电图检查前用药,可镇静和解除焦虑。③抗惊厥,用于癫痫持续状态的治疗,也可用于小儿高热、破伤风及子痫引起的惊厥。

【用法用量】

①催眠:口服或灌肠 0.5～1.0g,睡前一次,口服宜配制成 10％的溶液或胶浆使用,灌肠宜将 10％的溶液再稀释 1～2 倍灌入。②镇静:一次 0.25g,一日 3 次,饭后服用。用于癫痫持续状态,常用 10％溶液 20～30ml,稀释 1～2 倍后一次灌入,方可见效。最大限量一次 2g。

【药代动力学】

1 小时达高峰,维持 4～8 小时。血浆 $t_{1/2}$ 为 7～10 小时。在肝迅速代谢成为具有活性的三氯乙醇,三氯乙醇的蛋白结合率为 35％～40％,三氯乙醇 $t_{1/2}$ 为 4～6 小时。三氯乙醇进一步与葡萄糖醛酸结合而失活,经肾排出,无滞后作用与蓄积性。

【禁忌证】

肝、肾、心脏功能严重障碍者禁用;间歇性血卟啉病患者禁用。

【安全用药监护】

1.不良反应

(1)对胃黏膜有刺激,易引起恶心、呕吐。

(2)大剂量能抑制心肌收缩力,缩短心肌不应期,并抑制延髓的呼吸及血管运动中枢。

(3)对肝、肾有损害作用。

(4)偶有发生过敏性皮疹,荨麻疹。

(5)长期服用产生依赖性及耐受性,突然停药可引起神经质、幻觉、烦躁、异常兴奋、谵妄、震颤等严重撤药综合征。

2.主要相互作用

(1)中枢神经抑制药、中枢抑制性抗高血压药与本品合用,可使本药的中枢性抑制作用更明显。

(2)与抗凝血药同用时,抗凝血效应减弱,应定期测定凝血酶原时间,以决定抗凝血药用量。

(3)服用水合氯醛后静注呋塞米注射液,可导致出汗、烘热、血压升高。

3.特殊人群用药的监护

(1)孕妇:在妊娠期经常服用,新生儿产生撤药综合征。

(2)哺乳期妇女:能分泌入乳汁,可致婴儿镇静。

(3)胃炎及溃疡患者不宜口服,直肠炎和结肠炎的病人不宜灌肠给药。

4.药品过量处置   应维持呼吸和循环功能,必要时行人工呼吸,气管切开。在因水合氯醛过量中毒的病人,用氟马西尼可改善清醒程度、扩瞳、恢复呼吸频率和血压。

尼可刹米

【其他名称】

二乙烟酰胺、可拉明、烟酸二乙胺、烟酸乙胺

【作用与用途】

用于中枢性呼吸抑制及多种原因引起的呼吸抑制。

【用法用量】

①皮下注射:1 次 0.25～0.5g,必要时 1～2 小时重复用药。极量:1 次 1.25g。②肌内注射:同皮下注射项。③静脉注射:同皮下注射项。④静脉滴注:3～3.75g 加入 500ml 液体中,滴速为每分钟 25～30 滴。

【药代动力学】

吸收好,起效快,作用时间短暂,一次静脉注射只能维持作用 5～10 分钟,进入体内后迅速分布至全身,体内代谢为烟酰胺,然后再被甲基化成为 N-甲基烟酰胺,经尿排出。

【禁忌证】

抽搐、惊厥患者;小儿高热而无中枢性呼吸衰竭时。

【安全用药监护】

1.不良反应

(1)较大剂量时可出现心率加快、喷嚏、呛咳；大剂量时可出现血压升高、心悸、多汗、面部潮红、心律失常。

(2)常见抽搐。

(3)常见烦躁不安,大剂量时可出现震颤、惊厥,甚至昏迷。

(4)恶心、呕吐。

(5)较大剂量时可出现全身瘙痒、皮疹。

2.主要相互作用　与其他中枢神经兴奋药有协同作用,可引起惊厥。

3.特殊人群用药的监护

(1)慎用:急性血卟啉病(易诱发血卟啉病急性发作)和运动员。

(2)其他:本药对呼吸肌麻痹者无效。

4.药品过量处置　出现惊厥时,可注射苯二氮䓬类或小剂量硫喷妥钠或苯巴比妥钠等控制;静脉滴注10%葡萄糖注射液,促进排泄;给予对症治疗和支持疗法。

洛贝林

【其他名称】

半边莲碱、芦别林、山梗菜碱、盐酸洛贝林

【作用与用途】

主要用于多种原因引起的中枢性呼吸抑制。常用于新生儿窒息、一氧化碳中毒、阿片中毒等。

【用法用量】

①肌内注射:1次10mg;极量为1次20mg,1日50mg。②皮下注射:同肌内注射。③静脉注射:1次3mg;极量为1次6mg,1日20mg。

【药代动力学】

静脉注射后作用持续时间短,通常为20分钟。

【安全用药监护】

1.不良反应

(1)可见恶心、呕吐,呛咳、头痛、心悸。

(2)其他:大剂量用药可出现心动过缓;剂量继续增大可出现心动过速、传导阻滞、呼吸抑制、惊厥等。

2.主要相互作用　本药注射液禁止与碘、鞣酸以及铅、银等盐类药配伍。

3.药品过量处置　用药过量可引起大汗、心动过速、低血压、低体温、呼吸抑制、强直性阵挛性惊厥、昏迷、死亡。应立即停药。

毛花苷C

【其他名称】

毛花苷C、毛花强心丙、毛花强心苷丙、毛花洋地黄苷、西地兰。

【作用与用途】

用于急慢性心力衰竭、心房颤动和阵发性室上性心动过速。

【用法用量】

①口服给药:缓慢全效量为 1 次 0.5mg,1 日 4 次,维持量为 1 日 1mg,分 2 次服用。②静脉注射:全效量为 1～1.2mg。首次剂量为 0.4～0.6mg,视需要 2～4 小时后再给予 0.2～0.4mg,用 5% 或 25% 葡萄糖注射液稀释后缓慢注射。

【药代动力学】

静脉注射,5～30 分钟起效,作用维持 2～4 日。治疗量和中毒量差距比其他洋地黄苷类大得多,致死量可能是其维持量的 20～50 倍。

【禁忌证】

任何强心苷制剂中毒;室性心动过速、心室颤动;梗阻性肥厚型心肌病;预激综合征伴心房颤动或扑动;心肌梗死者禁止注射给药。

【安全用药监护】

1.不良反应　参见地高辛。

2.主要相互作用　参见地高辛。

3.特殊人群用药的监护

(1)老年人:须用较小剂量。

(2)儿童:新生儿对本药的耐受性不定,肾清除减少。早产儿对本药敏感,应按其不成熟程度适当减少剂量。按体重或体表面积计,1 个月以上婴儿比成人需用量略大。

(3)孕妇:妊娠后期母体用量可能增加,分娩后 6 周剂量须渐减。

(4)慎用:低钾血症;高钙血症;甲状腺功能低下;不完全性房室传导阻滞;缺血性心脏病;急性心肌梗死;心肌炎;肾功能损害;近期用过其他洋地黄类强心药者。

4.用药前后及用药时应当检查或监测的项目　心电图、血压、心率、心律、心功能等;电解质;肾功能;疑有洋地黄中毒时应进行血药浓度测定。

第九章　儿科用药

第一节　小儿药动力学特点

药动学各参数和指标取决于药物本身和机体两个方面。小儿机体的构成成分和器官功能等方面都处于不断发育成熟过程中,大多数药物的吸收、分布、代谢和排泄等体内过程特点与成年人相比有显著差异,并且不同年龄组的小儿之间也有显著差异。了解小儿不同时期的生理学特点有助于掌握药物在小儿的体内过程特点。

一、吸收

(一)口服给药

药物在胃肠道的吸收受胃排空速度、胃液酸度、肠道蠕动速度和胃肠道消化能力等因素的影响。

刚出生第一天的新生儿其胃排空缓慢,此时经口给药,主要在胃被吸收的药物的吸收率会增高,而主要在肠道被吸收的药物其疗效出现的潜伏期会延长,某些药物口服后的吸收情况难以预料。

新生儿和婴幼儿胃酸分泌较少。刚出生的新生儿胃液呈中性(pH 为 6～8),出生 24h 后胃液 pH 迅速降至 1～3,10 天左右又逐渐回升至中性。随后由于胃酸分泌渐增,胃液 pH 渐降,至 2～3 岁达成年人水平,但早产儿的胃液 pH 持续偏高。胃酸缺乏时会影响药物的溶解和解离,如青霉素 G、氨苄西林、奈夫西林等因胃酸少而使药物破坏减少、吸收增加、增快;而苯妥英钠、苯巴比妥、利福平、对乙酰氨基酚及维生素 B_2 在胃酸相对偏碱时,解离型增加而吸收减少、减慢,血药浓度降低。

新生儿的肠蠕动较慢或不规则,肠蠕动慢时主要在肠道被吸收的药物的吸收率增高,药物作用亦增强,甚至会出现毒性作用;另一方面,新生儿易发生腹泻,此时肠蠕动增快,主要在肠道被吸收的药物的吸收率则会降低。与成年人比较,新生儿胃肠道消化能力较低,α 淀粉酶、胰腺酶、脂肪酶和胆汁分泌量均较少,对脂肪消化能力不足,使得脂溶性药物包括脂溶性维生素吸收较差。

（二）胃肠道外给药

新生儿皮下脂肪少，皮下注射给药吸收不良，故不适用。婴幼儿的肌肉未充分发育，疾病时末梢循环欠佳，影响药物的吸收，不宜肌内注射。小儿病情较重时常采用静脉给药，但应注意，静脉给予高渗药物有引起高渗血症的危险，严重时可能引发颅内出血和坏死性肠炎；静脉给予刺激性药物可能引起血栓性静脉炎。直肠给药时，由于药物在直肠的存留时间及直肠血流量存在个体差异，药物的吸收程度发生较大差异。

新生儿及婴幼儿的皮肤角质层较薄，与成年人比较，药物易经皮肤吸收，既能产生治疗作用，但也容易发生不良反应。例如，给出生时不足 30 孕周的早产儿皮肤上涂敷含有茶碱的胶状物，可以有效控制呼吸暂停症；给 6～12 岁的多动症患儿一天一次使用利他灵透皮贴可以有效控制症状。但是，小儿如果长期大量皮肤涂用肾上腺皮质激素类药物，可因药物吸收过多而抑制肾上腺皮质的发育；外用含硼酸类制剂可因吸收而引起全身毒性反应；用 3％六氯双酚杀菌溶液给新生儿洗澡可因药物吸收而引起中毒；甚至婴儿穿戴用樟脑丸保存的衣物时，部分葡萄糖-6-磷酸脱氢酶缺乏者可因萘（樟脑丸的重要成分）经皮肤吸收，发生溶血性贫血。

二、分布

药物在体内的分布在小儿和成年人上有较大的差异，主要原因有以下三方面：①小儿的身体组成成分与成人有差异；②小儿的血脑屏障发育不完全，对药物的屏障作用较差；③小儿的血浆蛋白与药物的结合力较低。

出生后，小儿的身体组成成分随生长发育而发生着相当巨大的变化。在早产儿、婴儿和成年人，体内水所占的比例分别为 85％、78％和 60％，细胞外液分别占体重的 50％、35％和 19％。因此，小儿与成年人比较，其药物的分布容积差异相当大。在给不同时期小儿用药时，应结合体液比例变化的特点和药物的理化特征来判定药物在血液、细胞外液、细胞内液等不同区间的分布和浓度，评估药物的治疗作用和可能的毒性反应。例如：新生儿和婴幼儿体液含量大，脂肪含量低，故而水溶性药物的分布容积增大，药物在血液和细胞外液浓度较低。但新生儿和婴幼儿在疾病状态时易发生脱水，此时水溶性药物的分布容积减少，血药浓度相应升高，药物作用增强，甚至会出现毒性作用，这是新生儿易出现药物中毒的原因之一。

新生儿尤其是早产儿的血脑屏障发育尚不完善，对多种药物的屏障阻滞作用较弱，某些药物如镇静催眠药、吗啡等镇痛药、全身麻醉药、四环素类抗生素等易穿过血脑屏障，对中枢神经系统的作用增强。此外，小儿在酸中毒、缺氧、低血糖和脑膜炎等病理状况下，其血脑屏障功能进一步降低，使药物更易进入脑组织而发挥作用或产生毒性反应。

药物吸收入血后与血浆蛋白可逆性结合，结合型药物暂时不发挥药理活性，只有游离型药物才表现出药理作用。新生儿因其血浆蛋白浓度低、蛋白与药物的亲和力低、内源性物质如游离脂肪酸或胆红素可以竞争性结合血浆蛋白位点等原因，使得多种药物的血浆蛋白结合率显著低于成年人，故而血浆及组织中游离型药物浓度升高，药物的作用增强，甚至产生毒性反应。例如，新生儿对阿司匹林、地西泮等较敏感，这可能与其脑组织中游离药物浓度较高有关。另一方面，药物与胆红素竞争血浆蛋白结合位点，可使游离胆红素浓度增高而引发核黄疸，故出生 1 周内的新生儿禁用磺胺类药物、阿司匹林和维生素 K 等。但是，游离型药物增多，也使药物更容易从肾清除，从而使药物血浆清除率升高。

三、代谢

大多数药物经肝被代谢，代谢速度取决于肝细胞色素 P450 混合功能氧化酶（CYP 酶）的代谢能力和肝药物结合酶的结合能力。新生儿的肝对药物的代谢能力最低，随着年龄增加，代谢酶系迅速发育，约在 6 个月时已与成年人相当，随后代谢能力继续增加，有的儿童某一年龄阶段 CYP 酶活性可超过成年人。婴儿（尤其是在 6 个月以内）肝的葡糖醛酸转移酶的活性较低，对许多药物的消除能力低，药物清除率小，药物的消除半衰期较长。因此，需经氧化代谢的药物（如苯巴比妥、地西泮、苯妥英钠、利多卡因等）和需与葡糖醛酸结合代谢的药物（如氯霉素、吲哚美辛、水杨酸盐等）在出生后 6 个月内的婴儿体内代谢清除率均较低，半衰期较长，若不调整剂量，可造成药物的蓄积中毒。如出生 1～2 周的新生儿，尤其是早产儿，使用氯霉素剂量过大（每天 100mg/kg），因为肝将其代谢为无活性的葡糖苷酸代谢产物的能力弱，可导致体内游离氯霉素浓度过高，发生致死性的"灰婴综合征"。氯霉素在新生儿、婴幼儿和年龄较大的小儿体内的消除半衰期分别为 26h、10h 和 4h。葡糖醛酸结合酶不足是磺胺类药物引起新生儿核黄疸的原因之一，磺胺类药物与新生儿生理性溶血时所产生的大量胆红素竞争葡糖醛酸，以致结合胆红素形成受阻而诱发胆红素脑病。若孕妇在分娩前一周始应用苯巴比妥，则可诱导新生儿的 CYP450 酶，促进葡糖醛酸结合酶增生，可防止发生高胆红素血症。

出生 6 个月内的婴儿肝对药物代谢能力变化较急剧，某些药物的消除半衰期在婴儿不同时期可有较大的差异，如苯巴比妥在新生儿出生后 0～5 天、5～15 天和 1～3 个月的消除半衰期分别为 200h、100h 和 50h，而成年人为 64～140h。需注意，婴儿（6 个月内）的药物代谢酶活性低，药物代谢速度较慢，但在评估血浆药物浓度和药效作用强度的时候，还应考虑到新生儿时药物与血浆蛋白结合率低，使血浆游离药物浓度升高，趋向于加速其代谢等因素。如新生儿每日注射苯妥英钠 10mg/kg 所达到的血浆浓度比成年人应用 5mgg/kg 要低得多。

某些儿童（4～12 岁）CYP 酶活性可超过成年人，对有些药物（如保泰松、苯妥英钠等）的代谢速度快于成年人，因此每千克体重用药剂量较成年人大。有些药物在新生儿体内的转化途径及转化产物也与成年人不同，如在早产儿有相当数量的茶碱经 CYPIA2 转化生成咖啡因，而在成年人并无这种变化；代谢消除速度也有较大的差异，如茶碱在新生儿的半衰期长达 24～36h，显著长于成年人（3～9h）。

此外，在新生儿用药时，还应考虑到，在妊娠期孕妇是否用过巴比妥类等具有肝药酶诱导作用的药物。母体较长期大量使用肝药酶诱导剂可使胎儿和新生儿的 CYP450 酶活性增高，从而使其对药物的代谢能力增强，药物作用减弱。

四、排泄

许多药物及其代谢产物通过肾排泄。新生儿肾功能发育不全，消除药物能力较差，尿 pH

较低,弱酸性药物排泄速度尤其慢。新生儿肾小球滤过率(GFR)按单位体表面积 1.73m² 计算,为每分钟 2～4mL,是成年人的 20%～40%,妊娠 34 周以前出生的早产儿更低(每单位体表面积为每分钟 0.6～0.8mL)。新生儿 GFR 在出生后迅速增加,到 3 周末可达成年人的 50%～60%,5～10 个月时逐渐达成年人水平。新生儿肾小管分泌和重吸收的作用也较成年人低,约在 7 个月时达到成年人的能力水平。因此,经肾小球滤过排泄的药物(如地高辛、庆大霉素等)和经肾小管分泌的药物(如青霉素类等)在新生儿其半衰期明显延长。在婴幼儿不同时期,肾功能有较大的差异,且患病时其肾功能情况可能更差,因此,很难预测婴幼儿血浆药物浓度,最好监测血浆药物浓度以调整患儿的给药剂量。小儿肾功能发育迅速,1 年后甚至超过成年人,某些药物的消除半衰期在刚学走路的小儿短于成年人,这可能与此时小儿代谢旺盛、药物排泄和代谢速度较快有关,这是某些药物的小儿用量相对较大的一个原因。

总之,与成年人的药动学相比,新生儿的药物分布容积较大,肝代谢和肾排泄药物的能力较差;通常幼儿和儿童的药物分布容积较大,消除速度也较快。因此,为了达到相同的血药浓度,按体重计算的剂量在新生儿较小,而在幼儿和儿童较大。

第二节　小儿的药效学特点

对绝大多数药物来讲,小儿的药效学特点与成年人基本相似,但对某些药物的反应可表现为明显的量上的差异,有时甚至可能发生质的改变。小儿不同发育时期的生理特点不同,某些疾病状态可引起特异性的病理生理改变,与成年人比差异显著,因此许多药物在小儿体内的一些药动学参数不同,导致药效学作用也出现差异。有些药物干扰生长发育必需物质的代谢,对处于生长发育中的小儿可引起在成年人不会出现的表现。

一、中枢神经系统

1.对药物敏感性增高　小儿中枢神经系统发育较迟,对作用于中枢神经系统的药物反应多较成年人敏感。在小儿,氯丙嗪和异丙嗪易致昏睡;阿片类药物易引起呼吸抑制;睡前吃含可可碱和少量咖啡因等的食物如巧克力糖也较易出现失眠。如需要使用中枢兴奋药,在新生儿宜选用山梗菜碱,而不宜用其他易致惊厥的中枢兴奋药。

2.影响智力发育　长期应用中枢抑制药,可降低小儿的学习和记忆功能,出现智力发育迟缓或障碍。目前已知苯二氮䓬类镇静催眠药、苯巴比妥、苯妥英钠和丙戊酸钠均能影响小儿记忆能力,长期使用均可影响智力发育。

3.毒性反应　新生儿由于血脑屏障发育尚未完善,有些药物易穿透血脑屏障,脑脊液中药物浓度较高,而使药物对中枢神经系统的作用增强,甚至引起毒性反应。如抗组胺药、氨茶碱、阿托品易引起昏迷或惊厥;肾上腺皮质激素易引起手足搐搦;氨基糖苷类抗生素易引起第Ⅷ对脑神经损伤;呋喃妥因易引起前额头痛及多发性神经根炎;四环素类、维生素 A 等易引起颅内压增高、囟门隆起等。

二、水盐代谢

1.水、电解质平衡　新生儿及婴幼儿体内水分的构成比例较大,对泻药和利尿药特别敏感,易致失水,对某些药物耐受差可能与此有关。例如,可溶性铁盐引起婴幼儿胃肠黏膜损伤,导致大量呕吐、腹泻和胃肠道出血甚至失水、休克,婴幼儿口服硫酸亚铁 1g 可引起严重中毒反应,2g 以上可致死,而成年人可以耐受 50g。小儿发热及其他多种疾患常伴有脱水,脱水时水溶性药物在体内的分布容积减少,药物浓度有增高趋势,药效学作用增强,如服用阿司匹林稍过量即可引起呕吐、失水、酸碱平衡失调等一系列毒性反应。

2.钙盐代谢　小儿骨骼发育迅速,钙盐代谢旺盛,易受药物影响。如四环素类能与钙盐形成络合物,可随钙盐沉积于牙齿及骨骼中,使牙齿黄染,并可抑制骨质生长发育;苯妥英钠可干扰钙盐吸收;肾上腺皮质激素干扰钙盐吸收和骨质钙盐代谢;同化激素可加速小儿骨骼融合,抑制小儿骨骼的正常生长发育。

三、遗传异常

1.葡糖-6-磷酸脱氢酶缺乏　许多小儿遗传性异常并不表现出遗传病,表面上发育正常,但对某些药物反应异常,多在小儿期间首次用药时才被发现。如葡糖-6-磷酸脱氢酶缺乏症患者使用如磺胺类药、抗疟药、硝基呋喃类抗菌药、对乙酰氨基酚及砜类抗麻风药等药物时可发生溶血反应,且常较成年人反应严重。此外,由于新生儿和婴幼儿红细胞内葡糖-6-磷酸脱氢酶和谷胱甘肽还原酶不足,且红细胞内高铁血红蛋白还原酶和过氧化氢酶活性低,因此在出生后 2～3 月内应用一些具有氧化作用的药物,如非那西丁、磺胺多辛、苯佐卡因、硝酸盐、碱式硝酸铋等,易致高铁血红蛋白血症。

2.其他酶缺乏　一些遗传性缺陷可影响药物在体内的代谢,导致药物作用及毒性反应增强。如乙酰化酶缺乏者对异烟肼的代谢缓慢;对位羟化酶不足者对苯妥英钠的代谢减慢;血胆碱酯酶缺乏者在应用琥珀胆碱时,可使骨骼肌持久麻痹而导致呼吸停止。

四、内分泌及营养

小儿的正常发育有赖于内分泌的协调及营养物质的充分供应、吸收与利用。有些药物可通过影响内分泌系统而干扰小儿身体及智力的正常生长发育。糖皮质激素有拮抗生长激素的作用,长期应用糖皮质激素可抑制儿童骨骼发育及蛋白质合成;氯丙嗪可干扰生长素的分泌,使儿童生长受到抑制;性激素制剂或影响垂体分泌的促性腺激素制剂均可影响性征发育,如人参、蜂王浆等中药均可促进垂体分泌促性腺激素,使小儿出现性早熟;对氨基水杨酸、磺胺类及保泰松等可抑制甲状腺激素的合成,硫脲类、硫氰化合物具有抗甲状腺作用,地高辛可导致甲状腺功能低下,这些药物均可通过影响甲状腺功能,造成小儿生长发育障碍。

有些药物可通过影响营养物质的吸收和利用而干扰小儿身体及智力的正常生长发育。苯妥英钠、苯巴比妥可诱导肝药酶,加速维生素 D 代谢,造成缺钙,使骨发育延缓;胃肠反应明显的药物可影响小儿的食欲,干扰营养物质的吸收、利用和代谢;有致泻作用的药物、药用炭等吸附药、广谱抗生素等可干扰维生素的吸收;异烟肼干扰维生素 B6 的利用;抗叶酸药、苯妥英钠和乙胺嘧啶等干扰叶酸代谢。

五、免疫反应

新生儿体内有来自母体的一些免疫球蛋白,6 个月以后逐渐消失,此时易受微生物感染。微生物感染对抗体的产生有促进作用,婴幼儿体内缓慢地产生各种抗体。抗菌药物可杀灭病原体及非病原微生物,不利于自身抗体的产生,削弱了婴幼儿的抗感染能力。因此,小儿轻度感染应加强护理,以少用抗菌药物为宜。新生儿免疫系统尚未发育成熟,过敏反应发生率较低,药物过敏反应的首次发生多在幼儿期及儿童期,且反应较严重,应引起重视。

六、其他方面

1.灰婴综合征　新生儿应用氯霉素剂量大于每天每千克体重 100mg 时易发生灰婴综合征,表现为厌食、呕吐、腹胀,进一步发展出现循环衰竭,全身呈灰色,病死率很高。近年来由于耐氨苄西林的流感嗜血杆菌等感染的出现,氯霉素在新生儿中再度应用,应注意有条件时应进行血药浓度监测,其治疗血药浓度范围应为 10～25mg/L。

2.牙齿色素沉着　四环素类抗生素(如四环素、多西环素、米诺环素等)可沉积于牙齿,引起永久性色素沉着、牙齿发黄。四环素类还可沉积于骨组织而抑制骨的生长发育,故妊娠 4 个月后的孕妇、哺乳期母亲和 8 岁以下的儿童除局部应用于眼科外都应禁用四环素类抗生素。

3.出血　新生儿和婴幼儿口服阿司匹林等非甾体抗炎药、香豆素类抗凝血药等易出现消化道出血;多种药物如阿司匹林、保泰松、肾上腺皮质激素类、三氟拉嗪、氯丙嗪、庆大霉素、青霉素类、多黏菌素类、磺胺类、环磷酰胺、肝素等,应用不当还可引起血尿。

第三节　影响小儿的用药因素

一、用药依从性

依从性是指患者对医嘱执行的程度,就用药而言,即患者能否按照医生的处方规定用药。小儿用药依从性较差,其影响因素众多,较成人更为复杂。如能改善依从性,则可显著提高疗效。

1.引起依从性差的原因　许多因素可致小儿用药依从性差,且小儿用药依从性难以评估。概括起来其原因有:①小儿及其家长对疾病的严重程度认识不足,不愿意或拒绝服药;②小儿服药后有溢出或吐出药物的现象，家长没有及时足量的补充药物；③家长没有及时设法按时足量给小儿用药，如患儿在睡眠，家长没有唤醒小儿用药，医嘱给小儿服药一汤勺液体型药物，其汤勺的容积不明确，再如某些感染性疾患小儿用药3～4天后病情明显好转，家长认为小儿病愈，未能坚持按正确的疗程继续用药；④复杂的治疗方案可使依从性降低，如每日服药1～2次，依从性为75%，若每日服药4次，依从性降至25%；⑤用药时间越长，依从性越低，如患有哮喘、风湿性关节炎、癫痫等慢性疾病的患儿常表现出依从性差。此外，尚有因药物剂型不便服用、药物口味不佳、害怕药物不良反应以及未能充分理解处方信息等原因，导致小儿用药的依从性差。

2.提高依从性的方法　医生在开出合理的处方后，还应指导患儿家长用药方法及观察服药后反应，调整剂量或排除差错等。医生应帮助家长及其患儿了解疾病与治疗，增强其战胜疾病的信心和能力。医护人员应尽可能地善待患儿，使他们信任并喜欢自己。

二、母亲用药

妊娠期或哺乳期妇女用药可能对胎儿或新生儿产生影响，多种药物可通过孕妇用药对胎儿产生不良反应。而溴隐亭、环磷酰胺、环孢素、多柔比星、麦角胺、锂盐等以及易成瘾的药物如安非他明、可卡因、海洛因、大麻、苯环利定等药物均可通过乳汁影响新生儿和婴儿（详见第九章）。因此，除非母亲用药利大于弊，为了保护胎儿和新生儿，通常建议母亲在孕期和哺乳期尽可能避免使用任何药物。

三、新生儿黄疸与用药

有些药物可加重新生儿生理性黄疸，发展成高胆红素血症。例如：①具有氧化作用的药物（如磺胺类、呋喃类、维生素 K_3、维生素 K_4 等）可使红细胞葡糖-6-磷酸脱氢酶缺乏者发生溶血，导致血清胆红素升高；②抑制葡糖醛酸转移酶活性的药物可抑制胆红素转化；③可与胆红素竞争血浆白蛋白结合位点的药物（如磺胺异噁唑、水杨酸盐、苯甲酸钠等）使血浆游离型胆红素浓度增加，易加重黄疸，同时游离胆红素易通过血脑屏障而诱发胆红素脑病。

四、肝疾病与用药

肝是药物代谢清除最重要的器官，肝病时通常使药物清除率降低。但应注意，这些研究资料主要来源于对成人的研究，目前尚缺乏小儿的相关数据。药物经肝代谢受多种因素影响，包括肝的血流量、肝从血中提取药物的能力、血中药物的结合型多少、肝病的种类和严重程度等。肝常规检查的多项指标，如测定天冬氨酸转氨酶、丙氨酸转氨酶、碱性磷酸酶、胆红素水平等，并不总是与药物的药动学改变相关联。此外，不同种类的肝疾病，如急性病毒性肝炎和酒精性肝硬化对药物代谢的影响也显著不同。

药物可依据肝提取率分为两类：一类为高肝提取率（>0.7）的药物，如吗啡、哌替啶、利多卡因、普萘洛尔等,其药物清除率受肝血流的影响显著。当患者发生肝硬化或者有充血性心力衰竭时,药物的清除率减少。另一类为低肝提取率(＜0.2)的药物,如茶碱、氯霉素、对乙酰氨基酚等,其药物清除率则受肝细胞功能影响明显。例如,茶碱在急性病毒性肝炎叫,其清除率可降低45％。

由于缺乏儿科患者的肝病对药物剂量影响的数据,故而在小儿肝病时用药,尤其是使用治疗指数小的药物,应密切监测药物的疗效。

五、肾疾病与用药

肾功能减退使得经肾消除的药物所需剂量减少,但是,由于缺乏儿科的相应数据,对儿科患者调整剂量目前还主要依据成人的研究数据。多种重要药物,如氨基糖苷类抗生素,测定其经过肾的消除速率主要依据肾小球滤过率(GFR),常通过内源性肾肌酐清除率来进行测定。

临床实践中,常采用 Sehwartz 公式来推测 GFR。

$$GFR = KL/S_{Cr}$$

使用 Schwartz 公式计算 GFR 的优势在于可以快速获得其值而不必收集 24h 尿液。但是,该公式对那些 GFR 进行性降低的患者,可能会过高估计 GFR。对1周内的新生儿、肥胖、营养不良或者有肌肉消耗性疾病的患儿,由于血清肌酐浓度的变化较快,采用该公式计算常不能准确获得 GFR 值。并且,测定血清肌酐的方法不同,也常会引起对 GFR 估值差错。

因此,对治疗指数小,且以经肾清除为主的药物,如万古霉素、氨基糖苷类抗生素等,应该监测血清药物浓度,以便获得最佳疗效。对治疗指数高的药物,如青霉素类、头孢菌素类,则在发生中重度肾功能减退时需要调整药物剂量。

第四节　小儿合理用药

与成年人相比,小儿的药动学和药效学有相当大的差异,并且,小儿在不同时期药物的药动学和药效学特点也不同,在用药时必须了解这些特点,严格掌握其适应证、毒性反应及禁忌证,在药物的选择上要考虑其疗效高、不良反应少以及使用方便等各方面因素。选择恰当的小儿用药剂量和给药方法可参照以下内容。

一、小儿给药剂量的计算

小儿用药剂量计算一直是儿科治疗工作中既重要又复杂的问题。由于小儿的年龄、体重逐渐增加,体质各不相同,用药的适宜剂量就有较大的差别。同一年龄也可因治疗目的或用药途径的不同而致剂量相差较大,因此,为避免用药差错,一定要谨慎计算、认真核对。小儿药物剂量计算方法很多,包括按体重、体表面积或年龄等方法计算,目前多采用前两者。但还应注意,无论是按照体重还是按照体表面积计算小儿用药剂量,其最大用药量不得超过成人用药量。

1.根据小儿体重计算　多数药物已计算出每千克体重每日或每次的用量,按已知的体重计算药量比较方便,对没有测体重的患儿可按下列公式推算:

出生 6 个月儿童体重(kg)＝出生时体重＋月龄×0.7;

7～12 个月儿童体重(kg)＝出生时体重＋月龄×0.6;

1～10 岁儿童体重(kg)＝年龄×2＋8(城市)或＋7(农村);

每次用药剂量为每千克体重每次用药量与体重(kg)的乘积。

如已知成年人用药剂量而不知每千克体重用量时,可将该剂量除以成年人体重(按 60kg 计算)即得每千克体重药量。但是,这种计算法对年幼儿童药量偏小,对年长儿童药量偏大,应根据临床经验做适当调整。

2.根据体表面积计算　近年来广为推荐的药物剂量是按小儿体表面积计算,认为该法科学性强,既适用于成年人,又适用于各年龄小儿,可按一个标准准确地给药。首先需知晓各年龄的体表面积和每平方米体表面积的用药量。

体重在 30kg 以下者,可按下式计算体表面积:

体表面积(m^2)＝0.035(m^2/kg)×体重(kg)＋0.1(m^2)

已知成年人用药剂量,可根据体表面积的比例,按照下列公式计算出各年龄小儿的剂量(mg/kg):

$$小儿剂量＝成人剂量×\frac{小儿体表面积}{成人体表面积}$$

成年人体表面积可按 1.72m^2(70kg 体重成年人体表面积)计算。

应注意,在婴幼儿时期对某些药物的剂量按体表面积计算与按体重计算有较大的差别,尤其是新生儿时期差异更显著。因此,按体表面积计算药量不适于新生儿及婴儿。结合小儿生理特点及药物的特殊作用,对新生儿及婴儿用药量应相对小些;应用安全范围宽的药物或对肝肾无害的药物可稍加量;在婴儿期(不包括新生儿),抗生素及磺胺类药用量可稍大些。

3.根据成年人剂量折算　根据成年人剂量折算小儿剂量的方法有多种,所得出的药量有的偏大,有的偏小。

4.根据药动学参数计算　近年来药动学的迅速发展也扩展至儿科用药领域。

同一药药的这些参数在不同生理或病理情况下数值不同。目前,具备完整的小儿药动学参数的药物尚不多,且决定小儿用药剂量的有效血浓度多以成年人数值为标准,在我国血药浓度监测还不普遍,因此,这种计算方法虽较合理,但在应用方面还受一定的限制。

"小儿不是小型成年人",在儿科用药上已是为人所熟知的警句。但纵观上述各种小儿剂量计算公式都是以成年人剂量为标准加以换算,即把小儿看成小型成年人,这对大多数安全范围宽的药物是适用的。严格地说,这些公式并未考虑每一药物在小儿体内的药效学及药动学的特点。在当今尚缺乏大多数药物对小儿的药动学及药效学系统性资料时,小儿用药剂量应综合考虑,不能仅用一种公式机械地决定。

小儿用药剂量的计算是疾病治疗中重要的一环。剂量过小达不到治疗目的,剂量过大又易产生毒性反应。由于小儿处于生长发育阶段,个体间差异很大,即使同一药物在同一儿童应用,有时也有差别。因此,小儿的给药剂量必须个体化。一般药物剂量有从最小量至最大量的安全有效范围,治疗时常取中间量或中间偏小量,取量的原则是:①病情重、起病急的应取较大量,病情较轻时取偏小剂量;②用药时间短,要求很快达到用药目的时取大剂量,如苯巴比妥抗惊厥,首剂可用每千克体重 10mg;③药物毒性小、安全性高的药物可取大剂量,如维生素类药物,用量可与成年人相近;④个人体质好,体重超过标准者可取较大剂量,个人体质差,营养不良或对药物敏感者取小剂量;⑤慢性病、用药时间长者,宜用小剂量;⑥毒性大、安全范围小的药物,宜用小剂量,如吗啡类、强心苷类、茶碱类药物。更为重要的是在治疗过程中要持续观察,只有安全有效,才是检验用药量正确的标准。

二、给药途径及方法

根据患儿不同的病情应采用不同的给药途径。

1.胃肠道给药　是小儿最常用的给药途径。为了小儿服药方便,可将药物制成水剂或乳剂,也可将药片研成粉末,混在糖浆、果汁或其他甜香可口的液体中喂服。2 岁以上的小儿可及早训练其吞咽药片。特殊情况如患儿处于昏迷状态或拒绝服药而又不宜注射给药时,可将药物用鼻饲胃管滴入或注入,也可由肛门、直肠灌入。对年长儿童采用胃管注入法时,应避免患儿反抗时药物被误吸入肺,对油类药物(如液状石蜡)更应慎重。直肠注入法多用于较大儿童,在婴儿期直肠注入药物容易排出,吸收不佳。

2.胃肠道外给药　以下几种情况可用胃肠道外给药:①病情严重的患儿需要药物迅速起效时;②昏迷或呕吐不能口服药物时;③患消化道疾病不易吸收药物时。

选用胃肠道外用药方法,应考虑小儿的年龄、疾病严重程度、个人体质等多方面的因素。采用注射法给药,以皮下和肌内注射较为安全。静脉或鞘内注射应慎重,因容易发生严重反应,须加倍警惕,要认真考虑所用药品是否适宜,应审查药物标签并核对剂量。肌内注射较大量或注射刺激性强的药物时,一般由臀大肌外上方注入,应注意避免损伤坐骨神经,尤其对瘦弱的儿童更应警惕。气雾疗法也是胃肠道外给药方法之一,适用于呼吸道疾患的治疗。

总之,小儿的给药方法应根据临床情况决定。对一般病症能用口服给药达到治疗目的就应尽量避免注射应用,以减少患儿痛苦及家庭经济负担;对危重急症要及时选用恰当的药物、用药剂量和给药方法进行抢救,一般选择注射或吸入法给药;对慢性病则要持久用药,切忌延缓与疏忽。

参考文献

1.杨俊卿,秦大莲.药理学(第 2 版).北京:科学出版社,2019.

2.沈祥春.药理学.北京:科学出版社,2019.

3.罗健东,闵清.临床药理学(第 2 版).北京:科学出版社,2019.

4.徐宏喜.中药药理学(第 3 版).上海:上海科学技术出版社,2019.

5.梁传亭,梁家胜,梁家汇.中药理性撰要.北京:中医古籍出版社,2019.

6.杨宝峰,陈建国.药理学(第 9 版).北京:人民卫生出版社,2018.

7.李俊.临床药理学(第 6 版).北京:人民卫生出版社,2018.

8.孙建宁.药理学.北京:中国中医药出版社,2018.

9.彭成.中药药理学.北京:中国中医药出版社,2018.

10.胡义扬,刘成海.肝脏病常用中药药理与临床.上海:上海科学技术出版社,2018.

11.王筠默.中药药理学.上海:上海科学技术出版社,2018.

12.王克威.药理学(第 2 版).北京:北京大学医学出版社,2018.

13.冯彬彬.中药药理与应用(第 4 版).北京:人民卫生出版社,2018.

14.梁日欣,杨洪军.中药药理学研究进展.北京:科学出版社,2017.

15.董志.药理学(第 4 版).北京:人民卫生出版社,2017.

16.李庆平,胡刚.药理学.北京:科学出版社,2016.

17.梅全喜.现代中药药理与临床应用手册.北京:中国中医药出版社,2016.

18.彭成.中药药理学.北京:中国中医药出版社,2016.

19.陆茵,马越鸣.中药药理学(第 2 版).北京:人民卫生出版社,2016.

20.季宇彬.抗肿瘤中药药理与临床.北京:人民卫生出版社,2016.

21.顾江萍.中药药理学.上海:华东理工大学出版社,2015.

22.杨宝峰,陈建国.药理学(第 3 版).北京:人民卫生出版社,2015.

23.钱之玉.药理学(第 4 版).北京:中国医药科技出版社,2015.

24.李学军,邱光明.药理学(第 4 版).北京:北京大学医学出版社,2015.

25.杨宝峰.药理学(人卫 8 版).北京:人民卫生出版社,2013.

26.李俊.临床药理学(第 5 版).北京:人民卫生出版社,2013.

27.俞丽霞,阮叶萍.中药药理学.杭州:浙江大学出版社,2013.

28.苗明三.中药药理学.长沙:湖南科技出版社,2013.

29.陈晓光.药理学研究的新思路与新靶点.北京:中国协和医科大学出版社,2012.

30.孙建宁.药理学(第 9 版).北京:中国医药科技出版社,2012.